北京协和医院
妇科内分泌PBL门诊导引病案集

（第一辑）

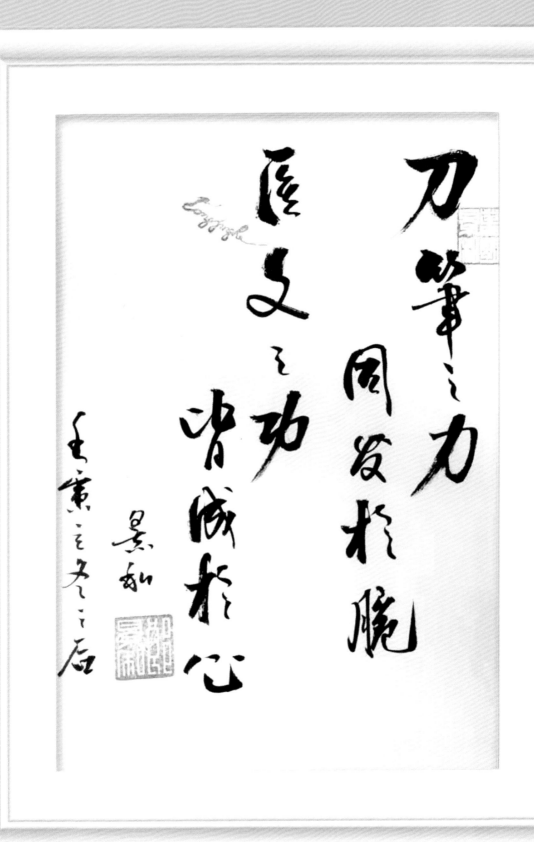

刀笔之力同发于腕
医文之功皆成于心

北京协和医院
妇科内分泌PBL门诊导引病案集

（第一辑）

邓 姗 主 编

田秦杰 主 审

北京大学医学出版社

BEIJING XIEHE YIYUAN FUKE NEIFENMI PBL MENZHEN DAOYIN BING'ANJI (DI YI JI)

图书在版编目（CIP）数据

北京协和医院妇科内分泌PBL 门诊导引病案集. 第一辑.
邓姗主编. – 北京：北京大学医学出版社, 2023.2
　　ISBN 978-7-5659-2811-6

　　Ⅰ.①北… Ⅱ.①邓… Ⅲ.①妇科病－内分泌病－病
案 Ⅳ.①R711

　　中国国家版本馆CIP 数据核字(2023) 第006094 号

北京协和医院妇科内分泌PBL 门诊导引病案集（第一辑）

主　　　编：邓　姗
出版发行：北京大学医学出版社
地　　　址：（100191）北京市海淀区学院路38 号　北京大学医学部院内
电　　　话：发行部 010-82802230；图书邮购 010-82802495
网　　　址：http : //www.pumpress.com.cn
E – mail：booksale@bjmu.edu.cn
印　　　刷：北京信彩瑞禾印刷厂
经　　　销：新华书店
责任编辑：刘　燕　　　责任校对：靳新强　　　责任印制：李　啸
开　　　本：889 mm × 1194 mm　1/16　印张：15　字数：340 千字
版　　　次：2023 年 2 月第1 版　2023 年 2 月第1 次印刷
书　　　号：ISBN 978-7-5659-2811-6
定　　　价：128.00 元

作者名单

（按姓氏汉语拼音排序）

崔丽丽　邓　姗　关丽波　韩晓洁　黄　睿　黎　熙
李晓川　刘洪慧　邱秀青　申明霞　宋金玲　卫　莹
夏　萍　徐万东　杨　蕾　杨润乔　展会捧　赵　鑫

主编简介

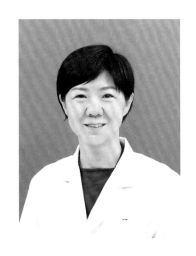

邓姗，北京协和医院妇产科内分泌与生殖中心主任医师，教授。本科毕业于中国医科大学医疗系，就职于北京协和医院妇产科；中国医学科学院、中国协和医科大学和北京协和医院直博，师从郎景和教授，研究方向为子宫内膜异位症；美国费城宾夕法尼亚大学妇产科和卵巢癌研究实验室访问学者。

邓姗教授任中华医学会生殖医学分会青年委员、中华医学会计划生育学分会肿瘤生殖学组副组长、中华预防医学会生殖健康分会不孕不育防治专业学组委员、中国医师协会妇产科医师分会（COGA）微创技术专业委员会宫腔镜工作组委员、中国中西医结合学会生殖医学专业委员会委员、全国卫生产业企业管理协会妇幼健康产业分会生殖内分泌学组秘书长、全国卫生产业企业管理协会健康服务适宜技术分会理事、中国妇幼保健协会生育保健专业委员会青年委员、中国医药教育协会生殖内分泌专业委员会生殖内分泌外科培训中心副主任委员，并任《生殖医学杂志》《中国计划生育和妇产科》杂志编委。

邓姗教授主编出版了《协和妇产科临床备忘录》《协和妇产科操作备忘录》《协和妇产科临床思辨录》《协和妇科内分泌手册》《北京协和医院妇科内分泌疾病病例精解》和《女性健康锦囊》；发表学术论文95篇；主持和参与科技部、国家自然科学基金委和国家计生委科研项目8项。

序

这是一部别开生面的专业参考书。在杂志如林、书著丛茂的当今，本书的出现让你眼睛一亮，振奋不已。

之所以如上所谓，是因为本书有以下三个特点：

一、重视临床思维

这也是主编在前言中所强调的，本书在对妇科内分泌的生理、病理、临床诊断和治疗等的阐述中，贯穿了思维表述和思维训练。临床思维是诊治的灵魂，是从医的根本。所谓临床思维，其实就是医生的哲学理念和思想方法论，包括整体、系统地看问题，发展、变化地看过程，辩证、分析地诠释矛盾等。另外，时间、地点、内外环境的相互作用和影响，以及患者的思想、感情、意愿、要求、家庭和社会的人文要素等，都是临床思维不可或缺的内容。

在协和医院的文化和临床教育中，特别强调思维训练。林巧稚大夫在强调临床实践的同时，特别重视临床思维方法的训练和教育。她甚至认为这是一个妇产科医生处理问题的基础和可否成才的本源。著名内科大师张孝骞在大查房中会用相当多的时间讲诊治思路。当时著名内科专家张之南就主编了《内科疑难病诊断（第1集）：协和医生临床思维例释》。甚至到新近，他还出版了《北京协和医院内科临床思维基本功释例》，系370页的巨著！

此时，体悟到的是，我们得到的不仅仅是知识和技能，更是思想；即不仅仅是所谓"授之以鱼"，而是"授之以渔"；不仅仅是诊治结果，也是思维方法；不仅仅是操作技巧，也是外科决策。这一非常重要的理念贯穿于本书始末，值得我们去认真领会和研讨。

二、重视医学叙事

我一直强调内分泌学是妇产科学的内科学基础，当然内分泌专业也有操作技术。内分泌学有非常深厚的理论基础、深入的实验研究和检验数据，有时会显得很庞杂，甚至冗乱，需要联系、需要记忆、需要领会，通常是年轻医生颇为难耐的领域。

本书在阐述妇科内分泌学时，特别重视避免艰涩的、生辟的、难以理解的词汇和术语，力图形成一种类似叙事医学的表述形式和展现方法，使深奥的理论、繁杂的数据变得朴实落地，形成对话与讨论，而不是学究式的讲演（学究气与学院气是不同的：学院气乃是严谨，而学究气透露着酸腐）。而对话和讨论，则避免了说教和指挥。因此本书会比其他内分泌学更有亲近感、科普性。

这是一种风格，而这一风格是值得称道的。

三、重视简明导引

本书重视临床思维，重视叙事方法，其表现形式是简明导引式的阐述和图解。本书的文字简练，又有相配合对照的图解，使人一目了然。本书又有重点的标识，有关键点注释，便于阅读、便于领会、便于记忆、便于应用。

当然，这需要著者有非常丰富的经验和资料，非常睿智的总结归纳和分析，还要有艺术的、审美的表述和展现。这也使本书具备了有别于其他一般参考书的优势。因此，本书无论对年轻医生或初学者——将其引进妇科内分泌领域，升堂入室，抑或对资深医生——如何带好青年医生或学生，都是很好的借鉴，都同样具有难得的"备不时之需""应急迫之求"的价值。

本书主编邓姗教授是一位优秀的妇产科医生。她勤于实践，善于思考，乐于总结分析，著书立说，在她还是四年住院医师的时候就出版了《协和妇产科医师临床备忘录》。我对此举的评价是有心、用心、费心。该书业已成为颇受欢迎的畅销书，一而再版。我在这本备忘录的扉页上写道："也许我们学习的很不少，只是实践的不够；也许我们实践的也不少，只是思索的不够；也许不是记忆的少，而是忘却的多。"这是我与邓大夫和其他同道共勉的话。我们要实践，我们要思考，我们要努力不忘却。不忘却就是要继续努力实践和思考，并且不断地总结，形成自己的思想。这本手册也许可以成为帮助我们完成实践、思考和记忆的一件宝典。也许这就是，一个医生是如何修炼成的，或者一本书是如何编撰成的。

感谢编著者的辛苦劳动，感谢读者的批评匡正。

郎景和

2023 年 1 月

前　言

　　之所以有写这样一本书的想法，是受到了北京大学医学出版社刘燕老师的盛情邀请。还记得她是以一名患者的身份，专门挂号来找我的，这着实让我有些受宠若惊和过意不去。她说她很喜欢我以前出版的《协和妇产科临床备忘录》《协和妇产科临床思辨录》《北京协和医院妇科内分泌疾病病例精解》等，也给我带来了几本北京大学医学出版社的相关图书。对于我这样一个喜欢存书的人来说，获得这样的喜爱和肯定，还收到几本新书，心中的乐呵不亚于收到一捧鲜艳的花束！

　　原本并没有既定设想的我，在盛情难却之下，答应先做个选题。怎样的书是真正能帮助到读者，又是我自己愿意投入的呢？从自己由青涩跟班实习医生一路成长到独自诊疗决断的主任医师的经验来看，我觉得以实际病例为线索，温故而知新，不断总结经验，拓展研习，是医生精进的必经且高效之路。考验医生能力的不仅是在手术中挥洒自如，更有日常门诊的高频决断转换。所谓的临床思维就像一把无形的剑，由日积月累的接触、交流、尝试、反思凝聚而成，而且越磨越锋利。

　　我常常抱怨现在的医学生总是热衷于看书、听课和应付考试，却没有热心地去接触病人，参与真正的诊疗。很多年轻医生只满足于完成任务，却不善于总结和思考。其实我也只限于恨铁不成钢的态度，并不知道如何激发他们的热情，启发他们的认知。也许病例还是最好的导引吧！我决定整理一系列门诊可能接触到的典型或特殊病例，由解决病人的实际问题为出发点，引出焦点和热点问题，并引导学生去寻找答案，力求切题实用、言之有物，而避免泛泛而谈、避重就轻。在寻找答案的过程中，又能指导他们如何考量和引用不同类型的文献资料，这是医生终身训练的重要形式。当然，参与本书编写的绝大多数编者是有一定临床经验的进修医生。不同于尚未真正进入专科的实习医生，她们已经脱离了不会问问题的初级阶段，开始有意识地就临床病例提出不解和质疑，虽然不乏"抓不住重点"的错误，但也是思维进阶的可喜一步。他们是书中年轻医生的原型，我希望他们能尝试和坚持独立思考，而不是"迷信"指南或权威。阅读会引导我们进入更广阔的天地，喜悦于新知，恐惧于浅薄，而敬畏于先哲。

　　在编写体例上，我不想拘泥于常规的格式，而是采取看到某处"关键点"就能立即以边框的形式引出，符合高效阅读的需求。另外，能用图表的就避免大篇幅文字的艰涩，更直观通透。病例所涉及的疾病基本涵盖了妇科内分泌的常见疾病，推测会符合临床思维导引的需求。不管怎样，发乎于心，推己及人，在编写过程中，我们自己也收获了很多。不论日后的销售成绩是否满意，这本病案集仍会是一块闪光的印记，不仅记载了可供同道参考的临床经验，还记录了我们的心血、努力和成长，承载着信任和希望，盼志同道合者阅之、喜之、思之、展之。

　　感谢我的导师郎景和教授，每次都欣然、给力地为我的新书做序，每次都让我感到被鼓励、被支持的温暖，而且他总能用练达、流畅的文字表达出我所匮乏的高度和深意，于是使整本书立刻增色、进阶！这次我又得寸进尺地跟老师讨了几张契合本书意念的锦言字幅，做为插页放在书中，于我是小小的设计和私心，于读者则可能是大大的吸引和收藏不是吗？有我们的真心真力付出，又有老师的思想和墨宝加持，希望读者们喜欢。

　　也要感谢田秦杰教授，他是我在临床工作和学术领域的良师益友。这些年来，在他的指导下，发表了重要的晋升文章，编写了不少图书、指南、共识，做了不少学术讲座和交流。此次特邀田大夫做本书的主审，用他的"火眼金睛"弥补我单一认知和审美疲劳的缺漏，事实再次证明田大夫的严谨和效率是值得信赖的。

纵殚精竭虑，也难免错漏瑕疵，还请各方读者海涵。看别人的书毕竟如同刷剧，体验他人的故事纵然一时心潮澎湃，也难能刻骨铭心。而更长久、真实的是在自己工作的领域，珍视身边人，关爱病人，以病人为师，不忘医者的初心和使命，投注于真心，终会获得不可替代的成就感！

邓姗

2023 年元旦

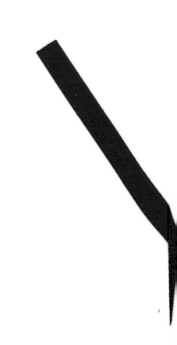

目 录

第 1 章 异常子宫出血

病例 1 月经过多..5

病例 2 月经过少..8

病例 3 月经稀发...11

病例 4 月经频发...15

病例 5 经间期出血..17

病例 6 经前期出血..21

病例 7 经后期出血..22

病例 8 青春期异常子宫出血..25

病例 9 青春期异常子宫出血..26

病例 10 子宫内膜息肉..28

病例 11 子宫腺肌病...31

病例 12 子宫黏膜下肌瘤...34

病例 13 高分化子宫内膜癌..37

病例 14 全身凝血疾病相关异常子宫出血..41

病例 15 尿毒症伴发的月经过多..45

病例 16 排卵障碍相关异常子宫出血..47

病例 17 抗凝剂相关异常子宫出血...50

病例 18 曼月乐相关异常子宫出血...52

病例 19 子宫动静脉瘘..55

病例 20 子宫内膜去除术后出血..58

病例 21 哺乳期异常子宫出血...61

病例 22 继发性闭经之围绝经期改变..65

病例 23 下丘脑功能障碍性闭经..69

病例 24 席恩综合征...71

病例 25 高催乳素血症..74

病例 26 卵巢早衰..77

病例 27 继发性闭经之宫腔粘连..79

病例 28 继发性闭经之卵巢性索间质肿瘤..83

第 2 章　不 孕 不 育

病例 29　排卵障碍 91

病例 30　输卵管近端梗阻 95

病例 31　输卵管微小病变 96

病例 32　输卵管远端梗阻 98

病例 33　子宫肌瘤（Ⅱ - Ⅴ型）... 102

病例 34　多发性子宫肌瘤 106

病例 35　子宫腺肌病合并不孕 108

病例 36　纵隔子宫 114

病例 37　结核合并不孕 117

病例 38　男方因素所致不育 120

病例 39　卵巢低反应人群的辅助生殖 124

病例 40　反复移植失败之宫腔粘连 130

病例 41　反复移植失败之慢性子宫内膜炎 133

病例 42　反复流产 134

第 3 章　性腺与生殖道发育异常

病例 43　特纳综合征 143

病例 44　45, X/46, XY 性腺发育不全 145

病例 45　雄激素不敏感综合征 149

病例 46　46, XY 单纯性腺发育不全 152

病例 47　46, XX 先天性肾上腺皮质增生症 155

病例 48　性早熟 158

病例 49　性发育延迟 163

病例 50　Ⅰ型 MRKH 综合征 165

病例 51　Ⅱ型 MRKH 综合征 168

病例 52　Ⅱ型 MRKH 综合征 170

病例 53　单角子宫 172

第 4 章　围绝经期与绝经后

病例 54　早发型卵巢功能不全 181

病例 55　绝经综合征 184

病例 56　骨质疏松症 187

病例 57　生殖道萎缩 191

病例 58　围绝经期睡眠障碍 193

病例 59　绝经后子宫内膜息肉 196

第 5 章　其　他

病例 60　多囊卵巢综合征 203

病例 61　子宫内膜不典型增生保留生育功能 205

病例 62　药物性高催乳素血症 207

病例 63　高黄体生成素血症 209

病例 64　经前综合征 213

病例 65　卵巢巧克力囊肿 216

病例 66　卵巢巧克力囊肿复发 218

病例 67　乳腺癌相关子宫内膜病变 221

第 1 章

异常子宫出血

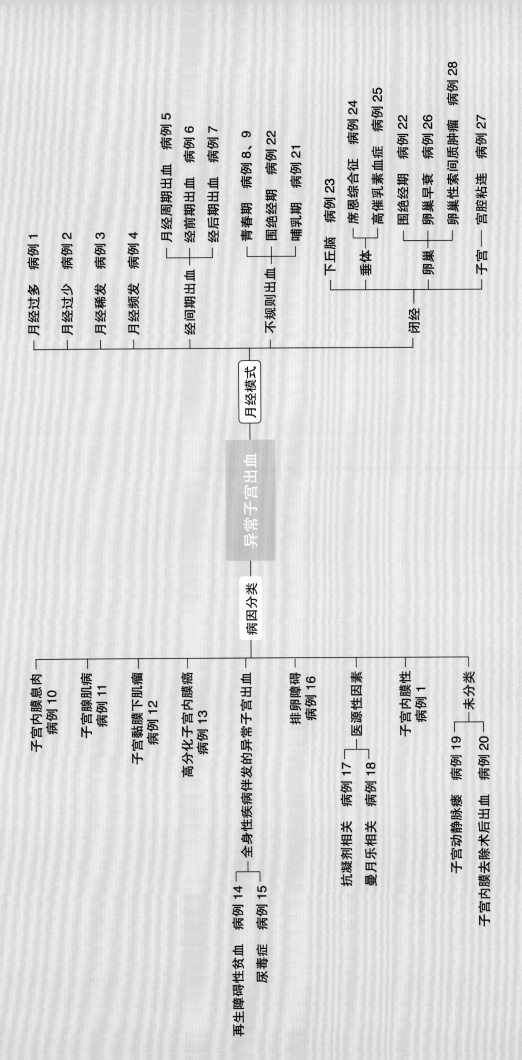

第1章 目录导图

异常子宫出血

月经模式

病因分类

月经过多　病例 1
月经过少　病例 2
月经稀发　病例 3
月经频发　病例 4

经间期出血
月经周期出血　病例 5
经前期出血　病例 6
经后期出血　病例 7

不规则出血
青春期　病例 8、9
围绝经期　病例 22
哺乳期　病例 21

闭经
下丘脑　病例 23
垂体
席恩综合征　病例 24
高催乳素血症　病例 25
卵巢
围绝经期　病例 22
卵巢早衰　病例 26
卵巢间质肿瘤　病例 28
子宫—宫腔粘连　病例 27

子宫内膜息肉　病例 10
子宫腺肌病　病例 11
子宫黏膜下肌瘤　病例 12
高分化子宫内膜癌　病例 13

全身性疾病伴发的异常子宫出血
再生障碍性贫血　病例 14
尿毒症　病例 15

排卵障碍　病例 16

医源性因素
抗凝剂相关　病例 17
曼月乐相关　病例 18

子宫内膜性　病例 1

未分类
子宫动静脉瘘　病例 19
子宫内膜去除术后出血　病例 20

我们从错误和失败中获得的益处，比从成功和胜利中获得的还要多。

我们从错误和失败中获得的益处，比从成功和胜利中获得的还要多。

病例1　月经过多

◇ 初诊再现

刘女士，44 岁，已婚，G4P2，无生育要求。

主诉：月经量大 1 年，伴头晕、乏力。

现病史：近 1 年月经不规律，周期 40～60 天，经期 7～10 天，量大，月经期第 2～3 天每天需 7～10 张夜用卫生巾。半年前因"阴道不规则出血"于外院行诊刮术，病理无异常，后未用药。现月经第 3 天，出血较前减少，伴头晕、乏力。

查体：身高 165 cm，体重 60 kg，BMI 22.04 kg/m^2。

辅助检查：

妇科超声：子宫内膜 0.8 cm，宫腔未见异常，双侧附件无异常。

甲状腺功能（－）、血常规：WBC 8.9×10^9/L，中性粒细胞占比 65.7%，Hb 96 g/L，PLT 130×10^9/L。

◇ 抽丝剥茧

本例特点：

1. 围绝经期女性。
2. 月经过多继发贫血。
3. 月经周期欠规律。
4. 无明显器质性病变。

◇ 按迹循踪

根据 2011 年 FIGO 的标准以及国内指南（2014 年版），月经过多（heavy menstrual bleeding，HMB）是指经量 >80 ml。但现在国内外多推荐采纳 2018 年版英国国家卫生与临床优化研究所（The National Institute for Health and Clinical Excellence，NICE）指南推荐的 HMB 定义，指"月经期失血量过多，以致影响了女性的身体健康、情感生活、社会活动和物质生活等方面的质量。HMB 可以单独出现，也可以合并其他症状"。中国指南 2022 年已更新[1]。

各种导致异常子宫出血（abnormal uterine bleeding，AUB）的原因均可能表现为 HMB，常见的包括 PALM-COEIN[2]，但仍有近 40% 的 HMB 原因不明。

诊断：

1. 月经过多。
2. 排卵障碍性异常子宫出血（AUB-O）。
3. 轻度贫血。

[1]

中华医学会妇产科学分会妇科内分泌学组．异常子宫出血诊断与治疗指南（2022 更新版）．中华妇产科杂志，2022, 57(7): 481-490.

[2]

异常子宫出血病因：PALM-COEIN

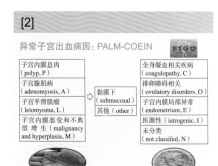

子宫内膜息肉（polyp, P）		全身凝血相关疾病（coagulopathy, C）
子宫腺肌病（adenomyosis, A）		排卵障碍相关（ovulatory disorders, O）
子宫平滑肌瘤（leiomyoma, L）	黏膜下（submucosal）其他（other）	子宫内膜局部异常（endometrium, E）
子宫内膜恶变和不典型增生（malignancy and hyperplasia, M）		医源性（iatrogenic, I）未分类（not classifed, N）

处理：

1. 性激素六项（下次月经第 2~4 天内抽血）。
2. 氨甲环酸 0.5 g tid（月经量多时服用）。
3. 琥珀酸亚铁（速力菲）0.1 g tid。
4. 地屈孕酮（达芙通）10 mg bid（本次月经第 15 天开始，连续服用 10 天）。

◇ 醍醐灌顶

原因不明的 HMB 通常被归入 AUB-E。月经过多与局部纤维蛋白溶解增加有关。与月经出血量正常的妇女相比，月经过多患者子宫内膜、子宫及经血中纤溶酶原激活物的浓度较高，而纤溶亢进与出血量增多有很强的相关性。抗纤维蛋白溶解药取代了纤维蛋白表面的纤溶酶原，阻止纤维蛋白与组织激活物结合而发挥作用[3]。临床试验[4] 显示，与安慰剂比较，抗纤维蛋白溶解药可显著减少月经期失血量达 40%~50%。

氨甲环酸（tranexamic acid，TXA）是一种抗纤溶药，为赖氨酸的合成衍生物，通过可逆地阻断纤维蛋白分子上的赖氨酸结合位点而阻断纤溶蛋白原的激活，从而减少纤维蛋白的分解。另外，它还可增加纤维蛋白凝块中的胶原合成，减少出血。TXA 是各指南用于月经量多的一线对症止血药，每日用量不超过 3 g，不增加血栓风险。

[3]

Wang H, Karlsson A, Iréne Sjstrm, et al. The interaction between plasminogen and antiplasmin variants as studied by surface plasmon resonance[J]. Biochim Biophys Acta, 2006, 1764(11): 1730-1734.

[4]

1. Philipp CS. Antifibrinolytics in women with menorrhagia[J]. Thromb Res, 2011, 127(Suppl 3): S113-S115.
2. Lukes AS, Moore K, Edlund M. Tranexamic acid treatment for heavy menstrual bleeding: A randomized controlled trial[J]. Obstet & Gynecolo, 2011, 116(1): 865-875.

[5]

Zapantis G, Santoro N. The menopausal transition: Characteristics and management. Best Pract Res Clin Endocrinol Metab, 2003, 17(1): 33-52.

除对症止血外，我们可以先尝试后半周期补充孕激素，看能否改善月经周期和经量过多。

月经过多与围绝经期的激素水平状态密切相关。由于卵巢功能下降，促卵泡激素（follicle stimulating hormone，FSH）和雌酮（E_1）升高，而由于稀发排卵或无排卵，孕激素水平不足，这种雌、孕激素的不平衡，即便不引起病理标准的子宫内膜增生，也会表现为月经过多（图 1-1）[5]。

孕激素可有效治疗 HMB，主要作用机制为孕激素具有抗雌激素作用，使子宫内膜由增殖期转变为分泌期，长期服用可使子宫内膜萎缩、月经量减少。主要不良反应有恶心、头晕、头痛、抑郁及乳房胀痛等。研究发现，后半期使用孕激素，月经量减少20%~30%。如效果不佳，可考虑孕激素长周期治疗，即从月经第 5 天开始用药，连续 20~21 天，可明显减少出血量达 70%。

◇ 复诊接续

1. 性激素 (D3)：FSH 8.7 mIU/ml，LH 6.8 mIU/ml，E_2 46.3 pg/ml，P 0.4 ng/ml，T 0.18 ng/ml，PRL 14.6 ng/ml。激素水平提示距离绝经尚远。

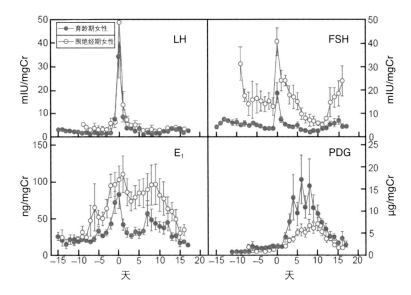

图 1-1　围绝经期女性与育龄期女性相比，四种激素水平的变化趋势图

　　2. 服用地屈孕酮后末次月经经量不多。

　　处理：可以继续后半周期孕激素治疗，必要时延长用药时间，也可以考虑放置曼月乐。

　　曼月乐[6]，即左炔诺孕酮宫内缓释系统 (levonorgestrel-releasing intrauterine system，LNG-IUS)，是一种以稳定速率每日释放 20 μg 左炔诺孕酮的载药宫内缓释系统。高浓度的左炔诺孕酮导致子宫内膜腺体萎缩、间质水肿和蜕膜样变、黏膜变薄、上皮失去活性、无分裂象、血管受抑制及炎症细胞浸润等。放置曼月乐 3 个月后，经量减少约 85%，1 年时减少约 95%。除避孕外，临床上广泛应用其非避孕功效治疗 HMB、痛经、子宫肌瘤和子宫腺肌病等。LNG-IUS 常见不良反应为放环初期的不规则阴道流血，一般 3～6 个月后可逐渐缓解。

[6]
郎景和, 冷金花, 邓姗, 等. 左炔诺孕酮宫内缓释系统临床应用的中国专家共识. 中华妇产科杂志, 2019, 54(12): 815-825.

　　除了保守治疗方案，针对 HMB 患者有没有相应的手术方式呢?

　　对于药物治疗无效或放置曼月乐长期淋漓出血，影响生活质量或存在药物禁忌证无法用药的患者，不愿或不宜切除子宫的 HMB 患者，还可行子宫内膜切除术。但子宫内膜切除术对子宫内膜的破坏是不可逆的，只能用于没有生育需求的中老年患者，而且术前必须有明确的组织学诊断，排除恶性病变。

（徐万东）

病例2　月经过少

◇ 初诊再现

殷女士，32 岁，G1P0。

主诉： 经量减少 1 年。

现病史： 平素月经规律，5/28 天，量中，无痛经。LMP 2021 年 2 月 25 日［雌二醇片/雌二醇地屈孕酮片（芬吗通）治疗］，量少。

2020 年 3 月因胚胎停育行清宫术，术后 1 个月月经复潮，之后经量逐渐减少，3 个月后停经。2020 年 9 月因停经 2 个月于当地医院就诊。妇科超声示子宫内膜厚 0.4 cm。性激素检查示 FSH 6.3 mIU/ml，LH 5.2 mIU/ml，E_2 36 pg/ml，P 0.26 ng/ml，T 0.32 ng/ml，PRL 22.5 ng/ml。给予地屈孕酮 20 mg 服用 7 天，停药后有少量撤血，用护垫即可。之后改服芬吗通 2/10 mg（共服用 3 个月）。服药期间月经规律，量较前稍多，但仍少于原来月经量的 1/2。现停药 1 个月无月经来潮。

查体： 身高 162 cm，体重 55 kg，BMI 20.9 kg/m²。

辅助检查：

外院妇科超声：子宫内膜厚 4 mm，局部连续性中断，双侧附件未见异常。

我院就诊复查超声：子宫大小 4.5 cm × 4.7 cm × 3.3 cm，子宫内膜厚 0.5 cm，回声欠均，双侧附件未见异常。

◇ 抽丝剥茧

本例特点：

1. 32 岁育龄期女性，G1P0，清宫术后继发经量减少 1 年。
2. 性激素水平正常。
3. 人工周期治疗后经量增多不明显。
4. 超声提示子宫内膜薄，且有局部回声中断。

◇ 按迹寻踪

诊断：

1. 月经过少。
2. 宫腔粘连?

处理： 择期行宫腔镜检查，了解是否有宫腔粘连。

◇ 醍醐灌顶

 你来概括一下月经过少的鉴别诊断思路吧。

 月经过少是异常子宫出血（AUB）里常见的一种出血模式，

定义为月经量较以往明显减少，呈点滴状。其病因包括卵巢雌激素分泌不足、无排卵，或因子宫手术创伤、炎症、粘连等因素导致。首先需询问月经史，在除外妊娠相关疾病导致的出血后，询问患者的病史，是否有口服避孕药、宫腔手术史、精神打击或结核病史等。

1. 如存在宫腔手术后伴发痛经，考虑为宫颈粘连，可行宫颈扩张术；如为宫腔粘连，则需要行宫腔粘连分解术，术后还要辅以雌激素等治疗，术后可定期评估恢复情况，必要时还鼓励行宫腔镜二次探查。

2. 在月经早卵泡期测性激素 5 项（不含孕激素）主要用于评估卵巢的储备功能，排除卵巢功能下降的问题，而储备正常也不意味着一定有排卵。通常在黄体中期（大约月经第 21 天，或下次月经前 7 天）测定雌二醇和孕酮。如孕酮 ＜3 ng/ml，考虑本次月经周期没有排卵。如有生育需要，可以启动促排卵治疗。如果卵巢储备功能和排卵功能都正常，可以观察或中药活血治疗。

3. 在月经的黄体中期，可以做盆腔 B 超测量子宫内膜的厚度，如子宫内膜厚度≥7～8 mm，可以观察或中药活血治疗；如果子宫内膜薄，可以行宫腔镜检查排除有无宫腔粘连或子宫内膜结核的特殊感染情况。

月经过少处理流程见图 2-1[1]：

[1]

中华医学会妇产科学分会妇科内分泌学组. 异常子宫出血诊断与治疗指南(2022更新版)[J]. 中华妇产科杂志. 2022, 57: 481-490.

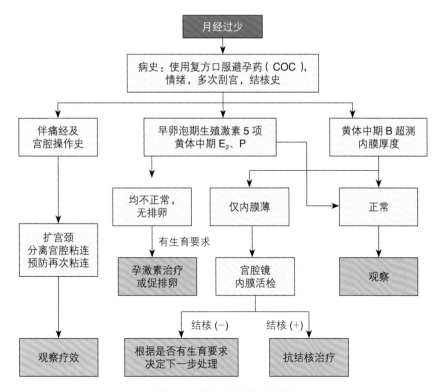

图 2-1 月经过少处理流程

注：生殖激素 5 项为 FSH、LH、PRL、E₂、T。
黄体中期子宫内膜薄，伴有雌、孕激素水平低，可给予雌孕激素人工周期。

你觉得此患者的粘连重不重？依据是什么？

根据目前常用的三种宫腔粘连的分级法来看，最经典的是美国生殖医学会（American Society for Reproductive Medicine, ASRM，之前称为美国生育协会）的 AFS 评分系统[2]，涉及月经模式（正常、月经过少、闭经）、宫腔受累程度（<1/3、1/3 ~ 2/3、>2/3）和粘连类型（膜性粘连、膜性及致密粘连兼有、致密粘连）三方面指标（表 2-1）。患者有经量减少但未闭经，月经情况评 2 分，宫腔受累面积和粘连程度虽然需要宫腔镜评估，或者至少做过子宫输卵管造影（hysterosalpingography，HSG）可以提示宫腔形态和面积的状况，但结合病史时间、月经量少以及超声未提示内膜局部中断等征象，估计粘连范围和类型都至少可评 2 分，总计 6 分以上，所以至少是"中度"粘连，而具体情况需要宫腔镜术中验证。轻度粘连为 1~4 分，中度粘连为 5~8 分，重度粘连为 9 ~ 12 分。

[2]
The American Fertility Society classifications of adnexal adhesions, distal tubal occlusion, tubal occlusion secondary to tubal ligation, tubal pregnancies, Müllerian anomalies and intrauterine adhesions[J]. Fertil Steril, 1988, 49: 944-955.

表 2-1　AFS 评分

评估项目	项目标准描述		总分：　分
宫腔受累程度	<1/3：1 分	1/3 ~ 2/3：2 分	>2/3：4 分
粘连类型	膜性粘连：1 分	膜性及致密粘连均有：2 分	致密粘连：4 分
月经模式	正常：0 分	经量过少：2 分	闭经：4 分

欧洲妇科内镜协会（European Society for Gynaecological Endoscopy，ESGE）的粘连分级[3]则是直接根据宫腔镜术中所见评定的（表 2-2）。因为涉及输卵管开口情况，因而与生育结局的关联性更强一些，但术前难以预估。

[3]
Deans R, Abbott J. Review of intrauterine adhesions[J]. J Minim Invasive Gynecol, 2010, 17: 555-569.

表 2-2　粘连分类（欧洲妇科内镜协会）

Ⅰ 度	宫腔内多处有纤细膜性粘连带，两侧宫角及输卵管开口正常
Ⅱ 度	子宫前后壁间有致密的纤维粘连，两侧宫角及输卵管开口可见
Ⅲ 度	纤维索状粘连致部分宫腔及一侧宫角闭锁
Ⅳ 度	纤维索状粘连致部分宫腔及两侧宫角闭锁
Ⅴa 度	粘连带瘢痕化致宫腔极度变形及狭窄
Ⅴb 度	粘连带瘢痕化致宫腔完全消失

[4]
中华医学会妇产科学分会 . 宫腔粘连临床诊疗中国专家共识 [J]. 中华妇产科杂志 , 2015, 50(12): 881-887.

中国专家在 2015 年发表了宫腔粘连分级评分标准[4]，在上述两个评分系统的基础上，增加了病史评分项目，但妊娠、刮宫史的选项并不全，不能涵盖与粘连程度相关的重要因素，使用起来并不顺畅，所以至今影响力不大（表 2-3）。

表 2-3 中国宫腔粘连诊断分级评分标准

评估项目	项目标准描述	评分（分）
粘连范围	<1/3	1
	1/3 ~ 2/3	2
	>2/3	4
粘连性质	膜性	1
	纤维性	2
	肌性	4
输卵管开口状态	单侧开口不可见	1
	双侧开口不可见	2
	桶状宫腔，双侧宫角消失	4
子宫内膜厚度（增殖晚期）	≥7 mm	1
	4 ~ 6 mm	2
	≤3 mm	4
月经状态	经量≤1/2 平时量	1
	点滴状	2
	闭经	4
既往妊娠史	自然流产 1 次	1
	复发性流产	2
	不孕	4
既往刮宫史	人工流产	1
	早孕期清宫	2
	中晚孕期清宫	4
总分		
分度		

你理解得非常不错，比如刮宫的次数，宫腔手术史的情况，是否合并感染，是否接受过血管栓塞治疗，以及是否合并结核等因素，都将显著影响宫腔粘连的程度及其治疗的预后，但无论哪种分级或评分标准都难以一一涵盖，是不理想之处。无论如何，宫腔镜是诊断和治疗宫腔粘连的金标准，让我们拭目以待吧。

（展会捧　刘洪慧）

病例3　月经稀发

◇ 初诊再现

付女士，女 29 岁，已婚，G0，暂无生育要求，2021 年 11 月 15 日就诊。

主诉：月经稀发 13 年，停经 6 个月。

现病史：LMP 2021 年 5 月 1 日，PMP 2021 年 2 月初。

16 岁初潮，月经稀发，7 天 /3 个月，量中，痛经（+），可忍受。

2019 年妇科超声提示卵巢多囊样改变。曾间断口服中药调经，用药期间每月可正常行经，停药后月经周期 2~3 个月一次，之后再次月经稀发。现停经 6 个月，无明显潮热、出汗或阴道干涩等不适。

既往史：否认慢性病史、吸烟史及药物过敏史。

查体：一般情况好，身高 156 cm，体重 57 kg，BMI 23.4 kg/m^2，面部、前胸及后背见少许痤疮，唇周、脐周、胸腹部正中及乳晕区未见长毛，无溢乳。

妇科查体：外阴（－）；阴道畅；宫颈光，未见明显异常；宫体前位，正常大小，活动好；双侧附件（－）。

辅助检查：

2021 年 8 月生化检查示 ALT 42 U/L ↑（正常 7~40 U/L），尿酸 380 mmol/L ↑（正常 150~357 mmol/L），总胆固醇 5.84 mmol/L ↑（正常 2.85~5.70 mmol/L），甘油三脂 2.00 mmol/L ↑（正常 0.45~1.70 mmol/L），低密度脂蛋白 3.58 mmol/L ↑（正常 ≤ 3.37 mmol/L），其余指标均在参考值范围内。

2021 年 8 月：子宫及双侧附件超声无异常，子宫内膜 0.5 cm。肝、胆、胰、脾、肾超声（－），乳腺及甲状腺超声均未见异常。

◇ **抽丝剥茧**

本例特点：

1. 已婚育龄女性，初潮起月经稀发，停经 6 个月。

2. 查体：面部、前胸及后背可见少许痤疮，无多毛表现，妇科检查无异常发现。

3. 曾经超声提示多囊卵巢（polycystic ovary，PCO）。

◇ **按迹循踪**

诊断：

1. 月经稀发。

2. 停经。

处理：

1. 子宫及双侧附件彩超检查（经阴道）。

2. 超薄细胞检测（宫颈），高危型人乳头瘤病毒基因分型检测（Hr-HPV DNA）（PCR 荧光法）（宫颈），查雌二醇（E$_2$）、孕酮（PRG）、睾酮（TES）、黄体生成素（luteinizing hormone，LH）、促卵泡素（FSH）、催乳素（prolactin，PRL）、β- 人绒毛膜促性腺激素（β-human chorionic gonadotropin，β-hCG）、甲状腺功能 1、甲状腺功能 3、类固醇激素谱、性激素结合球蛋白（sex hormone binding globulin，SHBG）测定、血糖（Glu）（餐后 2 h）、

胰岛素（0 min）、胰岛素（120 min）、全血细胞分析及C 反应蛋白（超敏）。

3. 黄体酮注射液 20 mg 每日一次，肌内注射 3 天。

◇ 复诊接续

2021 年 11 月 23 日。

2021 年 11 月 15 日就诊我院，黄体酮注射 3 针后，LMP 2021 年 11 月 22 日，月经后无性生活。

辅助检查：

2021 年 11 月 26 日类固醇激素谱示雄烯二酮 3.07 ng/ml ↑（正常 0.30～2.00 ng/ml），睾酮 0.97 ng/ml ↑（正常 0.08～0.60 ng/ml），其余均在参考值范围内。

2021 年 11 月 19 日液基薄层细胞学检查（thin-prep cytology test，TCT）、HPV（－）。

2021 年 11 月 18 日 胰 岛 素：INS[0] 12.2 μIU/ml，INS[120] 116.920 μIU/ml，餐后 2 h 血糖 6 mmol/L[1]。

2021 年 11 月 17 日 C 反应蛋白（超敏）（－）。

2021 年 11 月 17 日全血细胞分析（－）。

2021 年 11 月 18 日 FSH 5.90 IU/L，P 0.87 ng/ml，T 1.10 ng/ml，β-hCG 0.18 IU/L，LH 14.56 IU/L，PRL 11.5 ng/ml，E₂（Ⅱ)61 pg/ml，SHBG 43.2 nmol/L。

2021 年 11 月 17 日甲状腺功能 1+ 甲状腺功能 3（－）。

2021 年 11 月 17 日盆腔超声示 PCOS，子宫内膜 0.6 cm。

诊断：

1. 多囊卵巢综合征。

2. 胰岛素抵抗。

处理：

1. 屈螺酮炔雌醇片（Ⅱ）CO 28 片 / 盒，共 4 盒。每次 1 片，每日 1 次口服。

2. 加强锻炼，控制饮食。

◇ 醍醐灌顶

哪些疾病常常表现为月经稀发呢？

月经稀发代表排卵不正常，那么所有排卵障碍的疾病都可以发生月经稀发，其中最常见的是 PCOS，其他还包括早发性卵巢功能不全（premature ovarian insufficiency，POI）和卵巢功能早衰（premature ovarian failure，POF）等。所以我先按疑诊 PCOS 给她做了性激素、血糖及代谢等全面检查。据检验科反馈，常规六项检测高雄激素血症的患者，经新的质谱法复核往往不高，于是我

[1]

1. 陈诚，张秋菊，张卫平，多囊卵巢综合征中胰岛素抵抗的诊断和给予方法 . 生殖医学杂志，2021，30(12): 1664-1669.

2. INS[0]＞15 μIU/ml 或 INS[120]＞100 μIU/ml 通常可视为存在胰岛素抵抗。

也好奇地给她开了一个，想看看有何区别。至于游离睾酮水平，应该是最直接起作用的雄激素，可惜一直没法直接检测。

虽然游离睾酮可能是确定高雄激素血症最敏感的指标，但当前还不具有满意的商品化检测游离睾酮的试剂盒。另有一种替代方法是依据总睾酮和性激素结合球蛋白（SHBG）的测定值来计算游离睾酮[2]。2002年，还有学者在《生育与不孕》（*Fertility Steril*）上发表文章，也是利用总睾酮水平和SHBG计算游离雄激素指数（free androgen index，FAI）[3]，并用其预测排卵率和活产率：FAI=（总睾酮 × 100）/SHBG，也挺有意思的，不过我们临床上用得不多。至于质谱法，涉及甾体激素合成路径中的多种激素，更适合于先天性肾上腺皮质增生症（congenital adrenal hyperplasia，CAH）那类较复杂的高雄激素血症，绝大多数PCOS患者用不太上，似乎有些高射炮打蚊子的意味。本例患者从月经稀发到继发性闭经的临床特点，到轻度升高的睾酮水平，加上LH升高和超声多囊改变，其实PCOS很典型。如果服用短效口服避孕药后LH和T均能明显下降，就更没有问题了。万一后期有不为COC所控的高雄激素血症表现，再进一步排查有无不典型CAH的可能即可。不过现在由质谱法来看，可能性已经不大了。

PCOS处理有哪些注意事项？

对于肥胖的PCOS患者，减重是第一步，有利于改善代谢紊乱，进而促进排卵和月经周期的恢复。即使BMI正常，多数PCOS仍有内脏脂肪比例过高，所以瘦型PCOS也建议加强锻炼，减脂增肌。除了改变生活方式外，建议采用COC治疗月经稀发及高雄激素血症的临床症状。目前通常以20 μg炔雌醇和男性化作用较弱的孕激素组成的COC进行治疗，其发生静脉血栓栓塞（venous thromboembolism，VTE）的风险更低。

此患者并不肥胖，而且已婚待孕，一定需要服用COC吗？可否直接促排卵试孕？

鉴于高雄激素血症和（或）肥胖的存在将影响促排卵药物的反应，而且增加不良妊娠的风险，所以通常在促排卵前都需要一定时间的减重和激素调整的预处理。而且，对于不是很重的患者而言，单纯COC调经治疗后，就能改善自发排卵的状况，也是一个值得期待的"点"。一项前瞻性随机临床研究[4]纳入了符合鹿特丹ESHRE/ASRM工作组标准诊断确诊的且至少6个月内无妊娠意愿的PCOS患者，服用炔雌醇30 μg+屈螺酮3 mg 6个月。停

[2]
Sartorius G, Ly LP, Sikaris K, et al. Predictive accuracy and sources of variability in calculated free testosterone estimates[J]. Ann Clini Biochem, 2009, 46(2): 137-143.

[3]
Imani B, Eijkemans MJC, te Velde ER, et al. A nomogram to predict the probability of live birth after clomiphene citrate induction of ovulation in normogonadotropic oligoamenorrheic infertility. Fertil Steril, 2002, 77: 91-97.

[4]
Kriplani A, Periyasamy AJ, Agarwal N, et al. Effect of oral contraceptive containing ethinyl estradiol combined with drospirenone vs. desogestrel on clinical and biochemical parameters in patients with polycystic ovary syndrome. Contraception, 2010, 82(2): 139-146.

药后半年内月经规律的患者比率是 48%。也就是服用屈螺酮炔雌醇（优思明）半年后有接近半数患者能恢复排卵，对于不是急于妊娠的患者来讲，还是一个不错的前景。目前低雌激素剂量 COC［屈螺酮炔雌醇片（Ⅱ）］雌激素含量降低，并不影响降雄激素效果，并且可有效改善患者 BMI 及腰臀比的效果，是 2018 年国际指南推荐的一线药物方案。

所以，此患者总体来讲，PCOS 虽然诊断明确，但综合评估代谢紊乱不算重，所以服用优思悦后生殖预后也应该不错。她结婚时间不长，并不着急要孩子，用一段时间避孕药是可以的。

当然也有 COC 预处理影响妊娠结局的高影响因子文章，其研究的对象是辅助生育的 PCOS 患者[5]。在鲜胚移植治疗中，口服避孕药组的受孕率、妊娠率及活产率显著低于对照组，而妊娠丢失率要高于孕激素组和对照组。在冻胚移植治疗中，口服避孕药组的妊娠丢失率也高于孕激素组。

还有文章试图从机制上解释单纯孕激素诱导月经周期就有利于纠正性腺轴的反馈异常[6]。也就是说，对于有生育需求的患者，后半周期孕激素治疗也许就可以改善激素的变化，配合促排卵药物治疗，可以更早怀孕。至于到底哪种方式更好，需要更多的对照研究证据才好。

（邱秀青）

[5]

Chen ZJ, Shi Y, Sun Y, et al. Fresh versus frozen embryos for infertility in the polycystic ovary syndrome. N Engl J Med, 2016, 375(6): 523-533.

[6]

Reid RL. Polycystic ovary syndrome: Explaining the gynecological aspects and treatment options to patients. (2015-10-31)[2021-12-10]www.symbiosisonline.org Published.

病例4　月经频发

杨女士，13 岁，G0。LMP 2021 年 9 月 2 日（6 天），PMP 2021 年 8 月 19 日（6 天）。

主诉： 初潮起月经频发 2 年。

现病史： 11 岁初潮，3～6/15 天，量时多时少，偶有痛经[1]。

查体： 身高 167 cm，体重 53 kg，BMI 19.0 kg/m²。

辅助检查：

2021 年 2 月 2 日：血生化、血脂、血凝、血常规及甲状腺功能均正常。

2021 年 2 月 2 日 (D2) FSH 8.86 mIU/ml，LH 3.87 mIU/ml，E$_2$ 47.92 pg/ml，PRL 5.41 ng/ml，T 20.82 ng/dl，SHBG 60.96 nmol/L。

[1]

本例 AUB 症状特点
（1）频率：15 天（频繁）。
（2）经期长度：3～6 天。
（3）周期规律性：规则。
（4）经量：量中。

◇ 抽丝剥茧

本例特点：

1. 青春期少女，初潮 2 年，月经频发。
2. 性激素六项特点：雌、孕激素为早卵泡期水平，余未见明显异常。

SH（D2）：FSH 6.24 mIU/ml，LH 5.78 mIU/ml，E_2 32.1 pg/ml，P 1.23 ng/ml，T 0.65 ng/ml，PRL 12.08 ng/ml，AMH 3.91 ng/ml。甲状腺功能正常。

SH（D21）：E_2 232.1 pg/ml，P 16.57 ng/ml。

BBT 双相，高温相持续 13 天。

妇科超声：子宫大小 4.8 cm×4.3 cm×3.7 cm，子宫内膜厚 6 mm，双侧卵巢未见异常，盆腔少量积液。

◇ **抽丝剥茧**

本例特点：

1. 未婚，无性生活。
2. 经间期出血　月经周期中期出血。
3. BBT 提示有排卵。
4. 激素药物治疗早期有改善，以后复发。
5. 盆腔超声未见异常。

◇ **按迹循踪**

诊断： 经间期出血——中期出血。

处理： 继续服用优思悦，必要时行宫腔镜检查。

醍醐灌顶

经间期出血（intermenstrual bleeding，IMB）发生在规律月经的 2 个周期之间，通常是有排卵的，出血来自宫腔，需排除外阴、阴道及宫颈的出血，不包括外源性性激素使用过程中的撤退（漏服）或突破性出血（未漏服）。经间期出血根据出血出现在周期的不同时期，分为随机的及周期性的（可预测的）两种。后者又分为早期、中期及晚期。此患者的出血规律性地出现在月经中期，是典型的"排卵期出血"吧？感觉有息肉的患者更容易出现排卵期出血，可这个患者多次超声检查都正常，初期 COC 有效，后期又反复，是何缘故呢？

月经中期的经间期出血多为排卵期出血，可以是雌激素水平波动造成的子宫内膜局部剥脱所引起的。如果合并有息肉，则更容易出血。所以首先我们要确认是否有排卵，是否出现在双相体温交替段，还要通过超声排除息肉等器质性病变，最后才是根据出血多少、是否有妊娠需求选择治疗方法。可选择的方法包括观察随诊、抗纤溶药氨甲环酸对症处理、小剂量雌激素治疗或全周期短效口服避孕药治疗。理论上 COC 是把握最大的方法，但 3 个周期后再次出现经间期出血，确实不能解释，所以必要时做宫腔镜检查一下更稳妥。经间期出血患者宫腔镜检查发现子宫内膜息肉占 47.46%[1]。如果持续有药物治疗中不能解释的 AUB，一定要警惕并排除器质性病变和其他疾病，即便是没有性生活史的年轻女性甚至幼、少女，也可以通过阴道内镜 [2] 实现宫腔检查和子宫内膜活检，以免耽误病情。国内报道，北京协和医院 1996 年报道 40 例有排卵型经间期出血的临床分析（已除外肌瘤、子宫腺肌病、子宫内膜异位症及宫颈病变），92.5% 为育龄期女性，出血时间在卵泡期、围排卵期、黄体期各占 30%、35%、27.5%，另 7.5% 出血时间不定，结果其中 30% 为器质性疾病：轻度盆腔炎 4 例，宫腔息肉 6 例，盆腔动静脉瘘 1 例，血小板无力症 1 例 [3]；70% 为内分泌原因：稀发排卵 14 例，黄体功能不足 14 例。

还有，老师，从许多类似患者的病情描述中，很难完全判断经间期出血在哪个周期，门诊如何考虑治疗方案呢？

首先在询问病史的过程中，要询问出血的模式，在医生适当的引导下绝大多数患者还是能够表述清楚的。通常以就诊前 6 个月内的规律性描述即可，也不必过于琐碎。比如能否分辨出哪几天像月经，而哪几天不像正常月经？有无诱因？月经干净几天后开始出血？持续天数？出血量与正常月经量比较有无差别？如主诉为经期延长，需询问经期持续多少天？先多后少还是先少后多？另外，就要借助我们协和医院最宝贵的"非消费三基 [4] 遗产"——基础体温（BBT）这个工具，指导患者记录自己的出血情况和每日的晨起口温，以判断出血所在的周期。经间期出血的出血量通常不大，不必急于治疗，指导患者收集数月体温情况是值得的。

1. 月经后（即早期）经间期出血在存在剖宫产瘢痕憩室的情况下通常很容易识别，在无明显器质性结构异常的情况下，通常考虑可能与卵泡发育不佳有关，雌激素偏低不足以充分修复子宫内膜，或是前一个周期的黄体萎缩不全，孕激素不能及时降至正常水平，均可表现为周期第 5 ~ 10 天少量出血，但两者的 BBT 是完全不同的。前者可使用小剂量雌二醇（1 ~ 2 mg/d 连续 3 ~ 5 天）帮助修复内膜，血止后停药；或氯米芬 / 来曲唑促排卵，促进卵泡发育。后者则可以后半周期使用孕激素或全周期 COC 改善黄体的功能状态（图 5-1、图 5-2）。

[1]

1. 陈子江 . 月经异常 [M]. 北京：人民卫生出版社，2019.
2. 王树鹤，王丽梅，刘艳红 . 围排卵期子宫出血患者宫腔镜检查 236 例分析 [J]. 中国妇产科临床杂志，2008, 9(6): 461.

[2]

1. 阴道内镜是不使用阴道窥器和宫颈抓钳，利用膨宫介质扩张阴道，并置入宫腔镜以显示阴道、宫颈和宫腔结构。外径纤细的宫腔镜可用作阴道内镜。与传统宫腔镜相比，阴道内镜检查方法可以大大减轻术中疼痛，手术的失败率无显著性差异。
2. The use of hysteroscopy for the diagnosis and treatment of intrauterine pathology: ACOG committee opinion, Number 800. Obstet Gynecol, 2020, 135(3): e138-e148.

[3]

张以文，周京，王友芳，等 . 有排卵型经间子宫出血 40 例分析 [J]. 中国实用妇科与产科杂志，1996 (5): 25-26, 60.

[4]

基本理论、基本知识、基本技能。

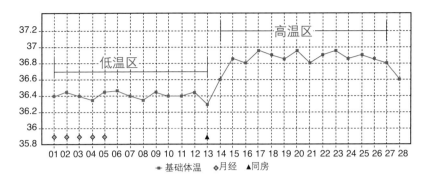

图 5-1 正常排卵周期的基础体温变化

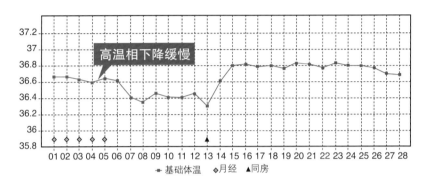

图 5-2 黄体萎缩不全的基础体温变化

2. 周期晚期的经间期出血通常是黄体功能不足，不能维持子宫内膜稳定而提前少量出血，可在黄体期补充口服孕激素或卵泡期补充氯米芬/来曲唑促排卵，通过促进卵泡发育而改善黄体功能（图 5-3）。

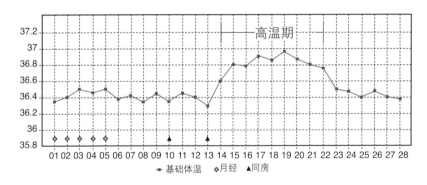

图 5-3 黄体功能不足的基础体温变化：高温期短、不足 11 天

3. 如果监测 BBT 的结果提示无排卵，患者主诉的经间期出血实际上是无排卵造成的不规则阴道出血，性质就是不同的，应按照无排卵 AUB 进行相应的鉴别诊断和治疗才对。

（卫　莹）

病例6　经前期出血

◇ 初诊再现

金女士，39 岁，G0，有生育要求。

主诉：经前期出血 3 年。

现病史：LMP 2021 年 10 月 19 日。

既往月经规律，4 ~ 5/27 天，量中，偶有痛经。患者近 3 年出现月经前 1 周有点滴状出血并持续至月经来潮，无明显腹痛。

既往史：无特殊。

查体：身高 166 cm，体重 60 kg，BMI 21.77 kg/m^2。

妇科检查：无特殊。

辅助检查：

2021 年 10 月 21 日（D3）FSH 7.79 IU/L，P 0.42 ng/ml，T 0.53 ng/ml，LH 5.25 IU/L，PRL 11.2 ng/ml，AMH 3.96 ng/ml，E_2(Ⅱ) 26 pg/ml。

2021 年 11 月 9 日（D21）：P 16.32 ng/ml。

妇科超声（月经干净 D3）：子宫 4.1 cm×3.8 cm×3.8 cm，子宫内膜 0.4 cm，子宫及双侧附件未见明显异常。

宫颈 TCT：HPV（－）。

◇ 抽丝剥茧

本例特点：

1. 大龄生育期女性，月经规律，经期前少许褐色分泌物持续 1 周。

2. 早卵泡期激素水平正常，子宫及双侧附件 B 超未见异常，黄体期孕酮提示有排卵，且水平不低。

3. 宫颈筛查未见异常。

◇ 按迹循踪

诊断：经前期出血。

处理：

1. 达芙通 10 mg bid 口服 10 天，月经第 15 天开始。

2. 监测基础体温[1]。

结合患者的病史，育龄期女性出现经前期出血，考虑黄体功能不足，除了孕激素后半周期治疗，是否也可以使用 COC？

黄体功能不足即黄体发育不良造成孕酮分泌不足，继而引起分泌期子宫内膜发育不充分，进而容易出血。与它容易混淆的一

[1]

黄体不足的女性在排卵后体温会慢慢上升，上升幅度很低，通常会 <0.5 ℃，升高的时间会持续在 9 ~ 10 天之内。基础体温正常图见下。

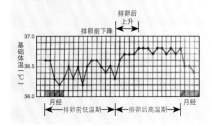

个概念是"黄体萎缩不全"：由于下丘脑 - 垂体 - 卵巢轴调节功能紊乱或溶黄体机制失常，可引起黄体萎缩不全，内膜持续受孕激素影响，以致不能如期完全脱落，表现为经期过后淋漓出血的"拖尾"现象。这两种黄体功能相关的 AUB 的周期时段不同，但都属于有排卵性 AUB。药物治疗都以月经后半周期补充孕激素为主，必要时可以加用促排卵药开始改善卵泡及其黄体的功能。对于无生育要求的患者，则可以使用 COC 抑制排卵，自然也就没有黄体相关问题了。对于 40 岁左右的患者，是否选择 COC 有时不免尴尬，最好结合有无肥胖（BMI>28 kg/m²）、血栓家族史和相关病史、是否吸烟、有无乳腺癌病史或乳腺基础病等因素谨慎判断。

另外，现阶段首推的低剂量 COC，以优思悦为代表，虽然雌激素更低、更安全，但也常伴有药物相关的不规则少量出血，尤其在最初服药的几个周期，甚至比患者在用药前的症状还烦，很可能会影响使用感受。对于鼓励长期用药的患者，比如 PCOS、预防子宫内膜异位症者，我们可能通过提前充分告知，鼓励她们坚持用药；而对于只是短期用药探索效果的病例，则需要更慎重。

这位患者虽已 39 岁，但从未生育，而且近半年有生育要求，对于此类高龄女性，接下来该如何指导备孕？

首先，在后半后期使用达芙通的同时，我们应该指导她监测基础体温，甚至通过超声监测优势卵泡的发育情况。如果确实存在小卵泡或张力低卵泡等情况，既然她已经试孕半年，可以积极给予促排卵治疗，她的 AMH 水平倒是不低，但不能除外是否合并 PCOS 而显得不低。不管 AMH 的检测多么"热"，但年龄是独立的生殖预后不良因素，对高龄女性的生育问题还是应该积极追踪和处理的。

（宋金玲）

病例7　经后期出血

◇ 初诊再现

海女士，32 岁，已婚，G1P1。就诊时间：2021 年 11 月 1 日。

主诉： 剖宫产术后经期延长 2 年余。

现病史： 月经初潮 14 岁，5/28 ~ 30 天，量中，痛经（ - ）。

2017 年 6 月患者因活跃期停滞行剖宫产术。产后母乳喂养 1 年后退乳。2018 年 7 月，月经复潮，经期延长 10 余天，前 7 天如月经量，之后淋漓样持续约 10 天，痛经（ - ）。用优思悦治疗半年，症状缓解，停药后复发。因有二胎生育计划就诊咨询。

查体：身高 160 cm，体重 60 kg。

妇科检查：外阴正常，阴道通畅，白带色白、黏稠，宫颈光滑。子宫前位，正常大小，质中，活动，无压痛。双侧附件未及明显异常。

辅助检查：

2021 年 9 月阴道超声：子宫 5.2 cm×5.4 cm×3.5 cm，子宫内膜厚 0.8 cm，子宫前壁下段瘢痕处见 2 处无回声，0.5 cm×0.4 cm、0.5 cm×0.7 cm，形态欠规则，内透声尚可，两者见低回声分隔，厚约 0.1 cm。此处前壁剩余肌层厚约 0.14 cm，肌层回声均匀。左侧卵巢 3.2 cm×2.4 cm，右侧卵巢 2.9 cm×2.1 cm。子宫前壁下段瘢痕处多发无回声，有瘢痕憩室可能，子宫前壁下段瘢痕处肌层变薄。

2021 年 10 月 性 激 素 检 查 (D2)：FSH 6.3 mIU/ml，LH 5.3 mIU/ml，E_2 48 pmol/l，P 0.56 ng/ml，T <0.33 ng/ml，PRL 10 ng/ml。

◇ 抽丝剥茧

本例特点：

1. 剖宫产后经期延长，COC 治疗后经期可缩短，但停药复发。

2. 超声提示瘢痕憩室可能：子宫前壁下段瘢痕处肌层变薄，前壁剩余肌层厚约 0.14 cm，见 2 处无回声。

3. 有二胎生育计划。

◇ 按迹循踪

诊断：

1. 经期延长。

2. 剖宫产术后子宫瘢痕缺损（简称剖宫产瘢痕憩室）[1]（post cesarean section scar defect，PCSD）。

处理：建议行宫腹腔镜联合修补术。

◇ 醍醐灌顶

此患者的病史和临床表现都非常符合"剖宫产瘢痕憩室"，从经期延长的症状管理上，短效口服避孕药有效，但在停药后复发、患者不想再吃药的情况下，只能考虑手术治疗。而因为憩室表面的残余肌层厚度不足 2.5 ～ 3 mm，她有再次生育的计划，所以建议她修补是吗？子宫破裂的风险到底有多大呀？

瘢痕子宫妊娠 36 ～ 38 周下段厚度为 1.6 ～ 2.5 mm、2.6 ～ 3.5 mm、3.6 ～ 4.6 mm 及 >4.5 mm 情况下，发生瘢痕分离（dehiscence）的风险分别为 6%、4%、1% 和 0，发生瘢痕破裂（rupture）的风险为 10%、7%、0.6% 和 0。

[1]
1961 年 Poidevin 首次描述剖宫产切口部位的子宫肌层楔形缺损，为峡部膨出（isthmocele）、龛（niche）、憩室（diverticulum）或囊袋（pouch）等。欧洲憩室工作组（European Niche Task force）将其定义为经阴道超声下剖宫产瘢痕部位的低回声区，缺损区的凹陷至少 2 mm。

子宫破裂多发生在宫缩发动后，大憩室发生子宫瘢痕分离或破裂（D+R）的概率为42.9%，而小憩室为5.3%。

前瞻性研究显示，有一次剖宫产史，>38周，非孕期瘢痕愈合良好者与剖宫产瘢痕憩室患者阴道试产的成功率分别为90%和61%，与肌层厚度密切相关。

所以，宫腔镜科学委员会全球大会的共识声明[2]：宫腔镜憩室成形术后，38周前择期剖宫产分娩。

这个患者既有月经淋漓不尽的症状，又有明显的瘢痕缺损，残余肌层只有0.14 cm，肯定还是要修补一下才安心。不过一项很有意思的观察性研究显示，不论残余肌层多薄，都不进行预防性干预，观察至足月剖宫产时，并没有孕妇发生真正的子宫破裂，而是剖宫产术中的"瘢痕分离"（dehiscence）现象的发生率与残余肌层厚度相关。但我们很难说服患者带着很薄的残余肌层放心怀孕，风险固然很低，但不能完全规避，这也是医学的纠结所在。

[2]

7-Lagana AS, Pacheco LA, Tinell A, et al. Optimal timing and recommended route of delivery after hysteroscoptic management of isthmocele? A consensus statement from the global Congress on Hysterescopy Scientific Committee. J Minim Invasive Gynecol, 2018, 25: 558.

[3]

Fernandez 1996 年首次在 AAGL 报道 "Isthmoplasty"（7/20 例）
Cecilia Fabre 2005-24 例（Hys- 下缘）
Giampietro Gubbini 2011-26 例（Hys-360°）
Petra Klemm -2005-3 例（腹腔镜分离膀胱 + 阴式修补）
Donnez 2008-（腹腔镜下修补）

 我记得您原来做经腹的瘢痕缺损切除修补，认为腹腔镜很难达到开腹修补的确切程度，最近为何又改变术式[3]了呢？

对于剖宫产瘢痕憩室残余肌层过薄，而有再生育需求的患者，手术的目的是加厚子宫切口处组织的厚度。初期我们也尝试过腹腔镜修补和阴式修补，但感觉腹腔镜缝合的自我满意度不高，而剖宫产患者的阴道条件往往不佳，阴式手术显露的效果也不满意，就都逐渐放弃了。在经腹手术中，可通过宫腔放置举宫棒改善手术部分的显露，而且直视下可充分切除憩室及其周围的瘢痕组织，然后将上下端的正常组织缝合起来，术者的满意度很高。患者虽然创伤大一些，但因为缝合更确切地满足了她们加固子宫的愿望，大多数也是能接受的。

但毕竟如能通过微创手术解决问题是最理想的，2019年中华医学会计划生育学分会在《剖宫产术后子宫瘢痕憩室诊治专家共识》[4]中推荐了一种新术式，即腹腔镜下"折叠对接缝合法"，是一种改良的腹腔镜手术方法。此方法在保留子宫瘢痕完整性的基础上修复憩室，打开膀胱腹膜反折后下推膀胱，在宫颈宫体连接部肌层最薄弱的位置上下1 cm的范围，用电刀制造毛糙创面，然后在上述创面上下两段褥式缝合子宫下段的肌层和宫颈肌层4~5针，使糙面内折且局部肌层增厚。相比于传统的腹腔镜手术方法，此法可有效缩短术后避孕时间，同时由于腹腔镜操作过程不与宫腔相通，降低了围手术期感染的风险，尤其适用于部分年龄较大且生育要求迫切的患者。由于手术的微创性，患者更容易接受。很快我自己也积累了成功的病例经验，感受到了这个手术的优点。所以只要是从患者的需求出发，医学总在进步。我们当然也要与

[4]

剖宫产术后子宫瘢痕憩室诊治专家共识. 中华妇产科杂志，2019, 54(3): 145-148.

时俱进，不能墨守成规。

（关丽波）

病例8　青春期异常子宫出血

◇ **初诊再现**

骆女士，17 岁，否认性生活史。

主诉：初潮起月经极不规律。

现病史：LMP 2019 年 7 月 5 日 ×7 天（N），PMP 2019 年 4 月 3 日至 6 月 10 日。

12 岁初潮后闭经，后用中药调理行经，不规则。2018 年 6 月至 2019 年 3 月间断用炔雌醇环丙孕酮片（达英 -35）治疗 9 个周期。用药期间可规律行经。2019 年 3 月停药后 4 月 3 日至 6 月 10 日少量阴道出血，淋漓不尽，需用卫生巾，但不能湿透[1]。

查体：身高 168 cm，体重 44 kg，BMI 15.6 kg/m²。唇上有小须，脐周多毛[2]，乳周无长毛，泌乳（－）。阴蒂无明显增大，嗓音亦未感觉有明显变化。

辅助检查：

2019 年 6 月 12 日盆腔超声示：子宫内膜 0.6 cm，双侧卵巢 PCOM。

2019 年 7 月 8 日激素检查（D3）：FSH 2.43 mIU/ml，LH 7.96 mIU/ml，E₂ 40 pg/ml，P 1.50 nmol/L，T 128.09ng/dl[3]，PRL 17.9 ng/ml。

◇ **抽丝剥茧**

本例特点：

1. 初潮后 5 年，月经极不规律，时多时少。

2. 雄激素明显升高，还有唇须和脐周多毛等症状。

◇ **按迹循踪**

诊断：青春期 PCOS[4]。

处理：目前有明显高雄激素血症证据，且前期药物治疗效果满意，不良反应轻微，建议继续服用 COC，可换用优思悦。

◇ **醍醐灌顶**

患者母亲对于孩子长期服用 COC 难以接受，追问有无替换方法。

对于没有明显高雄激素血症症状和体征的孩子而言，也可以

---

[1]

本例 AUB 的临床症状特点：

（1）频率：14 ~ 50+ 天。

（2）经期长度：10 ~ 60+ 天（延长）。

（3）周期规律性：不规则。

（4）经量：时多时少。

[2]

以 F-G 评分的话，本例不属于"多毛"。

Feriman-Gallwey 多毛评分标准

部位	级	定义	部位	级	定义
上唇	1	外缘少许毛	下腹	1	中线少许毛
	2	外缘少许胡须		2	中线毛，呈条状
	3	胡须自外缘向内达一半		3	中线毛，呈帚状
	4	胡须自外缘向内达中线		4	呈倒 V 形
颏	1	少许稀疏毛	臂	1	稀疏毛，不超过 1/4 面积
	2	分散的毛有小聚积		2	超过 1/4 面积，未完全覆盖
	3,4	完全覆盖，淡或浓密毛		3,4	完全覆盖，淡或浓
胸	1	乳晕周围毛	大腿	1-4	同臂
	2	乳晕周围毛，伴中线的毛	上背	1	少许稀疏毛
	3	毛发融合，覆盖 3/4 面积		2	增多仍稀疏
	4	完全覆盖		3,4	完全覆盖，淡或浓
上腹	1	中线少许毛	下背	1	骶部一簇毛
	2	毛发增加，仍分布在中线		2	稍向两侧伸展
	3,4	覆盖一半或全部		3	覆盖 3/4 面积
				4	完全覆盖

注：0 分为没有恒毛，总分达到或超过 8 分被认为体毛生长异常（多毛）。

[3]

雄激素明显升高，还有唇须和脐周多毛等症状

nmol/L × 100 ÷ 3.47= ng/dl

雄激素中睾酮（T）活性最高，绝经前女性体内 T 是男性的 1/10，其总量的 1/4 来自卵巢分泌，1/4 来自肾上腺分泌，1/2 来自 A 外周转化；而绝经后肾上腺产生的 T 占至循环总量的 1/2。

* PCOS 是高雄激素血症的最常见病因，但 T 通常为轻中度升高，一般低于 5.2~6.9 nmol/L(150 ~ 200 ng/dl)。

*T>5.2~6.9 nmol/L(150~200 ng/dl) 提示卵巢来源的分泌雄激素的肿瘤可能。

* 以 T 为主的雄激素高并伴黑棘皮性，可疑高雄激素血症、胰岛素抵抗伴黑棘皮综合征，应进一步查因。

用孕激素定期撤退的方法管理月经，用药的时间决定了药物性月经周期的长短。如果希望每月按时来月经，需要在前次月经第15~20天开始用药，而如果月经按预期延迟了十天左右再开始服药，对于保护内膜、预防癌变来讲差别不大，只不过是月经周期要接近2个月了。

另外，对于非肥胖型的年轻PCOS患者，也可以尝试一些特殊的膳食补充剂，如D-手性肌醇（D-chiro-inositol，DCI）和维生素D。DCI是肌醇的一种。肌醇属于维生素B族，有9种同分异构体，其中最常见的是肌肉肌醇（myoinositol，MI）和DCI。DCI是体内的生物活性形式，进入身体后可以直接被利用，而MI则需要通过肝的酶转化为DCI才能在体内起作用。在正常人中这种转化是没有问题的，但是PCOS患者体内缺乏这种酶，所以转化率非常低。DCI是胰岛素信号传导中的二级信使，具有如胰岛素一样的增敏作用，通过调节血糖和血清性激素结合球蛋白（sex hormone-binding globulin，SHBG）等水平，进而改善PCOS患者的激素平衡、排卵和月经情况。

（邓　姗）

病例9　青春期异常子宫出血

✧初诊再现

唐女士，14岁。

主诉： 初潮起月经不规律，子宫内膜上皮内瘤变（endometrial intraepithelial neoplasia，EIN）保守治疗2年。

现病史： 11岁初潮，月经不规律，通常后推，经期8~10天，量多[1]，12岁时因"AUB"就诊，盆腔超声显示子宫6.9 cm×7.5 cm×5.5 cm，内膜显示不清，肌层回声均匀。宫腔内见中高回声，6.8 cm×5.8 cm×3.6 cm，边界尚清，其下端似与宫颈内膜相连，内回声不均，可见弥漫分布小无回声区。CDFI未见明确异常血流信号。于我院行诊刮，病理示子宫内膜轻度不典型增生，ER/PR（＋）。术后予醋酸甲羟孕酮（法禄达，MPA）500 mg/d口服3个月。后改为后半周期MPA 20 mg/d，持续14天。用药期间月经规律，2018年年底停药。2019年5、6月停经，前次门诊给予MPA 20 mg，5天，停药2周无撤退性出血。超声提示内膜1.2 cm，又加MPA 20 mg/d×14天，停药后3天有撤退性出血，持续7天。

家族史： 姥姥有脑血栓史，姨及舅舅均有心脑血管疾病史。

查体： 身高154 cm，体重62 kg，BMI 26 kg/m²[2]。

（侧栏）

[4]

青春期PCOS的诊断标准

1. 2012 ESHRE/ASRM共识　在进行青少年PCOS的诊断中，应在初潮2年异常的基础上，综合考虑鹿特丹标准中所有三个元素，其诊断标准与育龄女性的标准不同（B级）。应确定高危人群（如肥胖、多毛、月经不调），但医师应谨慎防止PCOS的过度诊断（B级）。

2. 2018年国际PCOS新指南　月经初潮后第1年出现月经不调是正常现象，这是青春期过渡的一部分；月经初潮后>1年且<3年：<21天或>45天；月经初潮后>3年至围绝经期：<21天或>35天或每年月经周期数<8；月经初潮后>1年，任何一个月经周期>90天；15岁时出现原发性闭经或青春期乳房开始发育后>3年，均考虑符合"月经失调"的标准，对于存在PCOS特征但不符合诊断标准者，应认为风险增加，并建议在完全的生育成熟时初潮后8年进行再次评估。

[1]

本例AUB的临床症状特点：
(1) 频率：稀发。
(2) 经期长度：延长。
(3) 周期规律性：不规则。
(4) 经量：量多。

[2]

各年龄段肥胖和超重的BMI(kg/m²)

年龄	超重		肥胖	
（岁）	男性	女性	男性	女性
7~	17.4	17.2	19.2	18.9
8~	18.1	18.1	20.3	19.9
9~	18.9	19.0	21.4	21.0
10~	19.6	20.0	22.5	22.1
11~	20.3	21.1	23.6	23.3
12~	21.0	21.9	24.7	24.5
13~	21.9	22.6	25.7	25.6
14~	22.6	23.0	26.4	26.3
15~	23.1	23.4	26.9	26.9
16~	23.5	23.9	27.4	27.4
17~	23.8	23.8	27.8	27.7
18~	24.0	24.0	28.0	28.0

◇ 抽丝剥茧

本例特点：

1. 初潮 3 年，月经极不规律。

2. 发现 EIN 2 年，高效孕激素治疗史，常规剂量孕激素撤退无出血。

◇ 按迹循踪

诊断：

1. 排卵障碍性异常子宫出血。

2. 子宫内膜不典型增生史。

◇ 醍醐灌顶

　　这个女孩小小年纪就有 EIN 了，真是够少见的。她具有排卵障碍的危险因素是毋庸置疑的，可后期如何管理呢？为什么服用 MPA 20 mg × 5 天后停药不出血呢？难道病变又复发了？

　　文献中报道 30 岁以下女性极少发生子宫内膜增生，其中不典型增生的发病率约为 1/100 000 女性 / 年，而我们确实在临床上遇到过如本例年龄还不足 18 岁就发生 EIN 的病例，估计其存在遗传性的危险因素，比如林奇综合征。携带相关基因的患者终生罹患子宫内膜癌的风险为 40% ~ 60%。也许我们可以给她做一下相关分子标志物的监测，有利于诊断和预后的分流。

　　至于为什么服用 MPA 20 mg × 5 天没能诱导出撤退性出血，我们又要回到孕激素的剂量效应这个重要环节来分析。如表 9-1 所示，甲羟孕酮是人工合成的高效孕激素，从子宫内膜转化的周期用量来看，显著低于黄体酮滴丸和地屈孕酮，总量 100 mg 的 MPA 应该足以逆转内膜了，但不能忽略这是针对生理性内膜的。对于增生甚至恶变的内膜，我们需要借鉴 EIN/ 子宫内膜癌保留生育功能的药物治疗经验，采用更大剂量的药物。

　　这个女孩年龄尚小，进行长期的子宫内膜管理需求是明确的，并要控制体重，观察月经变化，推荐宫内放置曼月乐，并定期复查超声和肿瘤标志物更妥当。

表 9-1

商品名	通用名	抑制排卵（mg/d）	子宫内膜转化（mg/c）	子宫内膜转化（mg/d）
益玛欣 琪宁	天然黄体酮（微粒化）	300	4200	200~300
达芙通	地屈孕酮	>30	140	10~20
安宫黄体酮 法禄达	甲羟孕酮	10	80	5~10

（邓　姗）

病例10　子宫内膜息肉

初诊再现：2022 年 1 月 4 日。

孙女士，38 岁，已婚，G1P1（2011 年行剖宫产），LMP 2021 年 12 月 13 日（12 天）。

主诉：经期延长 18 年。

现病史：15 岁初潮，5/27~30 天，20 岁开始经期延长至 15 天，初始 8 天为正常月经，后期出现点滴褐色分泌物，4 天后血量稍有增多，总体持续 15 天。17 年前（22 岁）口服去氧孕烯炔雌醇（妈富隆）治疗半年，效果好[1]，停药半年后症状再次复发。曾多次服用达芙通（月经后半期 20 mg qd × 10 天）、达英 -35 及妈富隆，效果不佳。7 年前因彩超提示"内膜回声不均质，疑似息肉"行宫腔镜手术。术中见宫腔漂浮较多息肉样组织，病理示早泌期内膜。术后月经仍无改善。2020—2021 年多次超声提示子宫内膜回声不均匀。曾于 2020 年 12 月口服达芙通后半期治疗 3 周期，期间月经期仍为 15 天。2021 年 3 月 17 日复查阴道超声检查（TVS），示子宫内膜厚约 0.7 cm，回声不均。2021 年 4 月 30 日行门诊内膜活检病理，示（子宫内膜）少量黏液，且凝血中可见炎症细胞及鳞状上皮细胞。免疫组化结果显示 CD138（-）。2021 年 9 月 2 日复查 TVS，子宫内膜厚 1.0 cm，内回声不均，见中等回声，0.8 cm × 0.6 cm。CDFI 未见明确血流信号。2021 年 12 月 27 日再次复查 TVS，子宫内膜厚 1.6 cm。内回声不均，内见中等回声，1.0 cm × 0.6 cm，CDFI 未见明确血流信号[2]。

查体：身高 162 cm，体重 51 kg，BMI 19.43 kg/m²。

辅助检查：同现病史。

◇ **抽丝剥茧**

本例特点：

1. 育龄期，反复经期延长、经间期出血。

2. 既往 COC 有效，后期 COC 和后半周期达芙通均无明显

[1]
本例月经特点：
（1）既往月经规律。
（2）经期延长伴经间期出血。
（3）既往 COC 有效，后期无效。

[2]
下列声像图特征应考虑子宫内膜息肉：
（1）宫腔内可见局部隆起的高回声团，单发或多发，且高回声团周边可见特征性的高回声边缘，局部正常内膜位置偏移。
（2）宫腔内可见不规则团簇状高回声，与正常内膜分界欠清。
（3）宫腔内实性高回声，部分有蒂，蒂较细，彩色多普勒显示蒂部与子宫内膜相连续的血流信号。
（4）子宫内膜回声不均匀且伴有阴道不规律出血。

改善。

3. 超声提示子宫内膜回声不均，并见中等回声。

4. 虽有剖宫产史，但剖宫产前即有类似症状，而多次超声均未提示剖宫产瘢痕憩室。

诊断：

1. 异常子宫出血。

2. 子宫内膜息肉？

3. 剖宫产史。

处理：择期行宫腔镜检查 + 治疗。如果没有生育计划，可考虑同时放置曼月乐。

◇ **复诊接续**

入院后复查超声，子宫内膜厚约 1.3 cm，呈高低回声相间，前壁下段瘢痕部位肌层较薄，厚 0.3 cm，局部见无回声，范围 0.9 cm×0.9 cm，局部内膜稍增厚，厚 0.5 cm，并伸入上述无回声内。此次超声首次提示剖宫产瘢痕缺损，建议先行宫腔镜检查和治疗，暂缓放置曼月乐，观察术后出血在单纯术后能否改善。2022 年 4 月 14 日行宫腔镜手术，术中见子宫前壁下段近宫颈内口处向肌壁外凸的半环形憩室，范围约 2 cm×1 cm× 0.5 cm，憩室内子宫内膜被覆，点状充血，憩室下缘见大小 0.5 cm 的息肉样占位，宫腔内膜较厚。子宫后壁见 3 枚指状息肉占位，大小 0.5~1 cm。行剖宫产瘢痕憩室流出道切开 + 子宫内膜息肉切除术（图 10-1）。

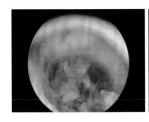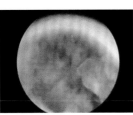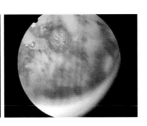

图 10-1　经宫腔镜剖宫产瘢痕憩室流出道切开和局部子宫内膜息肉切除术的手术图片

◇ **醍醐灌顶**

　　老师，目前普遍推荐对于没有生育需求的子宫内膜息肉患者，采取宫腔镜息肉去除术并同时放置曼月乐，您为何建议她暂缓了呢？

没错，宫腔镜术中即刻放置曼月乐[3]，术后复发率更低，可避免二次手术操作，减轻患者的痛苦和经济负担；也有利于确认曼月乐在宫腔的位置，减少放置后的脱落、疼痛、出血等不良反

[3]
郎景和, 冷金花, 邓姗, 等. 左炔诺孕酮宫内缓释系统临床应用的中国专家共识 [J]. 中华妇产科杂志, 2019, (12): 815-825.

[4]

Sun Y, Chen X, Yuan X, et al. Levonorgestrel intrauterine system versus oral progestin for preventing the recurrence of endometrial polyps after hysteroscopic resection: A meta-analysis of 19 randomized controlled trials [J]. Clin Experim Obstetr & Gynecoloy, 2020, 47(6): 821-828.

应的发生率。而且与地屈孕酮或 COC 相比，宫腔镜息肉去除术后放置曼月乐患者的术后复发率更低[4]，对于典型单纯息肉的患者是绝对推荐的。但这个患者还存在剖宫产瘢痕憩室的问题，症状也符合，所以如果术中同时放环，难以避免曼月乐相关的出血掩盖手术效果的可能。所以我倾向于先手术，判断疗效后再决定是否放曼月乐。如果手术后出血症状仍无改善，也排除了子宫内膜病变，再放置曼月乐也不迟。当然这种考虑也要充分与患者交流，达成共识才好。

另外，我看您在进行息肉切手术时，经常选择不同的器械，是如何考虑的呢？

[5]

Vitale SG, Haimovich S, Lagana AS, et al. Endometrial polyps. An evidence-based diagnosis and management guide [J]. Eur J Obstet Gynecol Reprod Biol, 2021, 260: 70-77.

针对子宫内膜息肉的宫腔镜手术技术包括双极或单极电切术、"冷刀"去除术、组织粉碎法子宫内膜息肉去除术和子宫内膜去除术。总体来说，不同宫腔镜息肉切除技术的临床结果没有显著差异[5]，但每种技术都有其突出的特点，适用于不同的病例，比如子宫内膜去除术是不可逆的毁损子宫内膜的方法，只适用于年龄较大、无生育要求，而且通常是常规手术和药物预防情况下仍复发的病例，绝大多数育龄期患者不会使用这种方法。传统的电切术是应用历史最久的方法，单极更锋利，双极则更安全。近年来随着等离子双极设备的不断涌现，不论是国产的还是进口的电切环，都具有很好的切割性能，不弱于单极，所以更安全，理想的情况是单极电切可以被取代了。以摄普乐为代表的冷刀宫腔镜系统的操作模式更接近于腹腔镜，所以对很多熟悉腹腔镜的医生来说更容易适应，可以使剪刀直接自息肉根部切除，而且还可以用抓钳直接把息肉完整地取出来，都是很突出的优点。而且冷刀没有能量，所以对子宫内膜损伤更小。这一点尤其有利于未生育的患者。但上述特点最适用于个数不多的带蒂息肉，如果多发、蒂部宽泛，则不是很得力。而新兴的组织粉碎或称旋切系统带来了宫腔镜手术的巨大变革，属于无能量器械。在一定负压吸引的帮助下，可以一边切除，一边将组织碎屑排出宫腔外，能一次性切除宫腔内所有息肉和不规则增殖的子宫内膜，而且不伤基底膜，不用宫腔镜反复进出宫腔而保护了宫颈，最大程度地保护生育潜能，尤其适用于多发息肉和尚未生育的患者。如果是没有生育甚至合并不孕的息肉患者，我会首选旋切系统。而这个患者没有生育需要，而且需要同时处理憩室，所以我选择摄普乐双极电切。这套系统的优点是可以轻松更替不同的电极头，包括针状、环状和球形电极，以用于不同的操作目的。

（杨润乔　邓　姗）

病例11 子宫腺肌病

◇ 初诊再现

王女士，40 岁，G2P1，无生育要求，就诊时间 2021 年 9 月 24 日。

主诉：经量增多伴痛经加重 11 年，注射用醋酸曲普瑞林（达菲林）治疗 1 针后。

现病史：LMP 2021 年 8 月 10 日，15 天。PMP 2021 年 6 月 25 日，7 天。

月经初潮 13 岁，7/30 天，量中，痛经（＋），视觉模拟评分法（visual analogue scale，VAS）8 分，伴有恶心、呕吐、腹泻及肛门下坠感，无性交痛。2010 年出现月经量增多，周期缩短至 22～25 天，经期延长可达 7～15 天，痛经进行性加重。

2013 年就诊于外院。查盆腔超声示子宫内膜增厚。血常规正常，行 HYS+ 诊刮，术后病理提示增殖期子宫内膜。

2014 年盆腔超声提示：子宫增大，诊断腺肌病，月经规律，量大，未治疗。2016 年盆腔超声提示子宫内膜增厚，行宫腔镜手术 + 诊刮。术后病理提示子宫内膜炎、子宫内膜息肉。此后间断周期性口服地屈孕酮治疗（每周期 20 mg/d×10 天），月经规律，量中偏大。2018 年 10 月在深圳妇幼保健院采用海扶[1]治疗子宫腺肌病。治疗后痛经减轻，经量减少。复查盆腔超声，提示子宫略缩小（不详）。

2019 年 5 月再次出现月经紊乱，7～15/30～60 天，经量增多，痛经加重，伴有轻度贫血，间断口服止血药物治疗。也曾口服地屈孕酮治疗 2 周期（每周期 20 mg/d×10 天），服药期间月经规律，停药后再次月经不规律。2021 年 8 月 26 日外院盆腔超声检查示子宫 9.9 cm×6.8 cm×5.8 cm，子宫内膜 0.7 cm，肌壁回声不均质，子宫腺肌症。2021 年 8 月 26 日全血细胞分析示 Hb 113 g/L。2021 年 8 月 27 日于我院行子宫内膜活检，示少许破碎增殖期子宫内膜。

患者希望保留子宫。于 2021 年 8 月 27 日在我院注射达菲林 3.75 mg 1 次。

既往史：2020 年多发结肠息肉，未治疗。

家族史：母亲患有乳腺癌，父亲患有胃癌。

查体：身高 173 cm，体重 71.5 kg，外阴已婚已产式。阴道畅，见少许白色分泌物。宫颈光滑，正常大小，质中，触之无出血。宫体后位，增大如孕 10 周大，质中，无明显压痛。双侧附件未扪及肿物，无压痛。

辅助检查：

2021 年 8 月 27 日：FSH 11.02 IU/L，P 0.29 ng/ml，T 0.27 ng/ml，

[1]

海扶（high-intensity focused ultrasound, HIFU），是将高强度超声波聚焦于病灶，通过空化效应、热效应及机械效应等使靶区温度瞬间升高，最终靶区病灶发生不可逆的凝固性坏死。

LH 5.22 IU/L，PRL 4.2 ng/ml，AMH 0.08 ng/ml，E$_2$(Ⅱ) 47 pg/ml。CA125 103.0 U/ml，CA199、HE4（－）。

◇ 抽丝剥茧

本例特点：

1. 40 岁，无生育要求。
2. 痛经进行性加重 11 年，伴有经量增多。
3. 多次及近期子宫内膜组织病理检查无异常。
4. 海扶治疗后症状复发，宫体增大如孕 10 周。
5. 卵巢储备功能下降，合并 AUB-O。

◇ 按迹循踪

诊断：

1. 子宫肌腺症。
2. 海扶治疗术史。
3. AUB-O、A。

处理： 注射达菲林 3.75 mg，肌内注射 4 周后注射第 3 针达菲林，后复查子宫及双侧附件超声，拟行曼月乐治疗。

◇ 复诊接续

2021 年 12 月 30 日 09:00。

患者已注射 3 针达菲林，末次注射达菲林日期为 2021 年 10 月 22 日。放环前的 11 月 20 日超声示子宫大小 7.8 cm×5.3 cm×4.9 cm，肌层回声略增强、增粗。

2021 年 11 月 20 日宫内放置曼月乐，术后阴道不规则点滴出血至今。

辅助检查：

2021 年 10 月 22 日 TCT、HPV（－）。

2021 年 12 月 20 日 CA125：50 U/L。

2021 年 12 月 30 日复查盆腔超声：子宫大小 8.3 cm×5.5 cm×4.9 cm，肌层回声略增强、增粗，宫内节育器位置正常。

处理： 继续观察，氨甲环酸 1 g bid×7 天（血多备用）。

[2]
中国医师协会妇产科医师分会子宫内膜异位症专业委员会. 子宫腺肌病诊治中国专家共识[J]. 中华妇产科杂志，2020, 55(6): 376-383.

[3]
Osada H. Uterine adenomyosis and adenomyoma: The surgical approach[J]. Fertil Steril, 2018, 109(3): 406-417.

你先说说，针对子宫腺肌病有哪些保留子宫的治疗方法[2]？

药物治疗方法包括复方口服避孕药（COC）、高效孕激素或曼月乐、米非司酮、GnRH-a 等；介入治疗方法包括子宫动脉栓塞术、热消融术；手术治疗方法包括针对月经过多的子宫内膜去除术、病灶切除术[3]。

从该患者的治疗历史来看，你是否觉得有什么问题？海扶治疗的预期效果应该如何？经此保守治疗后症状缓解的时间大概能有多长？2018 年 10 月患者接受海扶治疗，2019 年 5 月即复发异常子宫出血和痛经，你觉得效果如何？患者似乎每次就诊都是以不规则出血为主诉，为此多次诊刮都没有内膜病理性证据，那为什么不早点儿建议她放置曼月乐呢？另外，据我所知，目前很多有海扶技术的单位治疗子宫腺肌病，多采用海扶 +GnRH-a+ 曼月乐的"三明治"方法，可见单纯的消融治疗还是有很大的局限性的。有关上述问题，希望你好好想想，查查文献，1 周后我再听听你的学习成果。

您的问题我归纳回答如下：

第一点：从患者既往多年的治疗历程来看，确实存在不系统的问题，每次都是以不规则出血为主诉，3 次刮宫仅着眼于排除内膜病变或短期止血，但始终没有系统、长期治疗的举措。而患者的子宫腺肌病为弥漫型。如果早日行 GnRh-a 治疗 + 曼月乐放置术，确实可能会更早减轻反复出血的情况。

第二点：关于海扶治疗的效果，2021 年中南大学湘雅三医院报道了 2012—2020 年在他们中心接受海扶治疗的 1982 例病例的回顾性分析结果 [4]。随着随访时间的延长，海扶缓解痛经和月经过多的有效率均呈现一定的下降趋势，痛经缓解率由术后 3 个月的 89.0% 下降到术后 5 年的 65.8%，同期治疗月经量多的有效率由 85.4% 下降到 68.4%。而单纯海扶的中期（以术后 6 个月为标志点）和远期（以术后 3 年为标志点）效果均显著弱于配伍 GnRH-a 和（或）曼月乐的组别，提示为延长疗效，海扶最好与 GnRH-a 和（或）曼月乐配伍应用。中国人民解放军总医院针对 230 例患有痛经和（或）月经过多的子宫腺肌病患者采用超声引导下海扶治疗效果进行随诊 [5]，随访中位时间为 40 个月（范围：18～94 个月），83.2% 的患者报告痛经症状有不同程度的缓解，71.0% 的患者在随访期间无症状，26%（45 例）患者疼痛复发，中位时间在术后 1 年。在 14 例接受二次治疗的患者中，12 例（85.7%）再次症状缓解。另一组涉及 200 余例海扶治疗病例的临床研究比较了 120 例局灶性和 82 例弥漫性子宫腺肌病的疗效 [6]。两组间除术后 3 个月局灶组的痛经完全缓解率更高外，其他指标均无显著性差异，提示海扶治疗局灶性和弥漫性子宫腺肌病均有效。至于不同位置的局限型子宫腺肌病，一项纳入 94 例海扶消融病例的研究显示，前壁病灶的海扶消融率高于侧壁及后壁，能效因子低于侧壁及后壁，术后 6 个月病灶缩小率高于侧壁及后壁 [7]。

第三点：关于海扶 +GnRH-a+ 曼月乐的疗效，2021 年发表的系统性综述和 Meta 分析表明，海扶联合 GnRH-a 组患者的子宫体

[4]

Li X, Zhu X, He S, et al. High-intensity focused ultrasound in the management of adenomyosis: Long-term results from a single center[J]. Int J Hyperther, 2021, 38(1): 241-247.

[5]

Liu X, Wang W, Wang Y, et al. Clinical predictors of long-term success in ultrasound-guided high-intensity focused ultrasound ablation treatment for adenomyosis[J]. Medicine, 2016, 95(3): e2443.

[6]

Zhang X, Li K, Xie B, et al. Effective ablation therapy of adenomyosis with ultrasound-guided high intensity focused ultrasound[J]. Int J Gynaecol Obstet, 2014, 124: 207-211.

[7]

沈敏，刘珊珊，何玉琴，等 . 不同 MRI 特征局限型子宫腺肌症的 HIFU 治疗效果及安全性分析 [J]. 中国 CT 和 MRI 杂志，2021, 19(8): 129-132.

[8]

Pang LL, Mei J, Fan LX, et al. Efficacy of high-intensity focused ultrasound combined with GnRH-a for adenomyosis: A systematic review and meta-analysis[J]. Front Public Health, 2021, 9: 688264.

[9]

叶明珠，邓新粮，朱小刚，等. 高强度聚焦超声消融技术联合 GnRH-a 及 LNG-IUS 治疗子宫腺肌病痛经的临床研究 [J]. 中华妇产科杂志, 2016, 51(9): 643-649.

积和病变体积减小更明显，复发率较低（ RR=0.28 ），但提醒注意的是相关研究数量较少，而且绝大多数为中文文献，仍需要更多高质量的证据 [8]。

中南大学湘雅三医院在 2016 年通过《中华妇产科杂志》发表了 477 例海扶治疗的经验，就倡导海扶治疗应配伍 GnRH-a 和（或）曼月乐治疗。当然，2021 年扩大样本量的 SCI 文献又进一步证实了这一观点 [9]。因此，不难理解，目前海扶治疗的主流都是选择与 GnRH-a 和曼月乐配伍，以达到长期缓解和预防复发的效果。

（邱秀青）

病例12　子宫黏膜下肌瘤

◇ 初诊再现

2022 年 2 月 24 日。

于女士，32 岁，已婚，G1P1，有生育要求，LMP 2022 年 1 月 25 日（ 7 天）。

主诉：月经量增多 9 个月。

现病史：13 岁初潮，月经 7/30 天，量中，痛经（－）。2017 年剖宫产后经量及经期无明显改变。2021 年 5 月出现月经量多，经量增加 1 倍。体检发现黏膜下子宫肌瘤 1.0 cm，未诊治。2021 年 9 月起出现间断经间期出血，表现为月经干净后 4~5 天出现褐色阴道分泌物 3~4 天，量少。复查超声：子宫后壁低回声结节，长径约 1.2 cm，略外凸，宫腔局部受压，宫腔内见低回声结节，大小约 1.6 cm×1.6 cm×1.4 cm，周边可见星点状血流信号。2022 年 1 月起经间期出血加重，量增多。于外院行宫腔镜检查，术中见子宫底部有一球形肌瘤样占位性病变，大小约 1.8 cm×1.5 cm，色红、质硬，结合超声示内凸约 60%，取子宫内膜送检，未行肌瘤切除，术后病理示增殖期子宫内膜。

既往史：2017 年行剖宫产，2022 年 1 月 12 日行宫腔镜检查术。

查体：身高 167 cm，体重 56 kg，BMI 20.08 kg/m^2。

辅助检查：2022 年 2 月 15 日盆腔常规＋增强 MRI 示子宫前壁下段局部变薄；宫底前壁黏膜下见一类圆形等 T1、短 T2 信号影，边界清晰，直径约 1.6 cm，增强扫描示增强程度低于邻近肌层；子宫内膜无明显增厚，结合带完整（图 12-1 ）。

血常规：Hb 123 g/L。

◇ 抽丝剥茧

本例特点：

1. 育龄期，经量增多、经期延长、经间期出血。

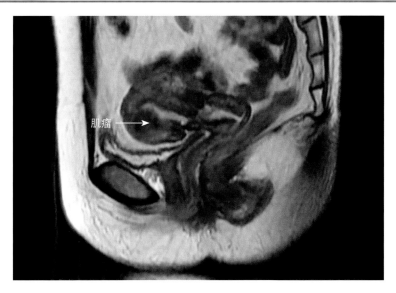

图 12-1　子宫黏膜下肌瘤

2. MRI 和宫腔镜检查均提示子宫黏膜下肌瘤（FIGO 分型Ⅱ型）。

◇ 按迹循踪

诊断：

1. 月经过多。

2. 经间期出血。

3. 子宫黏膜下肌瘤（FIGO 分型Ⅱ型）。

处理：择期行宫腔镜下黏膜下肌瘤切除术。

◇ 醍醐灌顶

此患者异常子宫出血症状典型，与影像学显示的黏膜下肌瘤符合，又有生育要求，手术指征明确。这回您打算怎么切除这个肌瘤？

你知道黏膜下肌瘤的 STEP-W 分类法吗[1]？根据最新指南，推荐使用 STEP-W 黏膜下肌瘤分类系统（大小、位置、基底延伸、肌层穿透及侧壁位置）预测手术的复杂程度，以及不完全切除、手术时间长、液体负荷过重等主要并发症的发生风险（1B 级）。

0 型 LMs，除了传统的电切技术，建议采用旋切术，切除速度更快，且学习曲线较短（1C 级）。

对于 1—2 型 LMs，首选电切（片）技术（1C 级）。在宫腔镜下切除 1—2 型黏膜下肌瘤的时候，要注重"肌瘤假包膜"[2]的分离和对子宫内膜的保护，尤其是 2 型肌瘤，强调先"开窗"，然后配合不同手法促进肌瘤向宫腔内凸，而后再予以切除。

[1]

Loddo A, Djokovic D, Drizi A, et al. Hysteroscopic myomectomy: The guidelines of the International Society for Gynecologic Endoscopy (ISGE) [J]. Eur J Obstet Gynecol Reprod Biol, 2022, 268(1): 121-128.

[2]

Lasmar R. Why use pseudocapsules of myoma in hysteroscopic myomectomy? (2020-5-20)[2021-10-16]www. hysterscopynewsletter. com, Jan-Mar 2021, Vol 7, Issue1.

对于小于 1 cm 的黏膜下肌瘤，用摄普乐冷刀减除并完整取出特别合适，但该患者的黏膜下肌瘤将近 2 cm，而且位于宫底，更适合开窗后电切或旋切。

按照 STEP-W 分类，此病例评分，大小 =0 分，位置 =2 分，基底 =1 分，肌层穿透 =2 分，总分 5 分，属于 Ⅱ 类高复杂性 TRCM，有可能需要分期手术。但我计划先用冷刀切开包膜，让其进一步内凸，再用剪刀分离假包膜，尽量使其游离，同时大块粉碎一下瘤体，感觉一下质地。如用钳夹的方法取瘤不顺利的话，则换用刨削系统取瘤，争取一次完成。

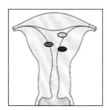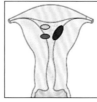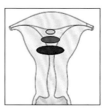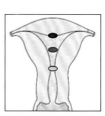

| 肌瘤穿透肌层的深度 | 肌瘤基底延伸的面积 | 肌瘤的大小 | 肌瘤的位置 |

图 12-2　子宫肌瘤

STEP-W 黏膜下肌瘤分类系统（黏膜下肌瘤的大小、位置、基底延伸、肌层穿透、侧壁位置）（表 12-1）用于预测手术的复杂程度，以及不完全切除、手术时间长以及液体负荷过重等主要并发症的发生风险（1B 级）。

表 12-1　黏膜下肌瘤的 STEP-W 分类系统

分值	大小	位置	基底延伸	肌层穿透	侧壁
0	<2 cm	下段	<1/3	0	+1
1	2～5 cm	中段	1/3～2/3	<50%	
2	>5 cm	上段	>2/3	>50%	
得分	+	+	+	+	=
0～4 分	第一组	低难度宫腔镜肌瘤切除术			
5～6 分	第二组	高难度宫腔镜肌瘤切除术，分两步宫腔镜手术，需使用 GnRH-a			
7～9 分	第三组	需考虑非宫腔镜的手术方法			

黏膜下肌瘤的手术难度确实差别较大，有的很快就解决了，而有的不管是切还是取都很费劲，耗时长，那是不是发生"水中毒"的风险很大？

育龄期健康女性，采用盐水膨宫的双极电切术，灌流液负平衡不足 1000 ml 者，发生严重的并发症风险很低，而对于老年人、中老年人群以及患有心血管、肾或其他合并症的女性，应将灌流液负平衡的阈值控制在 750 ml 以内（1B 级）[3]。

预防"水中毒"是一个系统工程，关系到术前评估和充分的准备，还要选择合适的器械和手术方法。之所以强调"假包膜"，其实也是为了更多钝性分离而不破坏血管的完整性。另外，如果预测到明显的手术难度和风险，应跟患者交代好分期手术的可能。

（杨润乔　邓　姗）

病例13　高分化子宫内膜癌

初诊再现：2021 年 6 月 25 日。

王女士，32 岁，未婚，未完成生育，LMP 2022 年 4 月 20 日（7 天）。

主诉：月经紊乱 10 年，阴道出血 1 个月余，发现子宫内膜病变 5 天。

现病史：患者平素月经（5～7）/30 天，量多，痛经（＋）。10 年前开始月经 4～10/10+～30 天，表现为周期不定，经期延长，月经量时多时少，未予重视。7 年前因"不规则阴道出血 5 个月"予达英 -35 治疗 3 个周期。服药期间月经规律，停药后再次出现不规则阴道出血。5 年前曾口服黄体酮调理月经，此后月经规律，经量减少，偶有量多。多年来超声提示子宫内膜增厚，建议诊刮除外子宫内膜病变，患者未遵医嘱。2020 年 10 月出现阴道不规则出血，继发贫血，仅口服铁剂纠正贫血。此后经期延长、淋漓不尽。近 1 个月来阴道不规则出血，表现为月经干净 1 周后再次出现阴道出血，量大，伴晕厥 1 次。口服炔诺酮后血止，逐渐减量过程中反复阴道少量出血。2021 年 6 月 15 日急诊行诊刮术。术后病理经北京协和医院病理会诊：子宫内膜不典型增生，部分癌变，高分化子宫内膜样癌。分子病理结果：测序 -CTNNB1 突变（－），测序 -POLE 突变（POLE 基因 exon10-14 未检出突变，POLE 基因 exon 9 检出致病性突变）。免疫组化：ER（＋），p53（野生型），PR（＋），PMS2（＋），MLH1（＋），MSH6（＋），MSH2（＋），L1CAM（－）。

既往史：因右乳腺乳头状增生做过手术。2018 年患高血压，血压 160/100 mmHg，口服降压药治疗，停药 1 年。

查体：身高 153 cm，体重 67 kg，BMI 28.62 kg/m²。

辅助检查：

2021 年 6 月 16 日（诊刮后 D2）外院彩超：子宫增大，宫壁回声不均，宫腔内回声杂乱，性质待查，增厚子宫内膜？右侧卵巢内囊性回声，考虑卵泡囊肿。

[3]

Loddo A, Djokovic D, Drizi A, et al. Hysteroscopic myomectomy: The guidelines of the International Society for Gynecologic Endoscopy (ISGE) [J]. Eur J Obstet Gynecol Reprod Biol, 2022, 268(1): 121-128.

2021 年 6 月 18 日 MRI：考虑子宫内膜病变，双侧卵巢多发小卵泡，考虑右侧卵巢囊肿（ 18 mm × 28 mm ）。

2021 年 6 月 21 日 Hb 82 g/L，ALT 85 U/L，甘油三酯轻度升高。

✧ 抽丝剥茧

本例特点：

1. 育龄期，长期不规则阴道流血；合并高血压及肥胖。
2. 彩超　宫腔内回声杂乱，增厚子宫内膜？
3. 诊刮病理　子宫内膜不典型增生，部分癌变，高分化子宫内膜样癌。

✧ 按迹循踪

诊断：

1. 高分化子宫内膜样癌。
2. 肥胖症。

处理：

1. GnRH-a 1 支注射，每 28 天 1 次。
2. 来曲唑 2.5 mg qd 口服。
3. 二甲双胍 0.5 tid 口服。
4. 多糖铁复合物胶囊（力蜚能）150 mg bid 口服。
5. 控制碳水化合物摄入，需要减轻和控制体重，第一阶段（ 3 个月内）减少 7 kg。
6. 3 个月后复查宫腔镜，评估子宫内膜病变逆转情况。

✧ 醍醐灌顶

 这一大串的免疫组化和分子病理是什么新进展？如何解读？

NCCN 首次在 2020 年更新的指南中推荐子宫内膜癌分子分型的诊断，以指导预后和治疗（图 13-1 ）。分子分型是基于突变

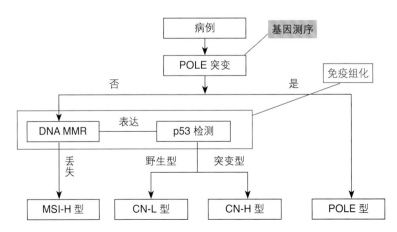

图 13-1　子宫内膜癌分子分型诊断流程

谱、拷贝数改变及微卫星不稳定性等综合数据将子宫内膜癌分为 4 类：POLE（DNA polymerase epsilon）超突变型、高度微卫星不稳定（microsatellite instability，MSI -H）型、低拷贝数型（CN-L）和高拷贝数型（CN-H）[1]。POLE 超突变型被认为是微卫星稳定型（microsatellite stability，MSS）。无论对全部子宫内膜癌患者还是 G3 子宫内膜癌患者的研究均显示，POLE 超突变型患者较非 POLE 超突变型患者无进展生存期（progress free survival，PFS）、疾病特异性生存期（disease-specific survival，DFS）更长，预后更好。因此，POLE 突变可作为一项提示子宫内膜癌良好预后的指标，对于有生育要求的年轻女性可采取保守治疗。基于细胞系的体外研究显示，POLE 超突变型子宫内膜癌对放疗和常见化疗药（如顺铂、紫杉醇、多柔比星、5- 氟尿嘧啶、甲氨蝶呤、依托泊苷）敏感性未见明显增加，但对核苷酸类似物阿糖胞苷和氟达拉滨敏感性增强。另外，POLE 基因突变可作为泛癌种标志物，预测免疫治疗的生存获益。POLE 超突变型、MSI-H 型子宫内膜癌的肿瘤突变负荷远超其他型，因此这两型子宫内膜癌患者最有望从程序性死亡受体 -1（PD-1）/程序性死亡配体 -1（PD-L1）治疗中获益。有关子宫内膜癌分子分型的小结如表 13-1 所示。

[1]

Lander ES, Park PJ. Integrated genomic characterization of endometrial carcinoma[J]. Nature, 2013, 497(7447): 67-73.

表 13-1　子宫内膜癌分子分型的临床意义

分子分型	临床意义
POLE 超突变型	有生育要求者可考虑保守治疗 淋巴结转移为 0，不需要切除淋巴结 术后可能不需要辅助治疗 免疫治疗 /PARPi 潜在使用对象
MSI-H 型	可从免疫治疗中获益
低拷贝数型（CN-L）/p53wt 型	有生育要求者可保守治疗 可能从靶向治疗中获益
高拷贝数型（CN-H）p53anb 型	推荐进行标准的手术分期 ± 辅助治疗 可能无法进行保守治疗

　　子宫内膜癌保留生育功能的标准治疗不是孕激素吗？您为何给她用 GnRH-a 和来曲唑？二甲双胍有何作用？

[2]

Zhou H, Cao D, Yang J, et al. Gonadotropin-releasing hormone agonist combined with a levonorgestrel-releasing intrauterine system or letrozole for fertility-preserving treatment of endometrial carcinoma and complex atypical hyperplasia in young women. Int J Gynecol Cancer, 2017, 27(6): 1178-1182.

　　高效孕激素固然是治疗子宫内膜癌的经典药物，但存在诸多禁忌证或问题，如重度肥胖、肝功能异常及高凝倾向等，都不适合用孕激素。近年来，我院妇科肿瘤中心的同事尝试了近 300 例非孕激素治疗[2]，主要是 GnRH-a 为主的联合治疗，可以跟 LNG-IUS 配伍，也可以与芳香化酶抑制剂联合，取得了不差于孕激素的高缓解率。如本例患者，虽非严重肥胖，但已经合并有肝功能和血脂异常以及高血压，服用高效孕激素后多半还会增重，和

[3]

Tas M, Kutuk MS, Serin IS, et al. Comparison of antiproliferative effects of metformine and progesterone on estrogen-induced endometrial hyperplasia in rats. Gynecol Endocrinol, 2013, 29(4): 311.

[4]

Meireles CG, Pereira SA, Valadares LP, et al. Effects of metformin on endometrial cancer: Systematic review and meta-analysis. Gynecol Oncol, 2017, 147(1): 167.

[5]

Yang BY, Gulinazi Y, Du Y, et al. Metformin plus megestrol acetate compared with megestrol acetate alone as fertility-sparing treatment in patients with atypical endometrial hyperplasia and well-differentiated endometrial cancer: A randomised controlled trial. BJOG, 2020, 127(7): 848.

[6]

转化内膜的作用不确定，现可做辅助治疗而非主要治疗。

（或）加重代谢紊乱，所以我愿意借鉴肿瘤中心的经验，给她用 GnRH-a+ 来曲唑的方案。另外，我认为比药物治疗方案更重要的是定期病理评估，只有病理结果才能指导我们下一步的治疗方案。

研究显示二甲双胍既有抗增殖作用[3]，又可降低胰岛素抵抗，而这可能在减弱超重或肥胖患者进展为子宫内膜癌的过程中发挥作用。一篇纳入观察性研究的 Meta 分析[4]表明，二甲双胍有助于改善孕激素逆转不典型子宫内膜增生的效果，降低增殖相关标志物水平，改善子宫内膜癌患者的总体生存。随后的一项随机试验[5]发现，在包括 123 例不典型子宫内膜增生患者的亚组中，醋酸甲地孕酮 + 二甲双胍治疗 16 周后组织学恢复正常的比例高于单纯二甲双胍治疗（40% vs 20%，OR 2.6，95%CI 1.1 ~ 6.2），但治疗后 32 周时两组间的应答率差异无统计学意义（73% vs 68%，OR 1.02，95%CI 0.70 ~ 1.49）。该研究还纳入了子宫内膜癌患者，但若分析时包含此类患者，则任意时间点的结局差异均无统计学意义。

尽管尚需更大型随机试验的进一步研究才能推荐对此类患者常规使用二甲双胍[6]，但出于临床经验，服用二甲双胍似乎有利于控制体重，所以对于肥胖的患者我也愿意使用。

◇ 复诊接续

2021 年 9 月 26 日宫腔镜评估术中见：宫腔内见多处灰白色糟脆样内膜，以两侧宫角、宫底前壁为重，且表面可见树枝状异生血管（图 13-2 ）。

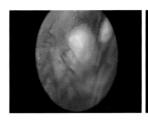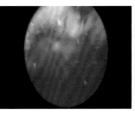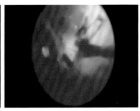

图 13-2　宫腔镜图片

术后病理：子宫内膜腺体退缩伴分泌及鳞化，部分腺体退缩不全，间质蜕膜样变伴泡沫细胞聚集，符合治疗后改变。免疫组化结果：MLH-1(+)，MSH-2(+)，MSH-6(+)，PMS-2(+)，ER(+)，PR(+)，Ki-67 增殖指数 3%，p53（散在 + ），PAX-2（局灶 + ）。

处理：继续使用 GnRH-a，同时口服来曲唑 3 个月。

（邓　姗）

病例14　全身凝血疾病相关异常子宫出血

◇初诊再现

史女士，21 岁，未婚，无性生活，以后有生育要求，于血液科会诊。

主诉：月经量增多 1 年余，阴道大量出血 10 余天。

现病史：月经规律，13 岁初潮，7/30 天，量多，无痛经。

近 1 年月经量逐渐增多，淋漓不净。10 天前行经，量多，最多时需每 2 小时更换夜用卫生间。在当地医院查全血细胞减少，PLT 降至 18×10^9/L，予以酚磺乙胺（止血敏）、氨甲苯酸（止血芳酸）及输注血小板悬液等治疗，均不能止血。转入我院血液科住院，已给予十一酸睾丸酮、环孢素及粒细胞集落刺激因子（G-CSF）等治疗，再次出现阴道大量出血，特请妇科会诊。

既往史：患者 10 年前因皮肤瘀斑诊断为再生障碍性贫血，予以药物治疗后 Hb 和 WBC 恢复正常，PLT 维持在（30~50）× 10^9/L，2 年前自行停药。

查体[1]：身高 161 cm，体重 46 kg，体温 36.8 ℃，血压 92/56 mmHg，呼吸 24 次/分，心率 122 次/分，SPO_2 97%。神志清，重度贫血貌，双下肢可见散在出血点，心、肺听诊未见异常，肝、脾肋缘下未及。

妇科检查：乳房发育 V 级，阴毛呈女性分布，外阴发育无异常，阴道口可见经血持续流出，肛查无异常。

辅助检查：

血常规[2]：WBC 1.3×10^9/L，Hb 43 g/L，PLT 9×10^9/L，网织红细胞（reticulocyte，Ret）7.13×10^9/L，中性粒细胞绝对计数（absolute neutrophil count，ANC）0.37×10^9/L。

骨髓活检：增生极度减低，造血细胞减少约 25%，非造血细胞比例 75%。

凝血象：APTT 38.5 s（正常 23.3~32.5 s），PT 14.8 s（正常 10.4~12.6 s），TT 16.2s（正常 14~21 s），FIB 1.26 g/L（正常 1.8~3.5 g/L）。

性激素（D5）：FSH 6.24 mIU/ml，LH 5.78 mIU/ml，E_2 32.1 pg/ml，P 1.23 ng/ml，T 0.35 ng/ml，PRL 12.08 ng/ml，AMH 3.21 ng/ml。甲状腺功能结果正常。

妇科超声：子宫大小 4.8 cm × 4.3 cm × 3.7 cm，子宫内膜厚 5 mm，双侧卵巢未见异常，盆腔少量积液。

[1]

出血是急诊的重要分诊要点之一，七大生命体征，虽不直接指向血液系统疾病，但需时时谨记并识别危重患者。七大生命体征的致命性指标如下：

（1）脉搏>130 次/分或<40 次/分。

（2）收缩压<90 mmHg。

（3）呼吸>30~40 次/分或<9 次/分。

（4）体温>41.5 ℃或<36 ℃。

（5）嗜睡、谵妄。

（6）尿量：<200 ml/8 h 或者<200 ml/24 h。

（7）血氧饱和度<90%。

[2]

1. 检验危急值报告界值：WBC <2×10^9/L，Hb<50 g/L，PLT <31×10^9/L。

2. 检验危急值在急危重病临床应用的专家共识组. 检验危急值在急危重病临床应用的专家共识（成人）[J]. 中华急诊医学杂志，2013，22(10)：1084-1089.

◇ 抽丝剥茧

本例特点：

1. 异常子宫出血——月经过多。
2. 再生障碍性贫血（AA）——重型（severe aplastic anemia, SAA- I 型）[3]。
3. 未婚，无性生活。
4. 基础性激素水平未见异常，盆腔超声未见异常。

◇ 按迹循踪

诊断：

1. 异常子宫出血——凝血功能障碍（AUB-C）。
2. 再生障碍性贫血。

处理：

1. 氨甲环酸（妥塞敏）1.0 g po tid。
2. 丙酸睾酮 50 mg im qd × 3 天。
3. 炔雌醇环丙孕酮（达英 -35）1 片 q6 h。
4. 后期根据血液科治疗预后，考虑是否放置曼月乐来长期管理。

◇ 醍醐灌顶

老师，此类患者往往月经过多，在基础疾病控制不平稳的情况下，尤其容易出现急性大出血。患者此次发病血小板极低，与其前期停药有关，真够得不偿失的。

她的情况是典型的全身凝血相关疾病所致异常子宫出血（AUB-C），10 年前就诊断再生障碍性贫血，药物治疗期间月经尚规律稳定，停药后血液指标恶化，凝血功能异常，必然导致月经过多等 AUB。有相关血液基础病诊断的出血患者容易诊断，倒是需要提醒你们一下，如果是以月经过多为主诉的首诊于妇科的女性患者，尤其是初潮起就月经量多的孩子，一定要想着筛查有无凝血功能异常，凝血指标如 PLT、PT、APTT、FIB 异常的疾病主要结果见表 14-1。有研究表明，大约 13% 的月经过多女性伴有凝血功能障碍。另外，还要学习识别有凝血异常的高危人群，通常从病史询问入手 [4]。

---

[3]

再生障碍性贫血(AA)分型诊断标准：
（1）重型再障（SAA-I）：又称急性再障（AAA）。发病急，贫血进行性加重，常伴严重感染和（或）出血，血象具备下述三项中的两项：网织红细胞绝对值 $<15 \times 10^9$/L，中性粒细胞 $<0.5 \times 10^9$/L，血小板 $<20 \times 10^9$/L。骨髓增生广泛重度减低。如 SAA-I 的中性粒细胞 $<0.2 \times 10^9$/L，则为极重型再障（VSAA）。
（2）非重型再障（NSAA）：又称慢性再障（CAA），指达不到 SAA-I 型诊断标准的 AA。如 NSAA 病情恶化，临床、血象及骨髓象达 SAA- I 型诊断标准，称 SAA- II 型。

[4]

以下三项任何一项阳性的患者提示可能存在凝血异常：
（1）初潮起月经过多。
（2）具备下述病史中的一条：产后出血、手术出血、补牙出血。
（3）下述症状具备两条及以上：淤青、鼻出血、牙龈出血、有出血症状的家族史。

表 14-1 典型出血疾病止血功能的预期实验结果

疾病	PLT	PT	APTT	TT	FIB
血管病变、结缔组织疾病或影响皮肤的胶原疾病	正常	正常	正常	正常	正常或升高
血小板减少症	降低	正常	正常	正常	正常
血小板功能异常	正常或降低	正常	正常	正常	正常
A 型血友病	正常	正常	延长	正常	正常
血管性血友病	正常	正常	延长	正常	正常
弥散性血管内凝血	降低	延长	延长	延长	降低

注：PLT，血小板计数；PT，凝血酶原时间；APTT，活化的部分凝血活酶时间；TT，凝血酶时间；FIB，纤维蛋白原。

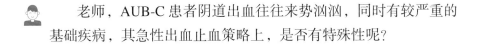 老师，AUB-C 患者阴道出血往往来势汹汹，同时有较严重的基础疾病，其急性出血止血策略上，是否有特殊性呢？

针对 AUB-C 患者的治疗，应与血液科和其他相关科室共同协商。以血液科治疗为主，妇科协助控制 AUB。一线治疗方案为药物治疗，手术治疗仅在药物治疗无效后考虑，并且应根据患者是否要保留生育功能进行个体化选择[5]。实际上，对 AUB-C 的处理可以借鉴青春期 AUB + HMB 的药物治疗流程，详见图 14-1，根据 AUB 患者的失血状态或贫血程度进行分类处理。该患者为急性出血，重度贫血。如无禁忌，首先考虑 COC。从现有的文献看，COC 用于 AUB-C 的止血效果显著。

[5]
中华医学会妇产科学分会妇科内分泌学组 . 异常子宫出血诊断与治疗指南 [J]. 中华妇产科杂志 , 2014, 49(11): 801-806.

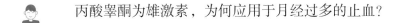 丙酸睾酮为雄激素，为何应用于月经过多的止血？

雄激素有拮抗雌激素作用，能增强子宫平滑肌及子宫血管的张力，减轻盆腔充血而减少出血量。但雄激素不能改变子宫内膜脱落，也不能使内膜立即修复，大出血时单独应用效果不佳，需联合其他药物治疗。而且对于年轻女性患者而言，每周期不超过 300 mg，可酌情使用 3～5 天。

通常在血液病合并阴道急性大出血时，许多患者乃至医生都非常紧张，如果激素类药物应用 1～2 天出血没有完全停止就认为药物治疗无效，那么该如何客观地评价药物治疗无效？

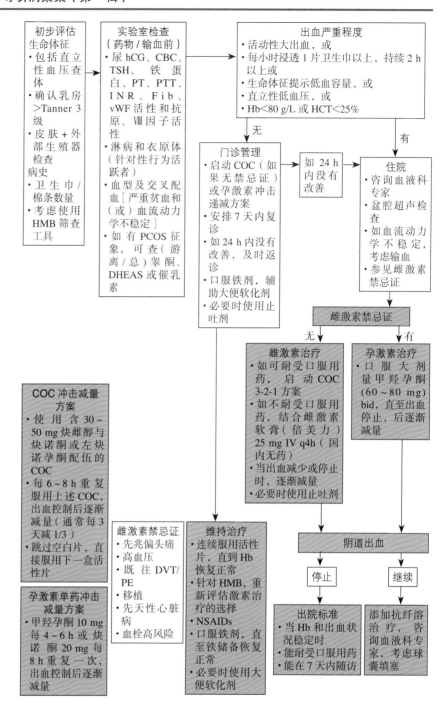

图 14-1 青春期 AUB+HMB 的处理流程[6]

缩写：bid，每日 2 次[7]；CBC，全血细胞计数；COC，短效避孕药；DHEAS，硫酸脱氢表雄酮；DVT，深静脉血栓形成；EE，炔雌醇；hCG，人绒毛膜促性腺激素；HCT，红细胞压积；Hb，血红蛋白；HMB，月经过多；INR，国际标准化比率；IV，静脉注射；NSAIDs，非甾体抗炎药；PCOS，多囊卵巢综合征；PE，肺栓塞；PT，凝血酶原时间；PTT，部分凝血酶时间；vWF，血管性血友病因子

[6]
Adeyemi-Fowode O, Simms-Cendan J. Screening and management of bleeding disorders in adolescents with heavy menstrual bleeding: ACOG committee opinion, Number 785. Obstet Gynecol, 2019, 134(3): e71-e83.

[7]
国内推荐 MPA 每天不超过 80 mg，国外的这张表是 80 mg bid。

在对症支持治疗的同时，给予激素类药物后观察出血量，有效者出血量会逐渐减少，2～3 天后明显减少，1 周内完全停止，之后进入维持阶段。在评价药物治疗失败时，需注意是否充分用药，并且应给予一定的治疗时间。若已充分用药，且一种方案持续 7 天以上仍未得到改善，或在足量用药（COC 每日用量大于 3 片）过程中仍反复凶险阴道出血，方判定药物治疗失败[8]。此外，与用药方法有关，在使用孕激素撤退治疗期间血是止不住的，需要停药出血才能止血，而大剂量 COC 和高效合成孕激素止血需要 1～3 天血止或明显减少。

[8]
杨欣.异常子宫出血诊治精粹 [M].北京：北京大学医学出版社，2020.

👤　老师，此类患者急性出血止血后，需要长期的月经管理，用于长期调控的药物有氨甲环酸、口服避孕药、口服孕激素及 LNG-IUS，针对此患者，您为何推荐 LNG-IUS？

🎓　在长期维持治疗中，对于原发病难以控制或者依从性差的患者，激素管理月经的失败率明显升高，长期密切随访很关键，原发病情会随时变化。现有研究表明，LNG-IUS 可有效地减少 AUB-C 患者的月经量，是控制 AUB-C 的首要选择[9]，对有凝血障碍的月经过多患者应用 LNG-IUS 时，其疗效较传统口服药物的治疗效果好，治疗中断可能性低，治疗失败率低。合并血液病患者多年龄偏小，依从性差，易漏服药物，导致反复阴道不规则出血，可以尝试 LNG-IUS 控制月经，患者全身不良反应小，依从性高。

[9]
郎景和，冷金花，邓姗，等.左炔诺孕酮宫内缓释系统临床应用的中国专家共识 [J].中华妇产科杂志，2019，54(12): 815-825.

（卫　莹）

病例15　尿毒症伴发的月经过多

◇ 初诊再现

韩女士，39 岁，已婚，G2P1，顺产，无生育要求。

主诉：月经量多 3 年，曼月乐脱落 4 个月。

现病史：月经规律，7/30 天，量中，无痛经。近 3 年月经量渐增多，量多时需使用成人纸尿裤，感头晕眼花，周期尚正常。1 年前就诊我院，予以诊刮＋曼月乐置入。病理示增殖期子宫内膜，后月经量明显减少，4 个月前自觉月经量再次增多，复查超声提示环已自行脱落。

既往史：慢性肾病终末期（尿毒症）病史 5 年，现长期血液透析（每周 3 次，低分子肝素），EPO 治疗 1 次 / 周。

查体：身高 165 cm，体重 62 kg，重度贫血貌，心、肺听诊未见异常，肝、脾肋缘下未及。

妇科检查：乳房、乳头发育 V 级，阴毛呈女性分布，外阴发育无异常，阴道畅，宫颈光，宫体中位，正常大，无压痛，附件区无异常，三合诊无异常。

辅助检查：

血常规：WBC 4.3×10^9/L，RBC 2.59×10^9/L，Hb 73 g/L，PLT 121×10^9/L。

肾功能（血液透析前）：Cr（E）969 µmol/L（正常 45 ~ 84 µmol/L），尿素 13.47 mmol/L（正常 2.78 ~ 7.14 µmol/L），电解质及凝血象大致正常。

性激素检查 (D2)：FSH 8.24 mIU/ml，LH 5.68 mIU/ml，E_2 29 pg/ml，P 1.09 ng/ml，T 0.58 ng/ml，PRL 10.02 ng/ml。

妇科超声：子宫大小 5.1 cm × 4.6 cm × 3.7 cm，子宫内膜厚 6 mm，双侧卵巢未见异常。

✧ **抽丝剥茧**

本例特点：

1. 异常子宫出血——月经过多。
2. 慢性肾病终末期（尿毒症）长期血液透析。
3. 曼月乐置入后脱落。
4. 已婚已生育，现无生育功能要求。
5. 基础性激素水平未见异常，盆腔超声未见异常。

✧ **按迹循踪**

诊断：

1. 月经过多（HMB）。
2. 曼月乐脱落。
3. 肾病终末期（慢性肾病 5 期）。

处理： 宫腔镜子宫内膜去除术 + 曼月乐置入术。

✧ **醍醐灌顶**

 老师，此患者的继发性月经过多与她的肾衰竭有关系吗？

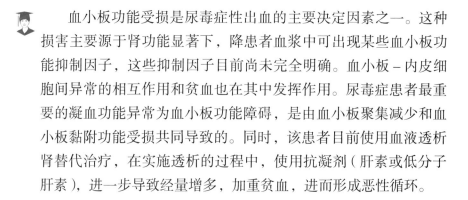 血小板功能受损是尿毒症性出血的主要决定因素之一。这种损害主要源于肾功能显著下，降患者血浆中可出现某些血小板功能抑制因子，这些抑制因子目前尚未完全明确。血小板 – 内皮细胞间异常的相互作用和贫血也在其中发挥作用。尿毒症患者最重要的凝血功能异常为血小板功能障碍，是由血小板聚集减少和血小板黏附功能受损共同导致的。同时，该患者目前使用血液透析肾替代治疗，在实施透析的过程中，使用抗凝剂（肝素或低分子肝素），进一步导致经量增多，加重贫血，进而形成恶性循环。

慢性肾病的育龄期女性，尤其是终末期，往往主诉月经过多，这类患者除了曼月乐，还有其他的药物选择吗？

对于血栓性疾病、肾透析或放置支架术后需终生使用抗凝药物（华法林）的患者，氨甲环酸和口服避孕药都属于禁忌[1]。急性出血时止血可采用 GnRH-a 治疗，血止后，长期管理首选局部作用于子宫内膜的曼月乐或皮下埋置依伴侬®（依托孕烯植入剂）。此次曼月乐脱落的原因尚不清楚，月经量一大就把环冲脱出来了。不过此种情况何时发生也很难预测，尤其是她这种已经过了 3 ~ 6 个月观察期的患者。患者有意愿重新放环，为了降低再次脱落的风险，我建议她做子宫内膜去除术（endometrial ablation，EA）后再同时放曼月乐。

[1]
世界卫生组织生殖健康与研究所 . 避孕方法选用的医学标准 . 3 版 [M]. 国家人口计生委科学技术研究所译 . 北京 : 中国人口出版社 , 2006.

EA 本身就可以诱导闭经，可以单纯手术不放曼月乐了吗？

EA 是利用宫腔镜下电切割或激光切除子宫内膜，或采用滚球电凝或热灼等方法，直接破坏或切除子宫内膜全层及其下方的浅肌层组织，防止子宫内膜再生，达到月经量减少甚至闭经的效果。首先，闭经率并非 100%[2]，6 ~ 60 个月闭经率为 30% ~ 75%，其中 12 个月的闭经率为 43% ~ 56%。另外，EA 针对 AUB-C 失败率为 5%，部分患者可发生子宫内膜再生，导致术后症状复发。此患者较年轻，且有严重的肾疾病，日后需要尽量延长疗效而避免反复手术，所以同时置入曼月乐更保靠，在机制上各自发挥作用，效果上彼此加持，我认为是更好的方案。

[2]
Lethaby A, Penninx J, Hickey M, et al. Endometrial resection and ablation techniques for heavy menstrual bleeding[J]. Cochrane Database Syst Rev, 2013, 30: CD001501.

（卫 莹）

病例16　排卵障碍相关异常子宫出血

◇ 病历重现

郑女士，24 岁，G0P0。

主诉：初潮起月经紊乱 12 年，不规则少量出血 1 个月余。

现病史：LMP 2019 年 7 月 5 日，34 天。PMP 2019 年 6 月 20 日，11 天。

近半年经期延长，持续 30 余天，量少，间隔 3 ~ 4 天再次阴道出血。

妇科超声：子宫内膜 0.6 cm，左侧卵巢 PCOM[1]。

查体：身高 158 cm，体重 45 kg，BMI 18.02 kg/m^2，痤疮、多毛不明显。

辅助检查：

2019 年 7 月 6 日性激素检查 (D2)：FSH 8.7 mIU/ml，LH 26.5 mIU/ml，E$_2$ 66.3 pg/ml，P 0.4 ng/ml，T 0.8 ng/ml，PRL 14.6 ng/ml。

[1]
本病例 AUB 症状特点：
（1）频率：15 ~ 30 天。
（2）经期长度：10 天（延长）。
（3）周期规律性：不规则。
（4）经量：量中。

◇ 抽丝剥茧

本例特点：

1. 初潮后 12 年，月经一直不规律，此次间断少量出血，时间长。

2. 性激素六项特点：雌、孕激素为早卵泡期水平，LH 明显升高，雄激素略高。

3. 左侧卵巢有多囊改变。

◇ 按迹循踪

诊断：

1. AUB-O[2]。

2. PCOS。

处理：

1. 达芙通 10 mg bid 10 天 [3]。

2. COC（首选优思悦，从下次月经第 3 天开始口服，每日睡前 1 片）。

◇ 醍醐灌顶

 孕激素撤退法的原理和剂量依据

● 原理：在一定雌激素作用的基础上，足量的孕激素使增殖期子宫内膜转化为分泌期子宫内膜，在停药后出现类似月经来潮的出血，称孕激素撤退性出血。适用于单一雌激素作用下非大量突破性出血，且不合并明显贫血的患者。

● 剂量效应比较见表 16-1。

表 16-1　不同孕激素的剂量效应比较

商品名	通用名	抑制排卵（ mg/d ）	内膜转化（ mg/c ）	内膜转化（ mg/d ）
益玛欣 琪宁	天然黄体酮 （微粒化）	300	4200	200 ~ 300
达芙通	地屈孕酮	>30	140	10 ~ 20

按上述剂量来算，黄体酮滴丸如果每天 300 mg，要想达到充分转化子宫内膜的效应，也需要 14 天的疗程，可为什么临床上以 200 mg/d 的用量居多，而且 7 ~ 10 天的疗程也能诱导撤退性出血？

 我院医生曾就黄体酮撤退性出血的药物剂量进行过临床研究，将停经超过 2 个月、血清孕酮低于 9.51 nmol/L、子宫内膜厚度大于 5 mm 的患者分为 100 mg/d、200 mg/d、300 mg/d 以及 400 mg/d 四组，均服药 10 天，结果撤退性出血的概率分别为

---

[2]

排卵障碍的常见病因

（1）雄激素过多性不排卵

➤ PCOS

➤ CAH

➤ 分泌雄激素的肿瘤

（2）高催乳素血症

（3）下丘脑功能障碍（神经性厌食）

（4）原发性垂体疾病

（5）原发性卵巢功能不足和卵巢早衰

（6）甲状腺疾病

（7）药物性

[3]

孕激素撤退法

传统用法：黄体酮 20 mg im qd × 3 天

口服用药：黄体酮胶丸 200 mg qd × 10 天

地屈孕酮 20 mg qd × 10 天

87.8%、92.7%、95.1% 和 100%，出血时间均值均在 5 天左右，用药前后的子宫内膜厚度仅在 200 mg/d 组有统计学差异，而药物不良反应在 400 mg/d 组明显增多 [4]。可见在没有达到充分周期转化剂量的情况下，也足以诱导临床上的撤退性出血，其跟上述表格中来源于组织学研究的数据并不一致。通常这种差距可能并不具有临床意义，但作为转化内膜甚至逆转增生的子宫内膜而言，还是应该尽可能足量、足疗程。

黄体酮造成的前庭眩晕及胃肠道反应相对常见，从这一点上来看，使用地屈孕酮通常更友好，其生物利用度较高，周期的转化剂量仅为 140 mg，每日 20 mg 的常规剂量几乎没有明显的不良反应，使用 7 天即可达到理论剂量。对于大多数临时用药的患者，医生会告知她们服药 10 天，正好是一盒药，通常是从方便的角度考虑的。两种孕激素在临床上存在的剂量不足和剂量偏大的现象看似有趣，实际上跟它们的药理基础和不良反应都密切相关。

为什么首选优思悦呢？你对其药物特性了解多少？

优思悦是目前最新型的短效口服避孕药，其有效孕激素是屈螺酮，具有降雄激素作用，且水、钠潴留等盐皮质激素不良反应更轻微，炔雌醇的剂量减少到 20 μg/d。与更高雌激素（35～50 μg 雌激素）相比，含 20 μg 雌激素的 COC 发生 VTE 风险和水、钠潴留相关不良反应的概率更低，且不影响血压、血脂代谢，不引起有临床意义的血糖变化。此外，含屈螺酮的 COC 也可显著改善痤疮等高雄激素症状。有研究显示其治疗效果与含环丙孕酮（CPA）的 COC（达英 -35）无明显差异。低雌激素剂量 COC 是 2018 PCOS 国际新指南推荐的治疗高雄激素和月经不规律的一线药物治疗方案。

确实如此，但低剂量的雌激素也使突破性出血的不良反应较既往药物相比更多见了，不过随着服用时间的延长，会逐渐缓解。所以对于初次尝试使用优思悦的患者，一定要提前告知服药期间不规则点滴出血的问题，鼓励她们坚持用药，通常在第 2～3 个周期内就会恢复正常，而服药后的"月经"出血，通常比不用药时要少，不用担心。

（邓　姗）

[4]
郑婷萍, 孙爱军, 王亚平, 等. 不同剂量孕激素治疗无排卵型月经失调的疗效比较 [J]. 实用妇产科杂志, 2011, 27(12): 918-924.

病例17　抗凝剂相关异常子宫出血

◇ 初诊再现

孙女士，39岁，未婚，G0，近期无生育要求。

主诉： 月经紊乱10年，带曼月乐2次总计9年，发现环下移4个月。

现病史： 11岁初潮，既往月经规律，5～7/30天，量中，痛经（－）。2001年因系统性红斑狼疮、下肢静脉血栓及肺栓塞开始长期口服华法林抗凝治疗（详见既往史）。2010年出现月经紊乱，周期15～45天，出血量时多时少，淋漓不尽，最长持续约30天[1]，曾有贫血，血红蛋白最低82 g/L。2012年3月因异常子宫出血于我院行宫腔镜检查＋诊刮，病理提示增殖期子宫内膜。2012年6月放置曼月乐，上环后阴道点滴出血持续约半年，此后闭经。2017年体检发现子宫肌瘤，单发，直径约1.5 cm，环位置正常，无不适。2019年1月更换曼月乐，诊刮病理提示破碎子宫内膜，换环后仍闭经。2019年1月9日性激素检查：FSH 8.80 IU/L，LH 7.40 IU/L，E_2 180.0 pg/ml，P 12.92 ng/ml，T 0.15 ng/ml，PRL 18.90 ng/ml[2]。2021年6月因阴道少量出血于外院行超声检查，提示子宫内膜厚0.4 cm，节育器下移至宫颈管内，子宫前壁外凸瘤结节，直径约5 cm，阴道出血持续约10天自行停止。

既往史： ① 2001年诊断为系统性红斑狼疮，初诊住院期间出现右下肢深静脉血栓和肺栓塞，予下腔静脉置入滤网、溶栓及抗凝等相关治疗。出院后长期口服华法林3～4 mg qd抗凝治疗，定期监测INR波动于2～3。对系统性红斑狼疮，目前口服纷乐2片qd，泼尼松2.5 mg qd，近期风湿免疫科随诊，病情平稳。②患高血压9年，口服厄贝沙坦氢氯噻嗪1片 qd，血压控制平稳。③患高脂血症2年，口服立普妥20 mg qd。无其他特殊病史，否认药敏史。

查体： 身高168 cm，体重72 kg，BMI 26.4 kg/m^2，面部无痤疮，乳周无长毛，无泌乳，脐下无长毛。

妇科查体： 外阴（－），阴道（－），宫颈光滑，子宫前位，前壁外凸瘤结节，直径约5 cm，质硬、界清，活动可，无压痛，双侧附件（－）。

◇ 抽丝剥茧

本例特点：

1. 既往月经规律，因血栓性疾病口服抗凝药后月经紊乱伴贫血。

---

[1]

本病例AUB症状特点：
（1）频率：15～45天。
（2）经期：5～30+天。
（3）规律性：不规则。
（4）经量：时多时少。

[2]

性激素特点：雌、孕激素水平高，其余指标大致正常，提示有排卵。

2. 宫腔镜诊刮病理无异常，上曼月乐后起初点滴出血半年，此后闭经，性激素检查提示有排卵。

3. 近期再次出血，超声提示子宫内膜薄，环下移。

◇ 按迹循踪

诊断：

1. 医源性异常子宫出血（AUB-I）。

2. 宫内节育器下移（曼月乐）。

3. 子宫肌瘤。

4. 系统性红斑狼疮。

5. 原发性高血压。

6. 高脂血症。

7. 肺栓塞史。

8. 下肢深静脉血栓史。

处理：

1. 通过 MRI 评估子宫肌瘤的位置，判断是否影响曼月乐放置，有无剔除的必要性。

2. 酌情取环并更换新环。

◇ 醍醐灌顶

老师，该患者起初是由于口服抗凝药后出现的异常子宫出血，其本身并无血液系统相关疾病，此类 AUB 是属于 AUB-I 还是 AUB-C？此次曼月乐下移伴发 AUB，是否归类于 AUB-I 更合适？

医源性异常子宫出血（AUB-I）是指临床上应用性激素或性激素有关的治疗（如选择性雌孕激素受体调节剂等）、放置宫内节育器等所有医源性过程相关的 AUB。这些因素可对子宫内膜产生直接作用或对排卵产生影响。全身凝血相关疾病性异常子宫出血（AUB-C）是指再生障碍性贫血、各类型白血病、各种凝血因子异常、各种原因造成的血小板减少等全身性凝血机制异常。在最初的分类中，与抗凝剂使用相关的 AUB 被归类为凝血病（AUB-C），而在修订的 2018 版 PALM-COIEN 中被认为是医源性的，归类于 AUB-I[3]。该患者因下肢深静脉血栓及肺栓塞后长期口服华法林，出现月经紊乱并继发贫血，是因凝血机制异常引起的，但归根到底是口服抗凝药物引起，而近期带曼月乐后出现的少量出血，考虑与节育器下移有关。

老师，该患者存在口服 COC 的禁忌证[4]，原本曼月乐的效果很好，此次环下移导致再次出血，除了曼月乐还有其他方案可选择吗？

[3]

Munro MG, Critchley HOD, Fraser IS. The two FIGO systems for normal and abnormal uterine bleeding symptoms and classification of causes of abnormal uterine bleeding in the reproduction years: 2018 revisions. Int J Gynaecol Obstet, 2018 143(3): 393-408.

[4]
（1）出现静脉或动脉血栓形成 / 血栓栓塞（如深静脉血栓形成、肺栓塞及心肌梗死）或脑血管意外，或有上述病史。
（2）存在血栓形成的前驱症状或有相关病史（如短暂脑缺血发作或心绞痛）。
（3）偏头痛病史伴有局灶性神经症状。
（4）累及血管的糖尿病。
（5）存在静脉或动脉血栓形成的重度或多重危险因素也为禁忌证。
（6）胰腺炎或其病史，并伴有重度高甘油三酯血症。
（7）存在或曾有严重的肝疾病史，只要肝功能指标没有恢复正常。
（8）重度肾功能不全或急性肾衰竭。
（9）肾上腺功能不全。
（10）存在或曾有肝肿瘤（良性或恶性）史。
（11）已知或怀疑存在受性甾体激素影响的恶性肿瘤（如生殖器官或乳腺肿瘤）。
（12）原因不明的阴道出血。
（13）已知或怀疑妊娠。

就原发病及血栓风险而言，GnRH-a 的安全性最高，但长期使用造成的低雌激素症状会严重影响年轻患者的生活质量，同时经济费用较高，并不适合，而该患者未婚未孕，行子宫内膜去除术或子宫切除术显然也不行，曼月乐仍是最佳选择。放置曼月乐后 9 年出现环位置下移，高度怀疑与合并的子宫肌瘤相关，但超声提示肌瘤外凸，似乎对宫腔影响不大，所以我想还是 MRI 评估一下更准确。

老师，此患者的肌瘤生长会不会跟曼月乐有关？肌瘤不是也对孕激素敏感吗？

子宫肌瘤的确切病因尚未明了，有人认为是性激素依赖性肿瘤，因多见于育龄期女性、孕期或激素替代治疗有增大倾向、GnRH-a 治疗能使肌瘤缩小等，均提示激素有明显的作用，而似乎雌激素嫌疑最大，但其实上述情境，无论是生理性的，还是药理性的，基本上都是雌、孕激素混杂的状况，很难分清到底是雌激素还是孕激素或是两者混合的效应。其实，不能否认孕激素对肌瘤的影响[5]，但针对曼月乐已应用 20 年以上，有大量临床使用经验，并未发现有促肌瘤增大的显著不良效应。2019 年左炔诺孕酮宫内缓释系统临床应用中国专家共识[6] 指出，曼月乐可以治疗子宫肌瘤相关的月经过多，但对缩小子宫肌瘤体积的作用不明显。子宫肌瘤导致宫腔变形是曼月乐的相对禁忌，可增加环脱落率，建议宫腔镜下行黏膜下肌瘤切除术后再放置曼月乐。该患者尚无明确证据证实曼月乐引起子宫肌瘤增大，针对其下一步的处理，建议完善 MRI 检查，明确子宫肌瘤是否影响曼月乐的放置，酌情考虑是否剔除肌瘤及更换曼月乐吧。

（赵　鑫）

[5]
Kim JJ, Kurita T, Bulun SE. Progesterone action in endometrial cancer, endometriosis, uterine fibroids, and breast cancer[J]. Endocr Rev, 2013, 34(1): 130-162.

[6]
郎景和，冷金花，邓姗，等．左炔诺孕酮宫内缓释系统临床应用的中国专家共识 [J]. 中华妇产科杂志，2019, 54(12): 815-825.

病例18　曼月乐相关异常子宫出血

◇初诊再现

患者李女士，40 岁，G1P1，无生育要求，LMP 2021 年 10 月 10 日，11 天。

主诉：经量增多 11 年，上曼月乐后淋漓出血 1 年半。

现病史：平素月经规律，7/30 天，量中，痛经（＋），VAS 3 分。

11 年前患者无明显诱因出现经量增多，有血块，似平素经量 1.5 倍，伴经期延长，由原来的 7 天延长至 10～12 天，周期无明显变化[1]，间断口服黄体酮胶囊、地屈孕酮月经后半周期治疗。用药期间规律行经，经量正常，停药后反复。2016 年、2019 年

[1]
本病例 AUB 症状特点：
（1）频率：30 天。
（2）经期长度：10～20 天。
（3）周期规律性：规则。
（4）经量：偏少。

均因子宫内膜增厚、经期长行宫腔镜检查 + 诊刮。病理提示子宫内膜息肉样增生，此后间断口服优思明治疗。用药期间规律行经，停药后反复。2020 年 5 月因拒绝继续长期药物治疗放置曼月乐。上环后经量减少，但每次经期淋漓不尽，持续约 20 天，周期无变化。

既往史：既往体健，否认其他疾病史，否认药敏史。

查体：身高 156 cm，体重 52 kg，BMI 21.36 kg/m²，面部无痤疮，乳周无长毛，无泌乳，脐下无长毛。

妇科查体：阴道内少许咖啡色分泌物，宫颈光滑，子宫略饱满，余无特殊。

辅助检查：2021 年 5 月：TCT、HPV 阴性。

2021 年 10 月 21 日：CA125 9.8 U/ml，CA199 7.9 U/ml，Hb 128 g/L。

2021 年 10 月 25 日盆腔 MRI：子宫增大，子宫结合带增厚（较厚处 19 mm），与肌层分界不清，子宫内膜无明显增厚，提示子宫腺肌病可能，宫内节育器。

◇ **抽丝剥茧**

本例特点：

1. 40 岁，经量增多伴经期延长，口服孕激素、COC 可规律行经。

2. 2 次宫腔镜诊刮病理无异常，上曼月乐后月经淋漓不尽 1.5 年。

3. 轻微痛经，查体子宫略饱满，MRI 提示子宫腺肌病可能。

◇ **按迹循踪**

诊断：

1. AUB-I[2]。

2. 宫内节育器（曼月乐）。

3. 子宫腺肌病。

处理：患者无生育要求，建议行子宫内膜去除 + 曼月乐置换。

[2]
医源性异常子宫出血（AUB-I）是指临床上应用性激素或性激素有关的治疗（如选择性雌、孕激素受体调节剂等）、放置宫内节育器等因素而引起的 AUB。

◇ **醍醐灌顶**

老师，临床上一般放置曼月乐后阴道淋漓出血大约持续半年，之后变为周期规律的短期出血，持续 2 ~ 3 天，部分患者也可以发展为闭经，这个患者出血为什么持续这么久？

曼月乐所含药物成分为高效孕激素左炔诺孕酮，长期作用于子宫内膜，使腺体萎缩、间质蜕膜化、子宫内膜变薄。由于相对缺乏的雌激素不能维持子宫内膜的完整性，从而发生了孕激素突破性出血，此时相对来说是雌激素少、孕激素多。此外，还可能与局部前列腺素生成过多或纤溶亢进有关。使用曼月乐前应充分告知患者可能出现的出血模式的改变以及后续随诊的必要性，从而提高患者的满意度及续用率。该患者出血持续时间长，考虑与其同时合并有子宫腺肌病有关。子宫腺肌病和子宫内膜异位症的患者一般上曼月乐后不规则出血的不良反应更为常见，持续时间更长。

老师，临床上会遇到一些患者上曼月乐后一段时间出现闭经，闭经的同时会抑制排卵吗？

的确，部分患者上曼月乐后 1 年左右会出现闭经，我们称为"药物性月经暂停"，是因为宫腔局部高浓度的孕激素对子宫内膜产生强的抑制作用，无法出现周期性子宫内膜脱落，是否闭经多与患者的基础月经情况有关，平素经量不多的女性更容易闭经，而原本月经量大的患者可能还能保留一定的月经现象，但经量是显著减少的。子宫内膜虽然受到强烈的抑制，但药物入血的浓度通常不影响卵巢功能。有研究显示，上曼月乐 1 年后 85% 的使用者卵泡仍然会募集、生长、排卵[3]，同时也会出现排卵期阴道分泌物的变化，所以不等同于绝经，无须特殊治疗，取环后即可恢复生育能力。

[3]
郎景和，冷金花，邓姗，等. 左炔诺孕酮宫内缓释系统临床应用的中国专家共识 [J]. 中华妇产科杂志，2019，54(12): 815-825.

◇复诊接续

患者于 2021 年 11 月 1 日行宫腔镜下子宫内膜电切术 + 曼月乐置换术。术中见宫腔深约 9 cm，宫腔形态规则，未见占位，双侧输卵管开口可见，宫内节育器位置正常，子宫内膜呈灰白色，中等厚度，可见散在增生小血管出血（图 18-1）。术后病理：增殖期子宫内膜，大部分腺体退缩呈小管状，间质蜕膜样变，符合激

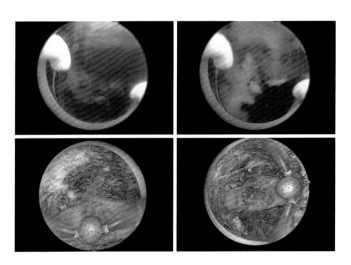

图 18-1 宫腔镜所见

素治疗后改变，CD138（－）。患者术后阴道出血持续 3 天血止，近期随诊无不适。

> 🎓　子宫腺肌病是由子宫内膜腺体及间质侵入子宫肌层引起的，病灶周围常伴肌纤维组织与结缔组织反复增生，形成弥漫性或局灶性病变。子宫内膜电切术能够直接、最大限度地切除子宫内膜，特别是交界区内腺体、间质、增生纤维结缔组织及部分凸向宫腔的腺肌病结节，从而减少子宫内膜交界区血管密度，减少裸露血管，术中同时放置曼月乐，使高效孕激素对于未发现或未能完全切除的腺体及间质发挥抑制子宫内膜增生、腺体萎缩的作用，从而达到事半功倍的效果 [4]。

[4]
1. 吴艳萍，农海珍，黄芝芳. LNG-IUS 辅助子宫内膜去除术治疗功能失调性子宫出血疗效探讨 [J]. 中国妇幼保健，2015, 30: 2686-2688.
2. 陈富强，张爱凤，王小波. 子宫内膜电切术联合左炔诺孕酮宫内节育系统治疗子宫腺肌病的前瞻性研究. 上海交通大学学报(医学版)，2017, 37(5): 641-645.

（赵　鑫）

病例19　子宫动静脉瘘

◇ 初诊再现

陈女士，28 岁，G1P0，LMP 2021 年 1 月 24 日。

主诉：月经淋漓不尽 1 周余，阴道出血增多 1 天。

现病史：平素月经周期 5/40 天，量中，痛经（＋），VAS 5 分。于 2020 年 11 月 4 日孕 13 周因 NT 异常于外院行药物流产，未行清宫。2020 年 12 月 25 日超声见宫腔内均质回声，子宫内膜厚约 0.6 cm，局部宫腔与后壁分界不清，后壁及宫底肌层内可见广泛扩张血管，呈丰富血流信号，可探及动脉瘘样血流频谱。2020 年 12 月 29 日盆腔 MRI：宫腔近右侧宫角异常信号灶，内见多发迂曲血管流空影，DWI 呈相对低信号，病变向子宫肌壁内延伸，局部结合带呈外压性表现，部分中断，增强扫描可见不均匀强化，需鉴别残留胎盘植入或其他（只见纸质报告）。复查 β-hCG 下降满意（1 月 2 日 β-hCG 2 IU/L）。2021 年 1 月 24 日月经来潮，经量正常，2021 年 1 月 27 日开始出血量增多，为经量的 2 倍，血块较多，Hb 144 g/L。予静脉止血对症治疗，返家后反复出现阴道出血。2021 年 1 月 31 日晚上出血量持续增多，在外院急诊行清宫术，清出较多血块，当时查 Hb 119g/L（01:28 am），予止血对症治疗。留观期间患者再次出现阴道大量出血，复查 Hb 97g/L（06:30 am），急诊转我院。

查体：身高 158 cm，体重 45 kg，BMI 18.02 kg/m^2，P 102 次 / 分，BP 120/72 mmHg。

妇科检查：阴道见中量血，来自宫腔。宫颈光滑。

辅助检查：

2021 年 1 月 30 日子宫及双侧附件超声检查（经腹）：子宫大

小未见异常，子宫内膜显示不清，宫腔下段内膜可显示部分厚约0.5 cm，子宫右侧宫角处见中低回声区，范围约 2.8 cm×2.8 cm×2.3 cm，形态欠规则，边界欠清。CDFI：内见丰富血流信号，可探及动静脉血流频谱，动脉频谱 RI 0.37，左侧附件区见无回声，4.2 cm×3.1 cm，边界清，透声可。CDFI：未见明确血流信号，右侧附件区未见明确囊实性包块。

2021 年 2 月 1 日血常规：PLT 198×10^9/L，Hb 107 g/L，WBC 7.6×10^9/L，β-hCG 低于 1 IU/L。

◇ 抽丝剥茧

本例特点：

1. 药物流产后 2 个月余，多次超声提示宫腔低回声占位，大小 2～3 cm，血流丰富，并探及动静脉血流频谱，β-hCG阴性。

2. 反复大量出血，Hb 短时间进行性下降，由 144 g/L 降至97 g/L，血小板及凝血时间正常。

◇ 按迹循踪

诊断： 子宫动静脉瘘。

处理：

1. 收入院并联系介入科急诊行子宫动脉栓塞术。

2. 术后 24 h 后行宫腔镜检查＋宫腔病灶切除术，明确宫腔病理性质。

◇ 醍醐灌顶

子宫动静脉瘘（uterine arteriovenous fistula，UAVF）即子宫动脉分支与静脉丛之间形成的异常交通（图 19-1）。从病因上来看，

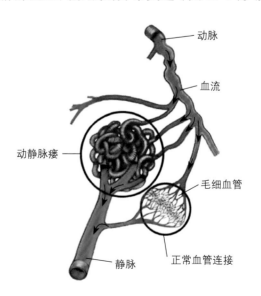

图 19-1 子宫动静脉瘘

先天性 UAVF 是原始血管结构分化异常形成，较为罕见；临床上见到的多为获得性，如子宫创伤、肿瘤侵蚀血管或感染所致，高发于育龄女性，该患者继发于药物流产后。

　　患者发病前有药物流产史，超声提示有宫腔占位，我会先考虑为胚物残留，动静脉瘘理论上应该是肌层内的异常血管性占位，两者如何鉴别呢？

　　是的，的确有不少病例初诊考虑胚物残留，但大多数胚物残留比较"低调"，出血症状不明显，而动静脉瘘总会有活跃的出血，初诊时可以结合影像学进行评估（表 19-1）[1]，但子宫动静脉瘘的诊断金标准是血管造影（图 19-2），在急性出血的情况下既可诊断又可治疗，往往是水到渠成的过程。单纯的宫腔内占位，可疑胚物残留，尤其有丰富血流信号，应避免盲目清宫，反而有难以控制的大出血风险。典型的胚物残留在保守观察期间，配合中成药或米非司酮等药物，会出现血流信号减弱甚至消失的改变，在此情况下再做宫腔镜的诊断和治疗是安全的。

[1]

李臻，詹鹏超，李鑫，等. 经导管动脉栓塞治疗获得性子宫动静脉畸形的疗效分析 [J]. 郑州大学学报，2020，55(4): 508-512.

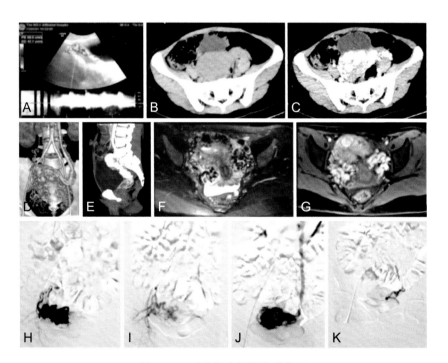

图 19-2　动静脉瘘的影像学表现

表 19-1　动静脉瘘的影像学表现[*]

超声	子宫肌层局部区域见丰富及湍流的血管存在，血流呈低阻高速，表现为红蓝相间改变	图 A
CT	增强后可见弥漫性血管团影	图 B、C
CTA	畸形血管呈团状	图 D、E
MRI	子宫肌层广泛迂曲的流空信号影，增强后血管强化明显	图 F、G
DSA	栓塞前：可见巢状畸形血管团、粗大的引流静脉	图 H、I
	栓塞后：畸形血管及引流静脉消失	图 J、K

[*]本表的图序对应的是图19-2。

◇ 复诊接续

　　入院后急诊行子宫动脉栓塞术，DSA 术中见右侧子宫动脉迂曲增粗，伴动静脉瘘形成。介入后 24 h 行宫腔镜检查 + 宫腔病灶切除术。宫腔镜下见子宫后壁近右侧宫角处可见直径约 2 cm 病灶，色黄。病理提示（宫腔内容物）炎性渗出物、增殖期子宫内膜及少许绒毛、蜕膜样组织，部分组织退变。因此，这是一例妊娠后宫腔残留合并子宫动静脉瘘的病例。

　　子宫动静脉瘘患者行子宫动脉栓塞术后能正常月经来潮吗？

　　子宫动脉栓塞常用的栓塞材料是明胶海绵，在体内 2 周至 12 个月可被吸收，栓塞血管可再通，且子宫上有不少交通支，并不是所谓的血管栓塞后子宫会出现缺血性坏死，失去功能，所以患者术后可恢复月经。有研究报道患者术后 3 个月内恢复月经，同时存在月经量减少或闭经的表现。介入后存在一定的宫腔粘连及卵巢早衰风险，成功妊娠率报道各不相同，从观察性研究的 17.4% 到病例报告的 27%，以及再次妊娠时流产、胎儿生长受限、胎盘问题、先露异常等发生，因此，对有生育要求的女性选择子宫动脉栓塞要慎重，术前要与患者及家属交代对生育可能造成的不良影响。

（黄　睿）

病例20　子宫内膜去除术后出血

◇ 初诊再现

　　杨女士，38 岁，2021 年 8 月 9 日就诊。

　　主诉：子宫内膜去除术后半年，间断阴道大量出血 6 天。

　　现病史：既往月经规律，5/27 ～ 29 天，量中，伴痛经（VAS 2 分）。

　　2019 年 1 月及 2020 年 6 月因月经过多分别在外院行诊刮，病理均提示"子宫内膜不规则增生，局部息肉样生长"，术后使用孕激素治疗，月经规律，但经量多。之后停药，月经周期 10/21～22 天，量多，伴痛经（VAS 4 分）。

2020 年 7 月放置曼月乐，之后环下移复位 1 次，但再次下移，给予取出。

2020 年 9 月给予口服优思明 1 个月余，经量较前减少，因血压高遂停药，停药后再次出现月经量增多。

2020 年 11 月我院盆腔 MRI：子宫形态、大小未见明显异常，子宫底部肌层信号欠均匀，似见小结节状稍短 T2 信号影，后壁局部结合带增厚，内缘毛糙，见点状长 T2 信号影分布；提示子宫腺肌病改变。考虑无生育要求，遂于 2020 年 12 月行宫腔镜下子宫内膜息肉切除 + 子宫内膜去除术。术中探宫腔深 8 cm，镜下可见宫腔内膜不均匀增厚，后壁多发息肉样赘生物，大小约 1 cm×0.8 cm。采用 STORZ22Fr 等离子双极电切镜设备依次切除内膜，深达浅肌层，对宫腔创面用双极球形电极依次电凝一遍，反复检查无渗血。术后病理：（子宫内膜及浅肌层）增殖期子宫内膜及浅层的平滑肌壁组织，少许子宫内膜腺体及间质在肌层内生长，不除外伴有子宫腺肌病的可能；（子宫内膜息肉）符合子宫内膜息肉。

术后半年月经量明显减少，呈褐色，护垫量，7～10 天可干净。LMP 2021 年 6 月 12 日，量少。18 日阴道出血增多，口服氨甲环酸（妥塞敏）后血量减少，但数天后再次大量出血，病情反复，持续至就诊当天。Hb 由 154 g/L 下降至 116 g/L。

查体：身高 160 cm，体重 55 kg，BMI 21.48 kg/m²。

妇科检查：外阴（－）；阴道见较多凝血块，出血来自宫腔。宫颈肥大。子宫正常大小，无压痛。双侧附件（－）。

辅助检查：

2021 年 8 月 9 日我院血常规：Hb 106 g/L，凝血功能正常。CA125 22 U/ml。

性激素检查：LH 39.7 U/L，FSH 19.22 U/L，E₂ 565 pmol/L，P 5.78 nmol/L，T 2.22 nmol/L，PRL 0.60 nmol/L[1]，β-hCG 阴性。

盆腔 MRI 大致同前，仅宫颈管杂乱，纳囊较前增多。

TCT、HPV 均阴性，阴道镜宫颈活检排除宫颈病变。

[1]
似排卵期改变。

◇ 抽丝剥茧

本例特点：

1. 38 岁女性，已生育，无再生育要求。

2. 月经紊乱 2 年，2 次因子宫内膜增生及息肉行宫腔镜治疗史。术后仍月经量增多，口服孕激素无效，口服 COC 无法耐受，曼月乐 2 次下移。

3. 子宫内膜去除术后半年，再次反复大量出血。

4. 超声及盆腔 MRI 提示子宫腺肌病，子宫正常大小。

◇ 按迹循踪

诊断：

1. 异常子宫出血。

2. 子宫腺肌病。

3. 子宫内膜切除史。

4. 宫腔镜手术史。

5. 曼月乐治疗失败史。

6. 高血压。

处理： 建议介入科会诊，行子宫动脉栓塞治疗，次选方案为子宫切除术。

◇ 醍醐灌顶

子宫内膜去除术（endometrial ablation，EA）是破坏或切除子宫内膜至基底层，临床上用于治疗月经过多（HMB）疗效都不错，为此减少了不少原本要切子宫的患者数量。这例患者我还记得她的手术过程，当时您使用等离子双极电切一刀刀顺序切除宫腔四壁内膜，又用电凝充分止血，怎么会这么快就又出血了呢？

这例患者的情况也是出乎我意料的，不过翻阅文献，发现子宫腺肌病本身就是因月经过多行 EA 手术后治疗效果不满意的常见因素之一，因为子宫腺肌病的病理机制中就包括显著的血管生成异常，而且其病灶往往是弥漫性的，不止局限于浅肌层，所以容易出现 AUB 复发。子宫腺肌病 AUB 的患者，可能需要 EA 联合曼月乐才更大可能地提高 EA 的有效性，降低子宫切除率。而且我总有一种直觉，二代 EA 不仅更方便，从消融机制来讲可能也要优于一代 EA。

一代与二代 EA 各有什么优缺点，该如何选择呢？

一代与二代 EA 使用的器械、麻醉、手术医生的资质、手术难度及存在的风险是有差异的。一代 EA 是在宫腔镜直视下使用电外科器械切除子宫内膜及其下方浅肌层，螺旋动脉的末端随切除的内膜被截断，剩余的宫腔表面可遗留大量肌间血管的断端，从这种结构特点来看似乎更容易再出血。二代 EA 则是应用一次性能源器械如双极射频（Novasure）、热球（Therma Choice）、冷冻（Her Option）、热水循环（Hydro Therm Ablator）、微波（Microwave）以及热能与双极射频联合技术（Minerva）整体化破坏子宫内膜，螺旋动脉的末端被烧灼后干涸凝结但并未切断，理论上止血更稳定。不过，以我的这一推论，更应该是术后短期内再出血，而不该是 6 个月后的出血复发。

另外，一代 EA 通常要全身麻醉，手术难度大，时间长，要求手术医生达到四级宫腔镜手术能力，且手术并发症风险增加（如灌注液体超负荷），但手术费用相对低。二代 EA 可使用局麻在门诊或日间手术室完成，手术操作程序化，时间更短，但涉及使用一次性设备，费用更高，不适用于子宫严重屈曲、宫腔形态异常、合并有黏膜下肌瘤或重复 EA 治疗的患者。

据文献报道，这两种手术方式的治疗效果相似，而一代与二代 EA 宫腔积血发生率分别为 2.4% 和 0.9%，一代略高于二代；但术后 1 年和 2～5 年的闭经率结果相近，分别为 37% vs. 38% 与 53% vs. 48%；因 AUB 接受再次治疗（含子宫切除的各种手术）的比例也是相近的，为 21% vs. 25%[2]。

很多时候，我们并无法随心所欲地选择最合适的器械，院内器械的更新限制条件比较复杂，所以更多时候我们得利用老器械去完成"新手术"。

（黄　睿）

[2]

Lethaby A, Penninx J, Hickey M, et al. Endometrial resection and ablation techniques for heavy menstrual bleeding[DB/OL]. Cochrane Database Syst Rev, 2013, (30): CD001501.

病例21　哺乳期异常子宫出血

◇ 初诊再现

夏女士，29 岁，G1P1。

主诉：产后 8 个月，淋漓出血 5 个多月。就诊时间 2021 年 10 月。

现病史：平素月经规律，13 岁，6/30 天，量中，无痛经，2021 年 2 月经阴道分娩一女婴，产程顺利，出血不多。产后持续哺乳，恶露持续 30 天。5 个多月前开始出现阴道淋漓出血至今，时多时少，曾经口服中药治疗，效果欠佳。2021 年 8 月 11 日外院 TVS：子宫 4.2 cm×4.3 cm×3.7 cm，子宫内膜厚约 0.3 cm。2021 年 8 月 12 日于外院行诊刮术，术后病理为增殖期子宫内膜。给予月经后半周期口服黄体酮胶囊，效果欠佳。

既往史：否认其他病史。

查体：165 cm，59 kg，BMI 21.67 kg/m^2。双侧泌乳。

妇科检查：阴道内少量血渍，宫颈光滑。

辅助检查：

2021 年 9 月 26 日外院性激素（淋漓出血）检查：FSH 3.57 IU/L，LH 2.27 IU/L，E$_2$ 20 pg/ml，P 0.12 ng/ml，T 0.84 nmol/L，PRL 31.56 ng/ml。甲状腺功能正常。

2021 年 9 月 26 日外院 TVS：子宫 4.8 cm×4.2 cm×3.9 cm，子宫内膜厚约 0.2 cm，左侧卵巢 4.3 cm×2.2 cm，右侧卵巢 3.7 cm×2.1 cm。

◇ 抽丝剥茧

本例特点：

1. 产后 8 个月，哺乳喂养中，淋漓出血 5 个多月。
2. 超声提示子宫内膜不厚，性激素提示无排卵，FSH、LH 及 E_2 均较低，PRL 稍高。
3. 诊刮病理未见异常。
4. 孕激素后半周期治疗效果欠佳。

◇ 按迹循踪

诊断：

1. 哺乳期异常子宫出血。
2. AUB-O。

处理： 人工周期——补佳乐 1 mg/d×21 天，后 10 天加用益玛欣 200 mg×10 天。

◇ 醍醐灌顶

 母乳喂养过程中婴儿吸吮会减少母亲 GnRH 和 LH 的脉冲式分泌，从而抑制卵巢活动，导致卵巢性激素水平下降，同时不排卵，但似乎哺乳对月经恢复的抑制作用个体差异很大。一般而言，哺乳和不哺乳的产妇各自多久会恢复排卵性月经呢？

促性腺激素和性激素在产后 2～3 周内水平较低。有研究表明，未哺乳患者分娩后恢复月经的平均时间为产后 45～64 天，恢复排卵的平均时间为 45～94 天，70% 的女性会在产后 12 周内行经，20%～71% 的女性产后在首次月经之前有排卵，其余为无排卵性月经[1]。母乳喂养抑制 GnRH 分泌的程度取决于母乳喂养强度、母体营养状况和 BMI。泌乳会增加新陈代谢的能量负荷。当营养不能满足日常生活和哺乳的能量需求时，GnRH 抑制可持续更长时间，导致排卵稀发或不排卵。在纯母乳喂养期间，大约 40% 的女性持续闭经至产后 6 个月[2]。因为催乳素抑制下丘脑的脉冲式 GnRH 释放，故部分纯母乳喂养的女性（每日至少 6 次哺乳，24 h 共超过 80 min）在产后可出现基础催乳素水平升高和闭经，持续 1 年以上。

[1]

Jackson E, Glasier A. Return of ovulation and menses in postpartum nonlactating women: A systematic review. Obstet Gynecol, 2011, 117: 657-662.

[2]

Campbell OM, Gray RH. Characteristics and determinants of postpartum ovarian function in women in the United States. Am J Obstet Gynecol, 1993, 169: 55-60.

 一般对于淋漓出血的 AUB-O 来说，黄体酮撤退通常能达到良好的止血效果，为何本例哺乳期出血的患者效果欠佳呢？

孕激素并不是止血药，而是将增殖期子宫内膜转化为分泌期子宫内膜，需要有一定的雌激素水平修复子宫内膜。如果雌激素水平低，子宫内膜薄，修复差，后期必然会出现再次出血。所以这种情况下就需要选择人工周期的序贯治疗。

产后女性发生静脉血栓栓塞（VTE）的风险是非妊娠女性的20 倍，是妊娠期女性的 5 倍。随着凝血及纤溶系统产后 3 周逐渐恢复到孕前水平，VTE 的发生风险在产后最初 3 周迅速下降，并在产后 6 周接近正常水平。因此产后 6 周内应用雌、孕激素应该是有血栓风险的，那么产后 6 周以上的哺乳期应用雌、孕激素安全吗？我记得哺乳期只推荐使用单纯孕激素避孕方法，不建议使用含有雌激素的复方口服避孕药。

根据目前关于国内哺乳期避孕药物的报道及规范，以及 WHO避孕方法使用标准建议：纯孕激素注射剂避孕应延迟至产后 6 周，雌孕激素复方避孕方法应延迟至产后 6 个月。

然而，美国疾病控制和预防中心（Centers for Disease Control and Prevention，CDC）标准并未禁止任何激素避孕法用于哺乳期。由于 VTE 发生风险上升，复方激素避孕至少应推迟到产后 3 周再使用。

特别指出：WHO 和美国 CDC 指南均认为产后可以随时应用纯孕激素片剂及纯孕激素植入剂避孕，而且大多数证据并未提示使用纯孕激素口服或植入式避孕会增加动静脉血栓栓塞事件的发生率（表 21-1）。

表 21-1　不同阶段和状态下避孕方法的选择及其级别（引自WHO《避孕方法选用的医学标准》第 5 版）

类别	COC	POP	DMPA	LNG 或 ETG 皮下埋植剂	Cu-IUD	LNG-IUD
生育状态	1	1	1	1	2	2
未产妇	1	1	1	1	1	1
经产妇						
哺乳期						
<产后 6 周	4	2	3	2	–	–
≥产后 6 周至 <6 个月	3	1	1	1	–	–
≥产后 6 个月	2	1	1	1	–	–
产后（不哺乳）						
<21 天						
无 VTE 危险因素	3	1	1	1	–	–
有 VTE 危险因素	4	1	1	1	–	–
≥21 ~ 42 天						
无 VTE 危险因素	2	1	1	1	–	–
有 VTE 危险因素	3	1	1	1	–	–
>42 天	1	1	1	1		

（续表）

类别	COC	POP	DMPA	LNG 或 ETG 皮下埋植剂	Cu-IUD	LNG-IUD
产后						
<48 h(包括胎盘娩出后立即置入)	–	–	–	–	1	不哺乳 =1, 哺乳 =2
≥48 h 至 <4 周	–	–	–	–	3	3
≥4 周	–	–	–	–	1	1
产后脓毒血症					1	1
流产后						
孕早期流产	1	1	1	1	1	1
孕中期流产	1	1	1	1	2	2
感染性流产	1	1	1	1	4	4

级别 1：任何情况下均可以使用，该避孕方法无使用限制。
级别 2：通常可以使用该方法，使用该方法的益处通常大于风险（理论上或已证实的）。
级别 3：使用该方法的风险（理论上或已证实）大于益处。
级别 4：使用该避孕方法会带来不可接受的健康风险。
－：无此项；
COC：复方口服避孕药；POP：孕激素口服避孕药；DMPA：长效醋酸甲羟孕酮避孕针；LNG：左炔诺孕酮；ETG：依托孕烯；Cu-IUD：含铜宫内节育器；LNG-IUD：左炔诺孕酮宫内节育器

[3]
郎景和, 范光生, 徐苓, 等. 复方口服避孕药临床应用中国专家共识 [J]. 中华妇产科志, 2015, 50: 81-91.

[4]
程利南, 狄文, 丁岩, 等. 女性避孕方法临床应用的中国专家共识 [J]. 中华妇产科杂志, 2018, 53: 433-447.

《复方口服避孕药临床应用中国专家共识》[3] 指出口服 COC 时，母乳喂养产妇，产后<6 周为禁忌；产后≥6 周且<6 个月为慎用。

《女性避孕方法临床应用的中国专家共识》[4] 同意 WHO《产后计划生育规划策略》（2013 版）推荐的产后避孕方法（图 21-1）。

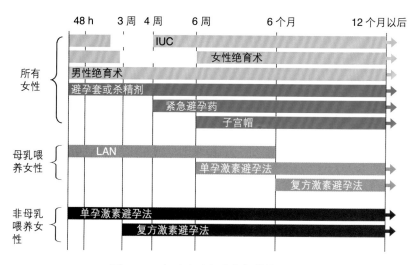

图 21-1　产后避孕方法的推荐使用时间

关于激素避孕对哺乳及胎儿的影响，目前缺乏这方面的高质量数据。

关于雌孕激素复方避孕法对母乳喂养持续时间及母乳量的影响，结果并不一致，对母乳量及母乳喂养时间可能有负面影响[4]。

关于雌孕激素复方避孕母乳喂养对婴儿结局的影响，研究显示仅有少量雌激素和孕激素会通过母乳进入婴儿体内。有研究表明产后 6 周内开始使用 COC 时，婴儿体重增加有所减少，其他研究则没有发现此种影响，并且该系统综述 [5] 中其他研究并未发现产后 6 周内开始 COC 对婴儿体重增加有影响，而且无论何时开始使用，对婴儿的健康均没有产生不良影响的证据 [4]。

[5]

Tepper NK, Phillips SJ, Kapp N, et al. Combined hormonal contraceptive use among breastfeeding women: An updated systematic review. Contraception, 2016, 94: 262-274.

大多数研究认为使用纯孕激素注射剂以及纯孕激素避孕片剂不影响母乳喂养结局，并且通常显示对婴儿生长、健康和发育无不良影响。

关于哺乳期应用人工周期治疗的报道很少。理论上讲，其雌孕激素剂量比复方口服避孕药更低，而且都是天然或接近天然的雌孕激素。口服补佳乐 1 mg/d，稳定后血清 E_2 浓度在 30 ~ 40 pg/ml，而口服 1 mg 17β- 雌二醇后的稳态浓度为 E_2 30 pg/ml，2 mg/d 时可达到 70 pg/ml。口服益玛欣 200 mg bid，稳定后血孕酮水平为 11.69 ± 4.97 ng/ml[6]。上述药物剂量下的血清 E_2 浓度水平远远低于或相当于生理性早卵泡期雌激素水平，而孕激素水平不高于生理水平，而且孕激素本身对哺乳影响很小，产后 6 周以上应用无禁忌，所以哺乳期人工周期应该是安全的。而地屈孕酮不升高血中孕酮水平，而且多年来用于保胎，更没有安全顾虑。

[6]

邓成艳. 女性性激素临床应用与病例解读[M]. 北京: 中国医药科技出版社, 2021: 69-73.

（崔丽丽）

病例22　继发性闭经之围绝经期改变

◇ 初诊再现

屈女士，47 岁，已婚，G1P1，LMP 2018 年 11 月 20 日，4 天。就诊时间：2019 年 7 月 1 日。

主诉：停经 7 个月，伴潮热、出汗及关节痛。

现病史：既往月经规律，7 ~ 8/27 ~ 28 天，量中，无痛经。

2018 年 11 月停经至今，停经后出现潮热、出汗，2 ~ 3 次 / 日，关节痛，容易激动，多梦 [1]。

查体：身高 163 cm，体重 60 kg，BMI 22.58 kg/m^2。

辅助检查：

2019 年 5 月 31 日性激素检查（闭经 6 个月）：FSH 55.87 mIU/ml，LH 27.33 mIU/ml，E_2 15 pg/ml，P 0.23 ng/ml，T 0.23 ng/ml，PRL 12.89 ng/ml。

2019 年 5 月 29 日超声：子宫内膜厚 0.2 cm，子宫及双侧附件未见异常。

[1]

本例闭经的特点：
（1）既往月经：规律。
（2）停经时间：超过 6 个月。

◇ 抽丝剥茧

本例特点：

1. 围绝经期年龄，继发性闭经。

[2]

1. WHO 将闭经归为 3 种类型。
Ⅰ型：低促，无内源性雌激素产生；
Ⅱ型：常促，有内源性雌激素产生；
Ⅲ型：高促，提示卵巢衰竭。
2. 继发性闭经的疾病分类
（1）下丘脑性疾病
　➤ 功能障碍（神经性厌食、运动性、应激性）（Ⅰ型 - 低促）
　➤ 器质性（颅咽管瘤）
　➤ 药物性（抗精神病药、抗抑郁药、避孕药、甲氧氯普胺、鸦片）（Ⅰ型 - 低促）
（2）垂体性疾病
　➤ 垂体肿瘤（催乳素瘤）
　➤ 席恩综合征（Ⅰ型 - 低促）
　➤ 手术或放疗损伤(Ⅰ型 - 低促)
（3）卵巢性疾病
　➤ 卵巢功能不全（可表现为Ⅱ型过渡到Ⅲ型）
　➤ 卵巢衰竭（Ⅲ型 - 高促）
（4）子宫性疾病
　➤ 子宫内膜损伤、宫腔粘连
　➤ 医源性：子宫内膜剥除、子宫切除

[3]

孕激素试验
传统用法：黄体酮 20 mg 肌注 qd×3～5 天。
口服用药：黄体酮胶丸 200 mg qd×10～14 天。
地屈孕酮 20 mg qd×7～10 天。
醋酸甲羟孕酮 10 mg qd×8～10 天。

[4]

邓成艳，孙爱军，杨欣 . 女性性激素临床应用与病例解读 [M]. 北京：中国医药科技出版社，2021.

[5]

陈蓉，林守清，杨欣，等 . 坤泰胶囊治疗妇女更年期综合征的临床研究 [J]. 中国新药杂志，2005，14(12): 1472-1475.

2. 伴更年期症状。

3. 性激素呈"高促低雌"，子宫内膜薄。

诊断：

1. 继发性闭经 [2]。

2. 绝经过渡期。

处理：

1. 黄体酮注射液 20 mg im qd×3 天 [3]。

2. 坤泰胶囊 2 g 每日 3 次口服。

3. 推荐考虑 MHT。

孕激素试验可以选择肌注和口服用药，本患者为什么选择黄体酮肌注，打针岂不是很不方便？

在孕激素试验的选择上，肌注及口服给药方法均可以（表 22-1）。肌注黄体酮应用历史更久，在效价、生物利用度及半衰期方面更具有优势，连续注射 3 天即可达到类似黄体期的孕激素水平，因此在判断停药后的撤退性效应上具有较高的准确性。口服孕激素相对研发成功得较晚，黄体酮胶丸的剂量 - 效应也可以通过血清孕酮水平来评估，而像地屈孕酮这样的孕激素并不能升高血液中孕酮的水平，其等效剂量是根据子宫内膜的组织学变化程度来判断的，所以没有办法简单地对应。在使用口服孕激素时，一定要注意需达到内膜周期转化剂量，而这通常需要用药 7～10 天以上，比肌注黄体酮长得多，但口服的方便性还是更受患者欢迎的。

表 22-1　常用黄体酮制剂的比较 [4]

	微粒化黄体酮		地屈孕酮	黄体酮针剂
常用规格	100 mg	100 mg	10 mg	20 mg
给药途径	口服	阴道用	口服	肌注
Tmax（h）	2.8±2.0	5.5±3.4	0.5～2.5	9.2±2.7
T1/2（h）	10±2.5	10.8±2.2	5～7	19.6±6.0
特点	口服经肝首过效应，生物利用度低	子宫局部浓度高于血液浓度	口服有经肝首过效应，生物利用度可	血药浓度高

坤泰胶囊是什么药？有何功效？

坤泰胶囊 [5] 采用熟地黄、黄连、白芍、阿胶、黄芩及茯苓等中药成分，六味药合用，共同起到滋阴降火、清心除烦、安心安神、调节阴阳的作用，能够显著改善潮热、出汗等围绝经期症候群，且随着用药时间延长，症状改善率还会增加。据临床观察，服用坤泰胶囊 1 个月时有效率为 43.6%，3 个月时可达 86.2%，患者的血清雌二醇（E_2）水平和阴道细胞成熟值均有提高。坤泰胶囊有利于改善绝经过渡期患者的卵巢功能，对围绝经期患者症状的改善效果优于绝经后期患者，对处于绝经过渡期伴有更年期症状的患者是一个不错的选择。如果在应用且达到一定时间后症状无明显改善，则可考虑启动 MHT。

此人雌激素水平很低，子宫内膜也很薄，估计不会发生孕激素撤退性出血吧？

不错，这种想法有一定的道理，但超声只是一项影像学检查，子宫内膜厚度的测量是依据组织回声，雌激素测定的准确性也很难保证，更主要的是不同个体的子宫内膜对于雌、孕激素的敏感性不一样，均会导致主观判断不够准确。研究表明，尽管以子宫内膜厚度 0.5 cm 为界分组，撤退出血的概率显著不同，但内膜厚度在 0.5 cm 以下者，仍有部分病例可以发生孕激素撤退性出血。再者，不是每个患者都有当日获得激素水平和超声结果的条件，我们完全可以从药物撤退的反应来判断内源性雌激素的大致水平，而不用非得等到检测结果出来再决定。

◇ 复诊接续

2019 年 7 月 22 日。

停药后有撤退性出血，潮热、出汗的症状有明显缓解，睡眠也有改善。

LMP：2021 年 7 月 8 日 ×5 天，量少。

◇ 按迹循踪

根据孕激素试验阳性，说明患者仍有一定的内源性雌激素。结合前期激素水平结果，符合绝经过渡期特点。

处理：

1. 继续服用坤泰胶囊 2g tid 口服。

2. 预期月经时间无自主月经，则服用地屈孕酮 10 mg bid 10 天。如果停药 2 周无撤退性出血，临床绝经的可能性大，结合更年期症状程度决定是否复诊。

◇ 醍醐灌顶

这个患者出现了围绝经期综合征的相关症状，可否直接应用芬吗通呢？

　　本患者按照 2011 年的 STRAW+10 生殖衰老分期（表 22-2）[6] 来看，属于绝经过渡期晚期阶段。2018 版的《绝经过渡期和绝经后期激素补充治疗临床应用指南》指出，绝经过渡期首先缺乏的是孕激素，雌激素呈波动性下降，此期 MHT 以孕激素补充为主，应周期性使用，以保护子宫内膜。如果绝经相关症状仍不能缓解，可根据患者雌激素缺乏症状的严重程度和补充雌激素后的反应，在补充孕激素的基础上酌情个体化添加最低有效剂量的雌激素。

表 22-2　STRAW+10 生殖衰老分期

	月经初潮						末次月经（0）				
分期	−5	−4	−3b	−3a	−2	−1	+1a	+1b	+1c	+2
术语	生育期				绝经过渡期		绝经后期			
	早期	顶峰	晚期	早期		晚期	早期			晚期
				围绝经期						
持续时间					可变	1～3 年	2 年（1+1）	3～6 年		剩余生命
主要标准										
月经周期					周期长度变化，临近周期长度变异≥7 天，10个月经周期内重复出现	闭经间隔≥60天				
支持标准										
内分泌 卵泡刺激素 抗苗勒管激素 抑制素 β					可变 * 低 低	≥25 IU/L* 低 低	可变 * 低 低	稳定 非常低 非常低		
窦卵泡数					少	少	极少	极少		
描述性特征										
症状						血管舒缩症状	极可能血管舒缩症状			泌尿生殖道萎缩症状增加

（杨润乔）

病例23　下丘脑功能障碍性闭经

✧ 初诊再现

胡女士，28 岁，已婚，G2P1，工具避孕。

主诉：节食后无自主月经 3 年多。

现病史：14 岁初潮，平素月经规律，5/30 天，量中，无痛经。LMP 2021 年 10 月 8 日（克龄蒙）。

2018 年 6 月因节食出现闭经。BMI 16.07 kg/m²，体脂含量 18%。2018 年 12 月在外院就诊，口服芬吗通（2/10）3 个月（2018 年 12 月—2019 年 2 月），用药期间月经规律来潮，之后停药，月经未来潮至今。2019 年 12 月怀疑宫腔粘连行宫腔镜检查，诉宫腔内未见粘连 [1]，之后口服中药半年，仍无月经来潮。2021 年 1 月在外院就诊，口服克龄蒙 2 个月，月经可来潮。之后未再服药，无月经来潮，8—10 月再次口服克龄蒙。近 2 年已恢复饮食，体重逐渐恢复。

辅助检查：

B 超：子宫 4.1 cm × 4.5 cm × 3.4 cm，子宫内膜 0.3 cm。

性激素检查（2021 年 3 月）：FSH 0.17 mIU/ml，LH 0 mIU/ml，E_2 7.88 pg/ml，P 0.45 ng/ml，PRL 4.50 ng/ml，T 0.44 ng/ml。

查体：身高 163 cm，体重 48 kg，BMI 18.07 kg/m²。乳腺 V 级，无溢液。

妇科检查：阴毛稀疏，阴道畅，宫颈光滑。子宫前位，偏小，质中，活动，无压痛。双侧附件（－）。

[1]

功能性下丘脑性闭经患者不能随意诊断宫腔粘连，属于误诊。

✧ 抽丝剥茧

病例特点：

1. 既往月经规律，节食后无自主月经。
2. 性激素检查示 FSH、LH、E_2 均↓↓，子宫及双侧附件 B 超未见异常。

✧ 按迹循踪

诊断：下丘脑功能障碍性闭经（FHA）。

处理：

1. 增重。
2. 服用雌二醇 / 雌二醇地屈孕酮（2/10）。

根据性激素六项检查的结果，该患者 FSH、LH 及 E_2 均为低值，可界定为 "中枢性" 闭经吗？您怎么一下子就能诊断她为下丘脑功能障碍性闭经 (functional hypothalamic amenorrhea，FHA)？

[2]

FHA 的三大主要诱因是体重降低、剧烈运动和（或）精神心理应激。

[3]

Loucks A, Kiens B, Wright H. Energy availability in athletes[J]. J Sports Sci, 2011, 29(Suppl 1): S7-S15.

[4]

Williams N, Leidy H, Hill B, Lieberman J, et al. Magnitude of daily energy deficit predicts frequency but not severity of menstrual disturbances associated with exercise and caloric restriction[J]. Am J Physiol Endocrinol Metab. 2015, 308: E29-E39.

[5]

中国医师协会内分泌代谢科医师分会.促性腺激素释放素 (GnRH) 脉冲治疗专家共识（草案）[J]. 中华内分泌代谢杂志,2016, 32: 628-633.

[6]

简化达必佳试验,见:中国医师协会内分泌代谢科医师分会.促性腺激素释放素 (GnRH) 脉冲治疗专家共识（草案）[J]. 中华内分泌代谢杂志,2016, 32: 628-633.

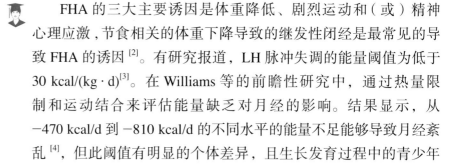

FHA 的三大主要诱因是体重降低、剧烈运动和（或）精神心理应激,节食相关的体重下降导致的继发性闭经是最常见的导致 FHA 的诱因[2]。有研究报道,LH 脉冲失调的能量阈值为低于 30 kcal/(kg·d)[3]。在 Williams 等的前瞻性研究中,通过热量限制和运动结合来评估能量缺乏对月经的影响。结果显示,从 −470 kcal/d 到 −810 kcal/d 的不同水平的能量不足能够导致月经紊乱[4],但此阈值有明显的个体差异,且生长发育过程中的青少年更敏感。

针对中枢性闭经,理论上是应该区分垂体和下丘脑的具体病变部位的,但由于药物治疗的方法是一致的,因而对于没有生育要求的患者而言并不一定需要鉴别。而有生育需要的患者,如果是下丘脑功能障碍,而垂体反应正常,可采用 GnRH 泵诱导排卵[5];而垂体无功能的患者,只能通过外源性 Gn 促排卵人工助孕。另外,还需要行头部 MRI 检查,以除外器质性病变。

我们可以通过 GnRH 激发试验大致区分垂体的反应性。注射 GnRH 后,正常腺垂体释放 LH 和 FSH 会明显增加,特别是 LH 可升高数倍。具体的试验方法是基础状态空腹抽血查 FSH 和 LH,而后肌注 GnRH（曲普瑞林,商品名达必佳[6]）0.1 mg,注射后 40～60 min 抽血再次测定 LH 和 FSH。刺激后若 LH 值比基础值上升 2～3 倍,则提示垂体"正常反应";若 LH 无改变或上升不超过 2 倍,则提示垂体"无反应"或"低反应"。垂体反应正常提示下丘脑功能障碍,而垂体无反应或反应差也可能合并下丘脑功能障碍。

这个女性的 BMI 是 16.07 kg/m²,体脂含量为18%。真没想到,女性的 BMI 和体脂含量对月经影响那么大,现在爱美的女孩越来越多,好多青春期女孩子认为越瘦越美丽,已经很瘦了却还是拼命减肥,应该让她们多了解类似闭经的例子就好了。

[7]

Frisch RE, Revelle R. Height and weight at menarche and a hypothesis of critical body weights and adolescent events[J]. Science, 1970, 169(3943): 397-399.

[8]

Cole TJ. The secular trend in human physical growth: Abiological view[J]. Econ Hum Biol, 2003, 1(2): 161-168.

[9]

唐玲,朱鹏,郝加虎,等.安徽省汉族女生月经初潮与肥胖度关系的研究[J]. 中国妇幼保健, 2012, 7(33): 5275-5279.

20 世纪 70 年代初,Frisch 和 Revelle[7] 提出了一个"临界重量"理论,指出女孩体重必须达到 47.8 kg、体脂含量达到 16%～23.5% 才会出现月经初潮。研究结果表明,月经初潮年龄与体重、BMI、身高呈负相关,且差异均有意义,不同年龄组月经来潮组的超重及肥胖率均高于未来潮组。脂肪细胞能够产生瘦素[8],而身体脂肪量的增加可能引起瘦素大量分泌,刺激下丘脑并引起 GnRH 分泌,并启动青春期发育,进而月经来潮。通常,腰围能够有效地预测内脏和皮下脂肪量,而臀围能更准确地估计皮下脂肪组织量。皮下脂肪堆积越多,月经来潮的可能性就越大[9]。反之,脂肪量过少,则不容易来月经。若成年人体重减轻了标准体重的 10%～15%,或脂肪量 <22%,就可能发生月经异常,

盲目过度地减肥可能会导致女性闭经，甚至影响生育，恢复的过程相对于闭经现象的出现漫长得多，通常都需要数月甚至数年，而且最重要的前提是体重恢复到一定程度[10]。肥胖和超重固然需要管理，但减重也要控制合适的速度！世界卫生组织规定，一周减 0.5 ~ 1 kg 是比较健康的，相对于持之以恒的管理而言，初期减重的速度并不重要。

（宋金玲）

[10]

Golden N, Jacobson M, Schebendach J, et al. Resumption of menses in anorexia nervosa[J]. Arch Pediatr Adolesc Med, 1997, 151: 16-21.

病例24　席恩综合征

◇ 初诊再现

张女士，31 岁，已婚。

主诉：产后无自主月经来潮 3 年。

现病史：G2P2，14 岁初潮，平素月经规律，3 ~ 4/30 天，量中，无痛经。

2018 年在当地医院自然分娩，出现产后大出血和休克（具体不详），产后无泌乳，之后一直无自主月经。腋毛、阴毛明显减少，有怕冷、乏力、易怒症状，无头痛及视野缺损。2019 年 8 月、9 月曾在外院服补佳乐 + 地屈孕酮治疗，有撤退性出血，每次 3 天，量少。有再生育需求。

既往史：妊娠期贫血病史，余无特殊。

辅助检查：

超声检查：子宫大小 3.8 cm × 3.3 cm × 3.0 cm，子宫内膜厚 0.5 cm，右侧卵巢 2.4 cm × 1.5 cm，左侧卵巢显示不清。

性激素检查：FSH 4.7 IU/ml，LH 2.3 IU/ml，E_2 <5.0 pg/ml，T<0.06 nmol/ml，P <0.09 ng/ml，PRL 55 mIU/ml。

甲状腺功能：TSH 5.17 μIU/ml（正常 0.35 ~ 4.94 μIU/ml），游离甲状腺素（FT4）<5.25 pmol/L（正常 9.01 ~ 19.05 pmol/L），游离三碘甲状腺原氨酸（FT3）1.32 pmol/L（正常 2.63 ~ 5.70 pmol/L），甲状腺球蛋白抗体及甲状腺过氧化物酶抗体阴性。总皮质醇（F）0.36 μg/dl（正常 4.0 ~ 22.3 μg/dl）。

查体：身高 154.5 cm，体重 52.5 kg，BMI 21.99 kg/m²。乳腺 V 级，无溢液，无明显腋毛。阴毛稀疏。阴道畅，黏膜红。宫颈轻度糜烂。子宫前位、偏小、质中、活动、无压痛。双侧附件（－）。

◇ 抽丝剥茧

本例特点：

1. 产后大出血、休克病史，无泌乳，继发性闭经。

2. 性激素水平：FSH、LH、E_2 均↓。

3. 合并甲状腺功能减退，皮质醇降低。

◇ 按迹循踪

诊断：

1. 席恩综合征。

2. 肾上腺皮质功能减退。

3. 甲状腺功能减退。

治疗：

1. 补佳乐 2 mg qn。

2. 地屈孕酮 10 mg bid×10 天。

3. 雷替斯 50 μg qd。

4. 泼尼松（强的松）5 mg qd。

5. 钙尔奇 D 1# qd。

6. 在甲状腺及肾上腺功能稳定的情况下，生育需 Gn 促排。

此患者产后大出血、继发性闭经的病史非常典型，首先考虑席恩综合征，所有患者都会有三系不同程度的受损吗？该如何治疗？

Sheehan 教授 1939 年首次描述，因分娩和（或）产后大出血，发生腺垂体（垂体前叶）缺血性坏死、纤维性萎缩而造成垂体功能不全，继发腺垂体多种激素分泌减退或缺乏，导致性腺功能、甲状腺功能及肾上腺皮质功能减退等一系列症状。席恩综合征的诊断目前主要依靠病史、临床表现和实验室检查（激素水平及垂体 MRI 等）（图 24-1 ）[1]。

席恩综合征患者具有病程长、临床表现隐匿、症状复杂多样且缺乏特异性等特点，这与垂体受损的部位和程度、各种激素减退的程度及速度密切相关。当患者的腺垂体坏死 50% 时开始出现

[1]
邱宇，谢晓娜，赫广玉，等. 席恩综合征后垂体危象的诊治 [J]. 长春中医药大学学报，2015, 31(5): 1067-1069.

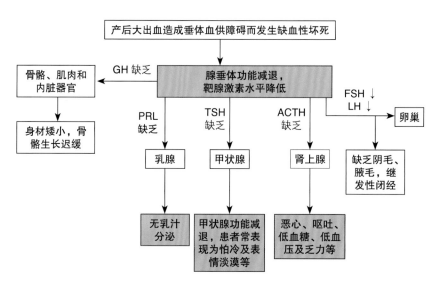

图 24-1　产后大出血导致垂体缺血性坏死的轴系受累和临床表现

临床症状，坏死 75% 时症状明显，坏死 95% 时症状严重[2]。在严重产后大出血患者中，有 33% 的患者出现不同程度的腺垂体功能减退[3]，可表现为某一种激素或多种激素的缺乏，90%～100%的患者可出现生长激素和催乳素的缺乏，而性激素、甲状腺激素及糖皮质激素缺乏的比例也高达 50% 以上（表 24-1）[4]。

表 24-1　席恩综合征中腺垂体（垂体前叶）激素缺乏的分布情况[5]

相关研究	病例总数	激素缺乏的比例					
		FSH-LH (%)	GH (%)	TSH (%)	ACTH (%)	PRL (%)	全部激素
Haddock 等	50	94	98	88	96	86	14%
Ozbey 等	40	42.9	93.4	76.7	93.4	100	ID
Kelestimur 等	91	79.6	100[a]	86.2	87.1	ID	ID
Zargar 等	149	80.5	59.7	57.7	53.7	85.2	77.2%
Dokmetas 等	20	100	100	90	55	100	55%
Gei-Guartlia 等	38	75	100	80	97	100	95%
Ramlandrasoa 等	27	80	95.6	92	83.3	57.3	ID
Diri 等	114	100	100	90.4	71.9	71.1	44.7%

注：ID，无相关数据（insufficient data）；a，代表仅 GH 缺乏的病例被纳入研究

　　一旦明确受累轴系，缺什么、补什么是基本的治疗原则。当合并多种靶腺激素缺乏时应先补充糖皮质激素，以避免继发甲减导致的肾上腺危象。待实验室检测指标提示肾上腺轴系激素水平正常后，再补充甲状腺激素为宜。评估糖皮质激素用量时，患者的一般状况、食欲、有无恶心及血压状况往往比实验室指标更重要，而在评估甲状腺素用量时，T3、T4 水平比 TSH 水平更重要。但患者面临感染、手术和创伤时，应增加糖皮质激素剂量。病程中不应随意停药，并需规律随访。另外，根据需要补充性激素和（或）去氨加压素（针对尿崩症）。

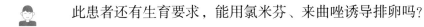

　　此患者还有生育要求，能用氯米芬、来曲唑诱导排卵吗？

　　席恩综合征的垂体因缺血性坏死而无功能，既无 Gn 分泌，对下丘脑 GnRH 也没有反应。卵巢本身虽正常，但依赖内源性雌激素以及下丘脑 - 垂体 - 卵巢轴负反馈作用诱导排卵的氯米芬和来曲唑是无法正常起作用的。需要直接采用 Gn 促卵巢排卵才行。

　　咱们在门诊接诊的通常是产后多年的患者了，你可知还有一种急性席恩综合征的情况，可在产后大出血并发休克过程中危及患者的生命？

[2]

邱爽，时立新，庄惠君，等 . 贵阳市 428 例垂体瘤术后垂体功能评估及激素替代分析 [J]. 贵州医药，2016，40(1): 63-65.

[3]

Karaca Z, Laway BA, Dokmetas HS, et al. Sheehan syndrome[J]. Nat Rev Dis Primers, 2016, 2: 16092.

[4]

1. Karaca Z, Laway BA, Dokmetas HS, et al. Sheehan syndrome[J]. Nat Rev Dis Primers, 2016, 2: 16092.
2. 付留俊，常毅娜，宋白利，等 . 腺垂体功能减退症临床特征变化分析 [J]. 中国实用神经疾病杂志，2017，20(16): 7-9.
3. Du GL, Liu ZH, Chen M, et al. Sheehan's syndrome in Xinjiang: Clinical characteristics and laboratory evaluation of 97 patients[J]. Hormones(Athens), 2015, 14(4): 660-667.

[5]

Diri H, Karaca Z, Tanriverdi F, et al. Sheehan's syndrome: New insights into an old disease. Endocrine, 2016, 51(1): 22-31.

针对老师的提问，我查了一些文献得知，席恩综合征的诊断年限为 7.0～19.7 年[6]，因此，它通常被认为是一种慢性疾病。然而，在某些情况下，急性席恩综合征可危及生命[7]，尽管十分罕见，但值得临床医生学习和警惕。

2017 年《BMC 妊娠与生育》（*BMC Pregnancy and Childbirth*）发表了一篇关于 21 例急性席恩综合征的文献综述，其症状在产后出血的 4～18 天中位时间内出现，表现为危及生命的癫痫发作、昏迷和呼吸衰竭，通过初步复苏和产后大出血治疗后，经适当的激素替代治疗，方得以缓解，其中肾上腺功能不全 12 例，尿崩症 4 例，甲状腺功能减退 2 例，全垂体功能低下 3 例。21 例患者中有 12 例出现了低血压，提示低血压是急性席恩综合征的危险因素。产后大出血、贫血和低血压可减少流向垂体的血流量，导致腺体坏死。为预防急性席恩综合征，产科医生在治疗产后大出血时应努力预防贫血和低血压（图 24-2）。

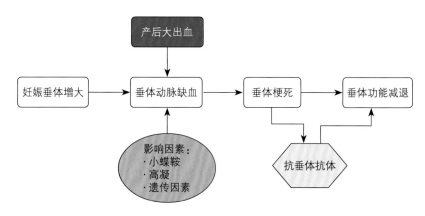

图 24-2　席恩综合征的病因机制

（宋金玲）

病例25　高催乳素血症

◇ 初诊再现

靖女士，25 岁，否认性生活，2020 年 11 月 6 日就诊，LMP 2020 年 1 月 5 日。

主诉：月经紊乱 3 年，停经 10 个月。

现病史：12 岁初潮，平素月经周期 6～7/30 天，量中，无痛经。

22 岁时开始出现月经不规则，周期 3～5 天 /2～3 个月，经量少，经期有头痛，无视野缺损及视力改变。否认特殊用药、脑炎及脑外伤史。

查体：身高 170 cm，体重 51 kg，BMI 17.6 kg/m²。面部无痤疮，体毛不重，双乳挤压有泌乳。

辅助检查：

2020 年 10 月 27 日盆腔超声：子宫大小正常，子宫内膜厚 0.4 cm，双侧卵巢呈多囊样改变。

性激素检查：FSH 9.35 IU/L，LH 12.82 IU/L，E_2 37 pg/ml，P 0.64 ng/ml，T 0.73 ng/ml，PRL 165.6 ng/ml[1]。甲状腺功能正常。

2020 年 11 月 2 日复查，PRL 144.9 ng/ml。

2020 年 11 月 5 日垂体平扫 + 动态增强 MRI：鞍区动态增强，显示垂体右叶强化减低，大小约 12 mm×13 mm×13 mm。印象：垂体右翼占位，符合垂体催乳素瘤表现。

> [1]
> PRL 的正常值上限通常为 25~30 ng/ml。

◇ **抽丝剥茧**

本例特点：

1．继发性闭经，伴泌乳。

2．PRL 重复化验 2 次均升高，且＞100 ng/ml。

3．垂体 MRI　右翼占位 1.2 cm×1.3 cm×1.3 cm。

◇ **按迹循踪**

诊断：

1．高催乳素血症[2]。

2．垂体腺瘤。

处理：

1．眼科评估，检查视野。

2．溴隐亭 1.25 mg bid 口服。

3．1 个月后复查 PRL。

> [2]
> 高 PRL 血症的常见病因有：
> 1. 生理性
> 2. 药物性
> 3. 病理性
> ➤ 下丘脑或邻近部位疾病；
> ➤ 垂体疾病：垂体腺瘤、空泡蝶鞍；
> ➤ 原发性甲状腺功能减退；
> ➤ 慢性肾功能不全；
> ➤ 肝硬化、肝性脑病；
> ➤ 异位 PRL 分泌；
> ➤ 胸壁疾病或乳腺慢性刺激；
> ➤ 多发性内分泌腺瘤 I 型；
> ➤ 其他。
> 4. 特发性

◇ **醍醐灌顶**

你为何给她溴隐亭 1.25 mg bid 的药物用量？

溴隐亭属于多巴胺受体激动剂，是治疗高催乳素血症的首选药物，尤其对将来有生育需求患者，很多证据显示不会引起出生缺陷，但存在一定的不良反应（如胃肠道反应和体位性低血压），所以一般从小剂量开始，治疗用途也很广泛，具体见表 25-1。如果口服溴隐亭的不良反应不能在短期内消失，可尝试阴道用药或者在医生指导下换用克瑞帕、卡麦角林等药物。

表 25-1　溴隐亭的使用

适应证	治疗阶段	溴隐亭用法、用量（就餐时口服）		
		剂量（片/次）	用法（次/天）	用药天数
高催乳素血症及催乳素腺瘤	起始治疗	0.5	2	3~7 天（根据药物耐受程度）
	常规治疗	2~2.5	2~3	直至催乳素下降至正常值，并巩固治疗 3 个月
	递减治疗	按常规治疗剂量，每次减半片	2	每 2 个月减量半片
	维持治疗	0.5	1	直至试停药后，催乳素水平仍然维持正常
高催乳素月经周期紊乱及不孕不育	起始治疗	0.5	2	3~7 天（根据药物耐受程度）
	常规治疗	1~2.5	2~3	直至催乳素下降至正常值，并巩固治疗 3 个月
	维持治疗	0.5	1	直至月经周期恢复正常和（或）重新排卵
催乳素水平正常的不孕不育		0.5	1~2	月经周期第 1 天开始用药，直至排卵恢复或妊娠
抑制溢乳		1	2	14

你解释的从小剂量开始是没错的，但应告知患者治疗剂量应该多大。如果 3~5 天没有明显不适，应该逐渐加量至至少每日 2 片，1 个月后再复查。如果患者持续使用每日 1 片的剂量，是不够的。

老师，我听说也有不少患者在神经外科做手术治疗，还有做什么伽玛刀的，对此应该怎么选择呢？

当患者有视神经的明显压迫症状，或者无法耐受药物治疗，或者药物治疗对于降低血清催乳素水平或缩小腺瘤体积不满意时，或者垂体大腺瘤抬高视交叉、且药物性治疗无明显缩小并有备孕计划时可考虑经鼻蝶窦手术 [3]。但手术也有局限性，可能无法切除所有腺瘤组织，尤其是巨腺瘤患者，导致在术后数年内复发。这时应用更多的是伽马刀，利用放射性同位素钴 -60 立体高精度定向放射治疗，尤其精准靶向小体积病灶，相对安全且有效。此外，手术或放射治疗均存在垂体低功能的副作用，有时是不可逆的，也挺麻烦的。所以目前药物治疗仍是首选。

[3]
1. 中国垂体腺瘤协作组 . 中国垂体腺瘤外科治疗专家共识 [J]. 中华医学杂志 , 2015, 95(5): 324-329.
2. Luger A, Broersen LHA, Biermasz NR, et al. ESE clinical practice guideline on functioning and nonfunctioning pituitary adenomas in pregnancy[J]. Eur J Endocrinol, 2021, 185(3): G1-G33.

（黄　睿）

病例26　卵巢早衰

◇ 初诊再现

刘女士，38 岁，G3P1，LMP 2020 年 3 月。

主诉：断乳后闭经 1 年余。

现病史：既往月经规律，痛经（ + ），2015 年出现月经不规律，6 ~ 15 天 /1 ~ 2 个月，未诊治。此后自然受孕，2017 年 6 月剖宫产一女孩，产后 1 年恢复月经，1 年来月经 4 次，产后 2 年停止哺乳后闭经。2020 年 6 月使用地屈孕酮 20 mg×8 天，无撤退性出血。

既往史：有剖宫产史，否认慢性疾病史。

查体：身高 158 cm，体重 55 kg，BMI 22.03 kg/m²。

妇科检查：阴道萎缩，宫颈光滑。

辅助检查：

2020 年 4 月 TVS 提示：子宫内膜 0.36 cm，双侧卵巢未见异常。

2020 年 4 月性激素检查：FSH 116.9 mIU/ml，LH 40.74 mIU/ml，T 0.3 nmol/l，E_2 64.25 pmol/L，P 0.29 nmol/L，PRL 104.8 μIU/ml，甲状腺功能正常。

◇ 抽丝剥茧

本例特点：

1. 38 岁，产前即有月经稀发，产后哺乳 2 年，其中后 1 年月经稀发，后闭经 1 年余。

2. 不伴有泌乳，PRL 水平正常。

3. 性激素符合绝经期改变。

◇ 按迹循踪

诊断：卵巢早衰（ premature ovarian failure，POF ）[1]。

处理：

1. 完善激素补充治疗（ hormone replacement therapy，HRT ）前检查，若无禁忌证，开始 HRT 治疗。

2. HRT 治疗后每年定期体检，进行安全性评估。

[1]
POF：40岁以下女性出现闭经≥4个月；间隔 4 周以上 FSH 水平>40 U/L，伴有雌激素降低及绝经症状。

◇ 醍醐灌顶

患者没有任何更年期症状且有痛经，也需要进行 HRT 吗？是不是 POF 都要进行 HRT 治疗？

HRT 对于年轻的 POF 患者而言，不仅仅是为了缓解其类似绝经的症状，更重要的是预防过早出现的骨质疏松症、心血管疾病及泌尿生殖道萎缩等，改善性生活质量。另外，规律的月经对于年轻女性而言也是重要的心理暗示，有助于改善总体的身心健康，提高生活质量。痛经并非 HRT 的禁忌证，我们可以鉴别是否合并子宫内膜异位症或子宫腺肌病等情况，必要时可以考虑放置曼月乐等方式辅助调节，但不至于为此轻易放弃对年轻女性雌激素的补充，其获益是更广泛和持久的。

◇ **复诊接续**

患者无禁忌证，用芬吗通 2/10 治疗 4 个月，服药期间月经周期 9/23 天，无痛经，通常在服用白片 9 天左右出血，随后更换为下一周期的红片。要求缩短月经经期，延长月经周期。

患者采用芬吗通治疗，为何会出现经期延长、周期缩短呢，是否应该服完白片呢？

这种情况建议复查性激素六项，有可能 POF 的患者经 HRT 治疗后，残留卵泡的功能抑制状态解除，FSH 和 LH 下降。也有可能衰退卵巢内残留卵泡 FSH 受体的功能复苏，恢复排卵。而患者月经周期缩短，提示有内源性孕激素撤退，边吃药边监测基础体温（BBT）可能会有帮助。

美国妇产科医师学会（American College of Obstetricians and Gynecologists，ACOG）推荐 [2] 早发性卵巢功能不全（premature ovarian insufficiency，POI）和 POF 患者可接受 FMR1 基因前突变的筛查。目前患者已经育有一女，是否需要检测该基因呢？

[2]

American College of Obstetricians and Gynecologists Committee on Genetics. ACOG committee opinion. No. 338: Screening for fragile X syndrome. Obstet Gynecol, 2006, 107: 1483.

[3]

Nelson LM. Clinical practice: primary ovarian insufficiency. N Engl J Med, 2009, 360: 606.

[4]

1. Gersak K, Meden-Vrtovec H, Peterlin B. Fragile X premutation in women with sporadic premature ovarian failure in Slovenia. Hum Reprod, 2003, 18: 1637.
2. Marozzi A, Vegetti W, Manfredini E, et al. Association between idiopathic premature ovarian failure and fragile X premutation. Hum Reprod, 2000, 15: 197.

75% ~ 90% 的 POF 病例病因是未知的 [3]，在众多候选致病基因中，FMR1 基因是目前临床意义相对最明确的。在散发性 POI 女性中 FMR1 基因前突变的发生率为 2% ~ 5%，在至少有一名家族成员的 POI 女性中发生率为 12% ~ 14%[4]。FMR1 基因位于 X 染色体接近末端的区域，在 5' 非编码区第 1 外显子内含有 CGG 三核苷酸重复序列，5 ~ 44 为正常性，异常扩增后则可能表现为不同的临床表型：45 ~ 54 为中间型（14% 的中间型不稳定，母亲传递给下一代可扩增为前突变），55 ~ 200 为前突变 [临床表现为成年后震颤 / 共济失调综合征（FXTAS）或原发卵巢功能不全 (FXPOI)]，> 200 则为全突变（男性 100% 表现为智力低下的脆 X 综合征（fragile X syndrome，FXS），女性的症状比男性轻，50% 有智力低下）。对于无明显智力低下、仅表现为 POI 的女性前突变患者，CGG 重复数一方面与疾病预后相关，另一方面有可能传递给下一代成为全突变。当 CGG 重复数为 80 ~ 99 时，FXPOI

的发病风险最高，发病最早，最早进入更年期。而母体携带 C 与出生全突变患儿频率呈正相关，CGG 重复数为 55～59 时，全突变患儿频率仅为 4%，而 CGG 重复数为 100～200 时，患儿频率高达 98%[5]，因此有必要对能生育排卵的前突变或全突变患者进行产前诊断。如需人工助孕，则建议进行植入前遗传学诊断（preimplantation genetic diagnosis，PGD）。

因此，本例患者检验 FMR1 基因是有意义的。尽管对其本人的治疗没有更多帮助，但如果她确实是携带者，对其女儿的追踪检测则会更有意义。首先可以对其女儿发病的风险进行评估，必要时提早做好生育规划，并通过产前诊断与辅助生殖技术避免 FXS 患儿出生。

（申明霞）

[5]

Nolin SL, Brown WT, Glicksman A, et al. Expansion of the fragile X CGG repeat in females with permutation or intemnediate alleles. Am J Hum Genet, 2003, 72: 454-464.

病例27　继发性闭经之宫腔粘连

✧ 初诊再现

李女士，31 岁，已婚，G2P0，有生育要求，LMP 2021 年 7 月 8 日（芬吗通 2/10）。

主诉：人流术后闭经 6 个月余。

现病史：平素月经规律，7/25～26 天，量中，无痛经。2012 年人工流产 1 次，术后月经无明显改变，2012 年年底上环避孕。上环后月经量较前逐渐减少，于 2019 年 9 月行取环术。2020 年 11 月 21 日孕 7+ 周时因胚胎停育行人工流产术，术后闭经 6 个月余。2021 年 6 月 14 日给予芬吗通 2/10 红片阴道用药 2 片 / 日 + 芬吗通 2/10 白片口服 2 片 / 日，连续 1 个月，停药后月经来潮，量少，护垫量，3 天干净。

既往史：2010 年因阑尾炎行阑尾切除术，2012 年行人工流产术，2012 年底行上环术，2019 年 9 月行取环术。

查体：妇科检查无明显异常。

辅助检查：

2021 年 2 月 1 日性激素检查：FSH 8.7 mIU/ml，LH 6.5 mIU/ml，E_2 46.3 pg/ml，P 0.4 ng/ml，T 0.6 ng/ml，PRL 24.6 ng/ml。

2021 年 2 月 1 日子宫及双侧附件超声：宫腔粘连可能，建议宫腔镜检查。

2021 年 6 月 14 日子宫及双侧附件超声（用药前）：子宫内膜厚 0.4～0.6 cm，连续性中断。

2021 年 7 月 8 日子宫及双侧附件超声（用药后）：子宫内膜厚约 0.5 cm，连续性差，宫腔少量积液。

◇ 抽丝剥茧

本例特点：

1. 育龄期女性，G2P0，尚未生育，人工流产术后继发性闭经。
2. 2 次人工流产术史 + 放取环史。
3. 从性激素水平上看排除中枢性闭经及卵巢早衰。
4. 多次超声提示子宫内膜较薄，连续性差。
5. 芬吗通治疗后有月经来潮，量很少[1]。

[1]

提示子宫内膜储备差。

◇ 按迹循踪

诊断：

1. 继发性闭经。
2. 宫腔粘连（重）。
3. 多次宫腔手术史。
4. 阑尾手术史。

处理：宫腔镜检查 + 治疗。

◇ 醍醐灌顶

老师，据我所知，除了中国专家共识提出的宫腔粘连评分系统中包括病史信息外，其他国际上的指南分级系统都是手术分级，您如何就给她判定为"重度"粘连呢？

有过宫腔操作的患者出现经量减少甚至闭经，宫腔粘连的可能性非常大，月经量减少的程度以及激素治疗后经量的改善情况直接反映了子宫内膜的储备量和功能状态。闭经时间长本身就是一个宫腔粘连重的指标。虽然我们可以通过盆腔超声、子宫输卵管造影、盆腔 MRI 等手段评估子宫内膜的厚度及宫腔的形态等，但我认为临床表现的意义也非常重要。当然，最终我们会根据宫腔镜的术中所见进行系统的评估和分级。

◇ 入院接续

术中情况：宫颈管形态正常，黏膜菲薄，宫腔狭小呈窄桶状，宫腔下段近宫颈内口处可见散在子宫内膜，宫腔中上段及宫底部均为瘢痕组织，无双侧宫角形态，超声监测下钝性加锐性分离宫腔粘连，术后宫腔容积较前增大，双侧输卵管开口仍未见。

术后医嘱：①口服补佳乐 3 mg bid，连续 21 天，后 10 天加用达芙通 10 mg bid，共计 3 个月。②术后 1 个月复查宫腔镜。

[2]

Chen L, Zhang H, Wang Q. Reproductive outcomes in patients with intrauterine adhesions following hysteroscopic adhesiolysis: Experience from the largest women's hospital in China[J]. J Minim Invasive Gynecol, 2017, 24(2): 299-304.

此患者宫腔粘连相当严重。根据文献数据，宫腔镜宫腔粘连分离术后再粘连的发生率为 6.8% ~ 24.8%，而重度患者发生率可高达 62.5%[2]，下一步还能做什么吗？

1. 宫腔镜复查　是最重要的预防粘连复发的手段，择期复查宫腔镜不仅能评估前次手术的效果及子宫内膜修复的情况，还可通过膨宫分离短期内形成的疏松粘连。

2. 雌激素治疗　也是最常用的方法，雌激素能够促进子宫内膜生长与再生，有助于创面修复，方案有：

（1）雌孕激素序贯疗法：目前临床上常用戊酸雌二醇 4 mg/d 或等效激素 21 天 + 后 7~10 天加用孕激素，共 2~3 周期。

（2）单雌激素疗法：小剂量雌激素连续用药，不加用孕激素。加用孕激素主要是出于对子宫内膜的保护。

3. 放置宫内屏障　包括交联型透明质酸凝胶、球囊支架、IUD 及羊膜等，其作用及利弊如下：

（1）透明质酸钠、医用几丁糖等生物胶材料：一方面通过抑制炎症细胞的激活和聚集，减少创面渗出，达到局部止血作用；另一方面可以抑制成纤维细胞生成，减少胶原纤维的增生，减少瘢痕形成。对降低宫腔再次粘连均有积极作用，首选自交联透明质酸钠凝胶。

（2）Foley 球囊导管：通常球囊内注液量 ≤5 ml，有局部压迫止血作用，同时阻隔子宫前后壁的粘连，可以引流宫腔内出血及炎性渗出液，减少感染机会，降低再粘连形成。但导管在宫腔内留置的时间不能过长，最长 5~7 天，取出导管后还应注意预防宫腔再次粘连。

（3）COOK 球囊：一般放置 7 天至 3 个月不等。此球囊模拟宫腔形态，充盈时可起到压迫止血及屏障功能，能支撑最易发生周围型粘连的宫腔边缘，利于子宫内膜沿球囊表面生长，其特殊的材质不会与内壁形成粘连，相比节育器不易嵌顿，使子宫内壁大面积受压平衡。

（4）IUD：一般放置 1~3 个月，一定程度上阻隔宫腔创面黏附，减少再粘连形成。但节育器是宫腔异物，可能引起过度的炎症反应，还有异常出血、宫腔感染、嵌顿及子宫穿孔的风险。不推荐释放孕激素的节育器，可能对子宫内膜产生抑制作用。

（5）羊膜移植：含有干细胞样细胞，作为生物屏障，通过激活上皮细胞增殖、迁移、分化，促进子宫内膜再生，抑制炎症反应，抗纤维化，免疫组织相容性好，无须免疫抑制剂治疗。尽管目前已有研究提示此方法能减少再粘连形成，但研究报道非常有限，加之新鲜羊膜取材、储运存在交叉感染风险，因而临床使用价值受限。

4. 生长因子相关治疗　包括自体富血小板血浆（platelet-rich plasma，PRP）、粒细胞集落刺激因子（granulocyte colony stimulating factor，GCSF）及生长激素等。

（1）PRP[3]：PRP 是从新鲜全血中提取的，血小板活化后可释

[3]

1. 张盼盼，郝丽娟. 富血小板血浆在宫腔粘连中的应用及现状 [J]. 国际妇产科学杂志，2020, 47(5): 495-497, 515.

2. Santamaria X, Liu JH, Aghajanova L, et al. Should we consider alternative therapies to operative hysteroscopy for the treatment of Asherman syndrome[J]? Fertil Steril, 2020, 113(3): 511-521.

放促进组织和器官愈合的生长因子和细胞因子，因而可以增强子宫内膜的增殖和功能，修复损伤子宫内膜的细胞微环境。其优势在于操作简便；来自自身血液，无免疫排斥；活化的PRP有利于细胞的迁移和新基质的形成，促进子宫内膜生长；有效、无创且几乎不存在不良反应。但是PRP在没有健康子宫内膜细胞的纯瘢痕组织无法发挥作用，对于重度宫腔粘连患者应用价值有限。

[4]

1. Gleicher N, Vidali A, Barad DH. Successful treatment of unresponsive thin endometrium[J]. Fertil Steril, 2011, 95(6): 2123.
2. Gleicher N, Kim A, Michaeli T, et al. A pilot cohort study of granulocyte colony-stimulating factor in the treatment of unresponsive thin endometrium resistant to standard therapies[J]. Hum Reprod, 2013, 28(1): 172-177.

（2）GCSF[4]：是刺激骨髓造血细胞增殖分化的细胞因子。GCSF宫腔灌注也可促进促血管生成因子的分泌，不仅能够加快组织重塑和血管生成，而且促进了新的基底动脉再生，使子宫内膜获得充足养分，从而使子宫内膜增生，并在一定程度上改善子宫内膜的容受性，提高临床妊娠率。

（3）生长激素：为单一肽链的蛋白质类激素，可促进新陈代谢及生长发育，与受体结合后可利用旁分泌或自分泌方式激活细胞的分裂与增殖。生长激素在子宫内膜上有表达，与受体结合后促进子宫内膜腺体增生及血管修复，可提高子宫内膜对雌激素的敏感性，在促进子宫内膜发育方面有良好的疗效。

5. 干细胞治疗　子宫内膜基底层具有干细胞活性，局部子宫内膜干细胞增殖修复障碍可导致粘连。将干细胞宫腔注射，通过分泌趋化因子募集细胞，分化为子宫内膜干细胞，从而具有促进子宫内膜增生修复和逆转子宫内膜纤维化的潜在治疗作用。骨髓间充质干细胞和经血干细胞已被应用于临床，人羊膜间充质干细胞和人脐带间充质干细胞等干细胞研究仍处于动物实验阶段，但潜能巨大。干细胞治疗是宫腔粘连治疗的新方向，目前仍处于起步阶段。

6. 局部物理治疗　即仿生物电刺激疗法，又称神经肌肉电刺激联合生物反馈治疗。通过刺激血管平滑肌的收缩和松弛，加速血液流动，增加盆底、阴道、子宫内膜和子宫肌肉的血液循环，进而改善子宫内膜的血流灌注，起到促进子宫内膜修复和增加内膜厚度的作用。

👤　宫腔粘连术后雌激素或人工周期促进子宫内膜生长预防宫腔粘连，是不是雌激素剂量越大效果就越好呢？

🎓　以前确实是这样认为的。研究显示，宫腔操作术后使用雌激素可减少粘连的风险。我在年轻时跟老师学的方法是每次3 mg，每日3次，连续3个月。现在在生殖中心，部分子宫内膜薄的患者短期内还有用到18 mg/d的大剂量。可越来越多的研究提示，单纯增加雌激素的剂量对降低粘连的复发率并无成比例的帮助，反而可能加速子宫内膜纤维化过程，促进再粘连形成[5]。另外，大剂量雌激素治疗存在胃肠道反应、肝和肾功能受损、血

[5]

陈芳，段华，张颖，等．不同水平雌激素在宫腔粘连形成中的作用及相关机制 [J]．中华妇产科杂志，2010, 45(12): 917-920.

栓形成、心血管事件等相关风险，因此用药前需完善检查，严格评估患者的情况，把握适应证，并且服药期间严密监测，必要时及时调整药物剂量，甚至停药。目前仍无统一的临床推荐剂量，以戊酸雌二醇为例，推荐的每日剂量在 4 ~ 8 mg[6]。

（杨　蕾）

[6]

中华医学会妇产科学分会 . 宫腔粘连临床诊疗中国专家共识 [J]. 中华妇产科杂志 , 2015, 50(12): 881-887.

病例28　继发性闭经之卵巢性索间质肿瘤

◇ 初诊再现

徐女士，41 岁，离异，G3P0，无生育要求。

主诉：继发性闭经伴睾酮升高 6 年。

现病史：患者 13 岁初潮，既往月经欠规律，3/23 ~ 37 天，量中，无痛经。6 年前孕期嗓音较前低沉，阴蒂增大，未予重视。2015 年闭经至今，伴毛发增多，就诊于外院。曾口服达英 -35，有撤退性出血，量少，血清睾酮较前明显升高，自行停药。2017 年 8 月 3 日我院性激素检查示 FSH 7.99 IU/L，LH 5.96 IU/L，E_2 55.06 pg/ml，P 0.85 ng/ml，T 4.34 ng/ml。2017 年 9 月 20 日检查示 T 7.19 ng/ml，17α- 羟孕酮、血总皮质醇、24 h 尿皮质醇、ACTH、硫酸脱氢表雄酮（DHEAS）等均未见异常。2017 年 8 月 19 日 PET/CT 示子宫饱满，子宫、双侧附件区未见明显异常代谢增高灶，其余部分未见异常。2017 年 6 月 6 日肾上腺薄层扫描 + 增强 MRI 未见明显异常。建议手术探查，告知存在术中无阳性病灶可能。患者要求继续观察，并定期于当地妇幼医院检查，盆腔影像学检查均未发现异常。2018 年底痤疮、脱发严重，全身毛发重，2021 年起症状进一步加重。2021 年 8 月 20 日于我院门诊复查，FSH 0.37 IU/L，P 0.22 ng/ml，T 12.07 ng/ml ↑，LH 0.21 IU/L，PRL 10.3 ng/ml，DHEAS 181 μg/dl，AMH 1.52 ng/ml，E_2（Ⅱ）95 pg/ml，SHBG 14.6 nmol/L ↓。2021 年 8 月 20 日 TVS 示子宫内膜 0.5 cm，余未见明显异常。2021 年 9 月 8 日全身 MRI 示子宫大小、形态大致正常，右侧附件区未见异常信号影。左侧卵巢较对侧饱满，左侧卵巢内 DWI 结节状高信号灶（404 im 344），伴 ADC 值偏低，大小约 2.1 cm × 1.5 cm。门诊向患者详细交代病情，可直接手术探查，亦可行卵巢静脉取血测雄激素水平，患者要求行卵巢静脉采血。

既往史：体健，无特殊。

查体：身高 158 cm，体重 82 kg，BMI 32.8 kg/m²。面部严重痤疮，多发，后背痤疮重，下颌及上唇胡须重。乳晕周围大量长毛，硬。脐下长毛多。阴蒂 1.5 cm × 1.2 cm × 1.2 cm，阴毛浓密，阴道、子宫及双侧附件未扪及异常。

✧ 抽丝剥茧

本例特点：

1. 外观男性化明显，面容剧烈变化：严重多毛（口周、乳周、脐下）、阴蒂增大、嗓音低沉，面、胸、背部痤疮，脱发、闭经。
2. 血清睾酮明显升高，甚至高于男性水平。
3. 否认外源性雄激素应用史。

✧ 按迹循踪

诊断：

1. 高雄激素血症，左侧卵巢性索间质肿瘤？
2. 肥胖症。

✧ 醍醐灌顶

　你能解释一下为什么能快速锁定卵巢来源的肿瘤方向吗？

　此患者的外观特点是典型且严重的男性化表现，对比她多年前的照片，那种变化可以说是触目惊心的。临床表现和实验室检查相对应，重点就是判断雄激素的来源。这种程度的雄激素升高，完全可以排除 PCOS 的可能性，而 DHEAS 正常，则可以排除是肾上腺来源雄激素升高的可能性（表 28-1）[1]。

[1]

乔杰，李蓉 . PCOS 高雄激素血症的特征及鉴别诊断 . 实用妇产科杂志 2005, 21(9): 524-526.

表 28-1　雄激素产生部位及活性

	睾酮	双氢睾酮	雄烯二酮	脱氢表雄酮	硫酸脱氢表雄酮
卵巢（%）	25	–	50	5~10	0
肾上腺（%）	25	–	50	90~95	100
靶组织（%）	50	100	–	0	0
相对活性强度（以 T 为 1）	1	2.5	0.1	0.05	0

　　而卵巢分泌雄激素的肿瘤主要来源于卵巢性索间质，起源于原始性腺中的性索和间质组织，分别在男性和女性各自衍化成不同类型的细胞，并形成一定的组织结构。女性的性索间质细胞分化为颗粒细胞和卵泡膜细胞，男性则分化为支持细胞和间质细胞，进而可各自形成女性的颗粒细胞瘤和卵泡膜细胞瘤，或男性的支持细胞瘤和间质细胞瘤，亦可混合构成颗粒 - 卵泡膜细胞瘤或卵巢支持 - 间质细胞瘤。由于性索间质有多向分化潜能，所以性索间质肿瘤的类别也相当多（框 28-1）。

> **框 28-1　性索间质肿瘤的分类**
> - 颗粒细胞瘤
> - 卵泡膜细胞瘤
> - 卵巢支持 - 间质细胞瘤
> - 卵巢两性母细胞瘤
> - 卵巢硬化性间质瘤
> - 环管状性索细胞瘤
> - 卵巢类固醇细胞瘤

　　我其实觉得此人卵巢肿瘤的可能已经非常大了，只不过总体体积不大，影像学报告得不那么肯定罢了。鉴于她已经 41 岁，其实腹腔镜探查并手术的风险并不高 [2]，但她还愿意术前再确认一下，对咱们来说也不是坏事罢了。

[2]

反方观点：肉眼不一定分得出来哪一侧是异常的，术前明确诊断是必要的。

　　确实是这样的，如果是更年轻的女性，如果没有证据显示有肿瘤，直接腹腔镜探查甚至切除附件是有一定风险的，更有因高雄激素血症切除双侧附件后仍找不到来源的个案，都令我们更加谨慎。我们曾经尝试过卵巢静脉取血，但并非想象得那么容易，而且也需要手术，所以患者很难接受。现在既然放射科能有方法协助我们实现非手术方法卵巢取血检测，不是更好嘛！

◇ 复诊接续

　　2021 年 9 月 17 日放射科行经卵巢静脉采血 [3]。术中抽取左侧卵巢静脉血 5 ml，下腔静脉肾血管水平以下静脉血 5 ml。

[3]

1. Tng E, Tan JM. Dexamethasone suppression test versus selective ovarian and adrenal vein catheterization in identifying virilizing tumors in postmenopausal hyperandrogenism——a systematic review and meta-analysis. Gynecol Endocrinol, 2021, 37(7): 600-608.
2. Chen S, Li R, Zhang XB, et al. Combined ovarian and adrenal venous sampling in the localization of adrenocorticotropic hormone-independent ectopic cushing syndrome. J Clin Endocrinol Metab, 2018, 103(3): 803-808.

表 28-2　2021 年 9 月 24 日性激素检查

	孕酮 (ng/ml)	皮质醇 (ng/ml)	醛固酮 (ng/ml)	17α- 羟孕酮 (ng/ml)	雄烯二酮 (ng/ml)	睾酮 (ng/ml)	双氢睾酮 (ng/ml)	硫酸脱氢表雄酮 (ng/ml)	雌酮 (ng/ml)
下腔静脉肾血管水平	0.09	141.2	0.035	1.56	3.39	12.9	0.532	794	0.124
左侧卵巢静脉	0.51	170.1	0.069	45.72	79.78	>248	3.627	808	0.195
外周静脉	<0.05	123.3	0.043	0.56	2.35	13.02	0.369	712	0.135

　　后患者择期入院，行腹腔镜手术探查。术中见左侧卵巢 3.5 cm × 2.5 cm × 2 cm，较右侧卵巢体积明显增加，可见左侧卵巢旁静脉血管怒张，但表面未见明显肿瘤。左侧输卵管外观未见明显异常（图 28-1），左侧卵巢较右侧卵巢明显增大，左侧卵巢旁静脉血管怒张，遂行左侧附件切除术。术后恢复平顺，术后第 2 天复查，血清睾酮 0.53 ng/ml。术后病理：（左侧附件）符合卵巢类固

醇细胞瘤。

　　卵巢类固醇细胞瘤来源于黄素化的卵巢间质细胞、卵巢门细胞或肾上腺皮质残迹等。绝大多数为单侧发生。一般体积较小，多位于卵巢内（指肿瘤周围由正常卵巢组织包绕）或卵巢门部位。某些患侧卵巢大小及外观基本正常，剖开后方可见体积很小的肿瘤，给术前影像学检查和术中发现肿瘤带来一定困难。现在看来与患者的病程特点是相符的。

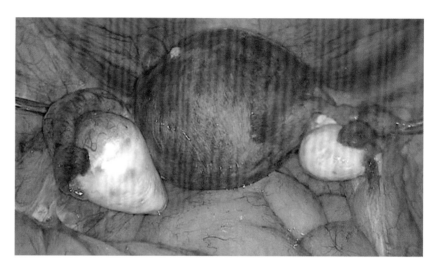

图 28-1　术中所见子宫和双侧附件

　　目前病理类型已明确，我们只做了附件切除，你觉得手术范围够了吗？是否还需要其他辅助治疗？

　　该肿瘤常为单侧，手术范围扩大并不改善患者的预后。因此，对于有生育要求者，术中检查对侧卵巢未见异常，可行保留生育功能手术。对于本例单侧内生肿瘤，Ia 期行附件切除应该足够了。对于年龄较大、无生育要求或临床分期较晚者，才需要行包括全子宫 + 双侧附件切除的肿瘤细胞减灭术。术后肿瘤分化不良者，应辅助放、化疗并长期随访。

（徐万东）

第 2 章

不孕不育

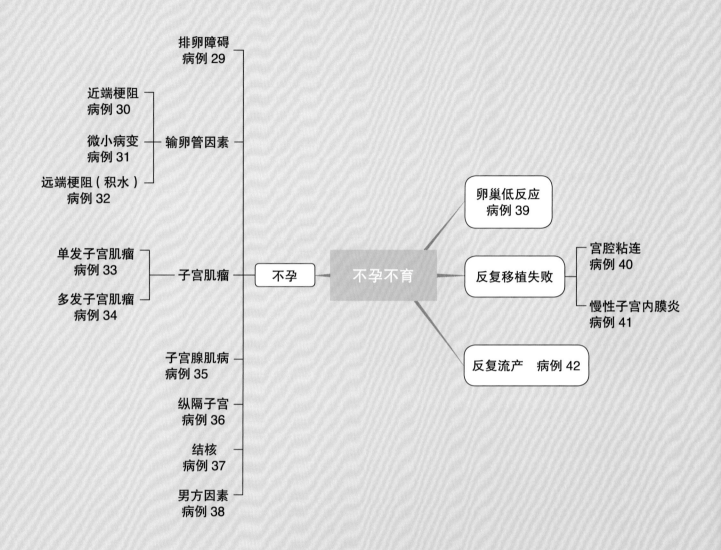

排卵障碍
病例 29

近端梗阻
病例 30

微小病变
病例 31

输卵管因素

远端梗阻（积水）
病例 32

单发子宫肌瘤
病例 33

子宫肌瘤

多发子宫肌瘤
病例 34

子宫腺肌病
病例 35

纵隔子宫
病例 36

结核
病例 37

男方因素
病例 38

不孕

不孕不育

卵巢低反应
病例 39

反复移植失败

宫腔粘连
病例 40

慢性子宫内膜炎
病例 41

反复流产　病例 42

第2章目录导图

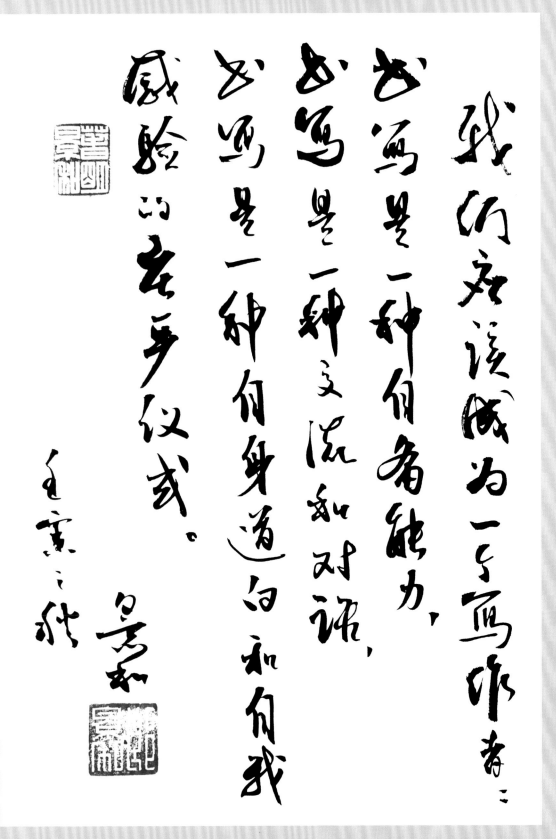

我们应该成为一个写作者：书写是一种自备能力，书写是一种交际和对话，书写是一种自身道白和自我感验的庄严仪式。

病例29 排卵障碍

◇ 初诊再现

刘女士，29 岁，G0，2021 年 5 月 19 日就诊。

主诉： 计划妊娠 4 年未孕，LMP 2021 年 5 月 18 日。

现病史： 14 岁月经初潮，7 ~ 9/40 ~ 60 天，量中，无痛经。2017 年结婚，婚后计划妊娠，性生活 1 ~ 2 次 / 周，未避孕至今未孕。自测基础体温（BBT）单相，曾监测排卵，诉卵泡不成熟（具体不详），未行促排卵治疗。2020 年 7 月于外院行子宫输卵管造影，提示双侧输卵管通畅。丈夫精液检查正常。

查体： 身高 158 cm，体重 70 kg，BMI 28.04 kg/m^2。面部痤疮（+）。唇上小须，体毛不重，乳晕及脐周无长毛。乳房 V 级，无泌乳。

妇科检查： 外阴、阴道发育正常，宫颈光滑，子宫及双侧附件区未扪及明显异常。

辅助检查：

妇科阴道超声：双侧卵巢呈多囊样改变。

性激素检查（D2）：AMH 16.51 ng/ml[1]（参考范围 0.09 ~ 8.33 ng/ml，贝克曼 DXI800），FSH 6.25 IU/L，LH 14.38 IU/L[2]，E$_2$ 32.0 pg/ml，P 0.65 ng/ml，T 1.11 ng/ml（参考范围 0.10 ~ 0.75 ng/ml，贝克曼 DXI800），PRL 20.2 ng/ml。

甲状腺功能、肝和肾功能、血脂、空腹血糖及胰岛素、餐后 2 h 血糖及胰岛素正常。

◇ 抽丝剥茧

本例特点：

1. 育龄期已婚女性，原发不孕 4 年，BMI 28.04 kg/m^2。
2. 月经稀发，BBT 单相，双侧卵巢超声下呈多囊样改变。性激素特点：LH 高，LH/FSH>2，雄激素高（但未超过正常范围 2 倍），AMH 高。
3. 双侧输卵管通畅。
4. 男方精液正常。

◇ 按迹循踪

诊断：

1. 原发性不孕。
2. 排卵障碍[3]。
3. 多囊卵巢综合征。
4. 肥胖。

---

[1]

1. 有学者认为中国 PCOS 人群 AMH 参考范围为 6.88 ng/ml，目前指南尚不推荐单独使用 AMH 作为 PCOM 或 PCOS 的诊断标准。
2. Cui Y, Shi Y, Cui L, et al. Age-specific serum anti Müllerian hormone levels in women with and without polycystic ovary syndrome[J]. Fertil Steril, 2014, 102(1): 230-236. e2
3. 对于 25 ~ 40 岁女性，辅助生殖治疗中推荐的 AMH 评价水平正常值：7.14~21.42 pmol/L（1.0~3.0 ng/ml）；低于正常值：4.998 ~ 6.43 pmol/L（0.7 ~ 0.9 ng/ml）；低水平：2.14 ~ 4.28 pmol/L（0.3 ~ 0.6 ng/ml）；极低水平：<2.14 pmol/L（< 0.3 ng/ml）。
4. 王含必，邓成艳. 抗苗勒管激素的生理及在临床应用中的新进展 [J]. 生殖医学杂志，2021, 30(2): 257-261.

[2]

LH 参考范围（IU/L）
卵泡期：2.12 ~ 10.89
排卵期：19.18 ~ 103.03
黄体期：1.20 ~ 12.86
绝经期：10.87 ~ 58.64

[3]

1. WHO 将排卵障碍分为三类：
   （1）WHO I 型（中枢衰竭型）排卵障碍（10%）。
   （2）WHO II 型（下丘脑 - 垂体 - 卵巢轴功能障碍）排卵障碍（85%），以 PCOS 最常见。
   （3）WHO III 型（卵巢早衰）排卵障碍（5%）。
2. 许茜亚. 排卵障碍性不孕症的诊疗策略 [J]. 实用妇产科杂志，2020, 36(5): 328-332.

处理：

1. 孕前咨询，生活方式干预：饮食控制、运动和行为干预，减重。
2. 改善高雄激素情况　优思悦调经 3 个月。

◇ 醍醐灌顶

本例 PCOS 患者抗雄激素治疗中短效口服避孕药选择了优思悦，为啥不选具有较强抗雄激素作用的达英 -35 呢？

达英 -35 中的环丙孕酮可抑制卵巢和肾上腺来源的雄激素合成，并阻断雄激素在外周靶器官的作用，其抗雄激素作用较强，既往一直作为 PCOS 抗雄激素治疗的首选。但是，自 2018 年 PCOS 国际循证指南推出以来，达英 -35 因炔雌醇剂量偏高，深静脉血栓等的风险更高，不再推荐作为 PCOS 的一线用药，只用于中重度多毛或痤疮的治疗。

而优思悦是含有 20 μg 屈螺酮，也有一定的降雄激素效果，足以改善 PCOS 的症状和体征，所以变为新的一线推荐。

本例患者口服优思悦 3 个月，除了调经及改善高雄激素情况，还会有其他获益吗？

对于体胖的女性，改善生活方式、减重是一线治疗，体重下降 5% ~ 10%，可有自发排卵的机会，给患者 3 ~ 6 个月时间，积极减重，期间采用天然孕激素、地屈孕酮或 COC 管理好月经、保护子宫内膜非常重要。对即将接受促排卵治疗的 PCOS 患者，COC 预处理可提高后期促排卵的效果。用药期间虽抑制排卵，但相当于卵巢在养精蓄锐，自我调整。COC 中的雌激素成分可以抑制 FSH 的分泌，孕激素成分可以抑制 LH 的分泌。经预处理的 PCOS 女性高雄激素血症和基础窦卵泡数（AFC）显著减少。如行辅助生育技术（ART），可显著提高种植率和妊娠率，重度卵巢过度刺激综合征（ovarian hyperstimulation syndrome，OHSS）明显降低，单胎小月份胎儿发生减少[4]。

[4]

1. 张巧利，贾婵维，周丽颖，等 . 口服避孕药和雌激素预处理在辅助生殖技术中的应用进展 [J]. 生殖医学杂志 ,2018,27(10): 1037-1041.
2. 王秋敏，石玉华 . 抗苗勒管激素在不同表型多囊卵巢综合征助孕治疗中的预测意义 [J]. 实用妇产科杂志 ,2020,36(2): 115-118.

◇ 复诊接续

2021 年 5 月至 2021 年 8 月通过饮食 + 运动疗法减重 10 kg，BMI 24.03 kg/m²；优思悦 1 片 / 天；复合维生素片（爱乐维）1 片 po qd。

2021 年 9 月性激素检查（D2）：AMH 14.35 ng/ml，FSH 9.40 IU/L，LH 7.17 IU/L，E_2 46.0 pg/ml，P 1.40 ng/ml，T 0.72 ng/ml，PRL 8.6 ng/ml。来曲唑 2.5 mg/d × 5 天，卵泡发育不良。

2021 年 10 月来曲唑 5 mg/d×5 天，卵泡发育成熟排出，指导同房未孕。

经过口服优思悦 3 个月预处理后复查血 LH 降至 10 IU/L 以下，AMH 较前下降不明显，哪个指标对来曲唑的使用会影响更大？

PCOS 不孕患者的排卵障碍与下丘脑 - 垂体 - 卵巢轴（HPO 轴）功能障碍有关[5]。一方面，PCOS 患者垂体对促性腺激素释放激素（GnRH）超敏，导致 LH 分泌过量，垂体正反馈 LH 峰提早出现，从而增加卵泡闭锁和卵泡黄素化的发生率[6]。另一方面，早卵泡期 LH 水平过高，引起卵巢膜细胞及卵巢间质细胞分泌雄激素增多。雄激素在芳香化酶作用下转化为雌激素。过多的雌激素反馈作用于下丘脑和垂体的雌激素受体，使 LH 分泌进一步增加，同时 FSH 分泌受到抑制，导致卵泡不能正常发育，最终由于无排卵或稀发排卵导致患者不孕[7]。AMH 是窦前卵泡分泌的反映卵巢储备功能的中长期指标，可反映 PCOS 的特质，但很难短期内发生改变，而 LH 变化是性腺轴的动态指标之一，自然会在服用抑制性腺轴的药物后发生改变。针对 PCOS 不孕患者，在促排卵治疗前纠正体内内分泌紊乱，改善其性激素水平，降低 LH，可增加妊娠率并降低自然流产率，可有效改善排卵及妊娠结局[8,9]。

另外，PCOS 患者高血清 AMH 水平降低了卵泡对循环 FSH 的敏感性，可阻止卵泡选择，导致优势卵泡发育停滞[10]。AMH 水平升高使 LH 脉冲分泌明显升高，进而与卵泡膜细胞产生的雄激素增加密切相关[11]。

优思悦中含有的屈螺酮是一种醛固酮拮抗剂，与孕激素结构类似，可有效降低 LH，抑制雄激素活性，且对脂代谢有利；也能有效改善子宫内膜黏膜修复与组织愈合，改善其血流状态，利于子宫内膜功能恢复，增加其容受性，与改善胚胎生长发育环境、加大胚胎存活率有利有关。口服优思悦可抑制 LH 和雄激素的分泌，降低 LH 水平，增加雄激素的代谢清除率，降低雄激素的生物效应，缓解 PCOS 的高雄激素症状。

来曲唑（LE）至今在说明书上都没有促排卵这一使用指征，为什么首选它作为 PCOS 的一线促排卵用药呢？

目前的指南共识推荐诱导排卵治疗作为 PCOS 不孕患者的一线治疗。

氯米芬（CC）和 LE 都是非常常用的促排卵药物，两者之间的对比研究也是大家关心的热门话题。

[5] Di Pietro M, Pascuali N, Parborell F, et al. Ovarian angiogenesis in polycystic ovary syndrome[J]. Reproduction, 2018, 155(5): 199-209.

[6] 靳镭，徐蓓. 黄体生成素在卵泡发育中的作用及早卵泡期黄体生成素预处理[J]. 生殖医学杂志，2014, 23(12): 940-943.

[7] 杨波，陈慧春，王德佳，等. 来曲唑促排卵治疗对多囊卵巢综合征患者黄体生成素、孕酮、子宫内膜厚度及妊娠结局影响的研究[J]. 河北医学，2019, 25(5): 855-859.

[8] 张娟娟，董丽，张娟，等. 两种预处理方案在多囊卵巢综合征治疗中的临床疗效对比[J]. 中国临床医生杂志，2020, 48(10): 1237-1241.

[9] Jin P, Xie Y. Treatment strategies for women with polycystic ovary syndrome[J]. Gynecol Endocrinol, 2018, 34(4): 272-277.

[10] 李红然，张育婧，李春美，等. 多囊卵巢综合征不孕患者血清抗苗勒管激素水平与药物诱导排卵反应的关系[J]. 中华实用诊断与治疗杂志，2020, 34(3): 308-311.

[11] 王含必，邓成艳. 抗苗勒管激素的生理及在临床应用中的新进展[J]. 生殖医学杂志，2021, 30(2): 257-261.

[12]

中华医学会妇产科学分会内分泌学组及指南专家组.多囊卵巢综合征中国诊疗指南[J].中华妇产科杂志,2018,53(1): 2-6.

[13]

多囊卵巢综合征相关不孕治疗及生育保护共识专家组,中华预防医学会生育力保护分会生殖内分泌生育保护学组.多囊卵巢综合征相关不孕治疗及生育保护共识[J].生殖医学杂志,2020,29(7): 843-851.

虽然 CC 是 PCOS 诱导排卵的传统一线用药，但自 2000 年首次报道 LE 应用于不孕患者的促排卵治疗以来，LE 以促排卵效果确切、发生多胎妊娠及卵巢过度刺激综合征少、对子宫内膜影响小而逐渐跻身一线用药。2018 年 PCOS 中国诊疗指南指出，LE 可作为 PCOS 诱导排卵的一线用药，并可用于 CC 抵抗或失败患者的治疗[12]。2020 年 PCOS 相关不孕治疗及生育保护共识也是将 LE 推为 PCOS 患者的一线促排卵药[13]。LE 和 CC 的简要比较见表 29-1。

表 29-1　LE 和 CC 的比较

	LE	CC
作用机制	通过抑制芳香化酶，阻止雄激素向雌激素转化	对雌激素有弱的激动与强的拮抗双重作用
主要作用部位	可能主要在卵巢，保留下丘脑及垂体反馈调节的完整性	下丘脑和子宫
子宫内膜和宫颈分泌物	几乎无明显影响	子宫内膜薄化（不利于胚胎着床，影响输卵管蠕动）、宫颈黏液黏稠（精子不易生存与穿透）
形成卵泡	单个卵泡发育为主	可有多个卵泡发育
促排卵适应证	说明书没有促排卵选项	说明书可以用促排卵
半衰期	约 45 h	长达 2 周，在体内持续作用 1～2 个月
子宫内膜癌发病率	暂无研究表明会增加	可能增加（但无统计学意义）
卵巢癌发生率	暂无研究表明会增加	连续使用 12 个周期增加

[14]

乔杰,马彩虹,刘嘉茵,等.辅助生殖促排卵药物治疗专家共识[J].生殖与避孕,2015,35(4): 211-223.

而有的人坚持认为，LE 还有一定的致畸作用。其实，并未有文献证实 LE 可导致先天性畸形率增加。LE 的半衰期相对较短，因此一旦有优势卵泡正处于快速发育阶段，该药物就可以明显抑制糖蛋白的生成，使小卵泡发生闭锁，以此来确保单一优势卵泡的正常生长与稳定发育，从而也避免出现 OHSS。LE 诱导排卵，每患者活产率、排卵率、单卵泡发育率优于 CC，多胎妊娠率低于[14]CC。对于因无排卵性不孕而不伴有其他不孕因素的 PCOS 患者，LE 是诱导排卵的一线药物。

2018 年美国生殖医学会（ASRM）和欧洲人类生殖和胚胎学协会（ESHRE）联合制定了《多囊卵巢综合征评估和管理国际指南》，明确指出：芳香化酶抑制剂（AI，包括来曲唑和阿那曲唑）可有效诱导排卵；而 LE 是使用最广泛的用于诱导排卵的芳香化酶抑制剂。但由于 LE 促排卵目前仍属于超说明书用药，因而给患者使用前建议知情同意，做好解释工作。

（黎　鳌）

◇ 抽丝剥茧

本例特点：

1. 原发性不孕，卵巢储备及排卵功能正常，盆腔检查无特殊体征。

2. 男方精液正常，可排除男方因素导致不孕可能。

3. 超声及子宫输卵管碘油造影均提示双侧输卵管积水可能。

◇ 按迹循踪

诊断：

1. 女性原发性不孕。

2. 输卵管积水。

◇ 醍醐灌顶

输卵管性不孕占女性不孕的 25%～35%，是女性不孕最主要的病因之一。引起不孕的输卵管病变包括输卵管近端梗阻、远端梗阻、全程阻塞、输卵管周围炎、输卵管功能异常和先天性输卵管畸形，其中以远端梗阻（输卵管积水）最常见。

2015 年美国辅助生殖年度报表中，因各种因素而接受 IVF 治疗每移植周期的妊娠率达到 50%[1]，输卵管性不孕患者 1 次 IVF 后妊娠率是 40%～50%，活产率为 30%，累积妊娠率可达 80%[1, 10]，其中异位妊娠率为 2.3%～3.7%[2]。而输卵管远端梗阻手术治疗后的总体自然妊娠率为 25%～29%，异位妊娠率为 9%～11%，活产率为 22%～28%[3]。伴随卵巢功能下降，自然妊娠率降低，年龄大于 38 岁的女性活产率低于 19.2%[4]，故对高龄或卵巢储备功能低下或合并其他不孕因素者强烈建议 IVF。

本例患者年轻，不孕时间短，且不具有其他预后差的因素，首先尝试手术治疗是合理的。

你说得没错，尽管针对输卵管性不孕，IVF 总体具有更高的成功率，但毕竟不是自然妊娠，即便创伤小，但仍存在卵巢过度刺激、多胎妊娠、费用相对较高、需要注射的药物较多等缺点。手术的优势是提高自然受孕的可能性，术后不需要反复就诊，且每个月均可试孕，并有多次妊娠的机会，但其缺点是缺乏经验的医生实施手术可能会影响效果，也面临出现出血、感染、脏器损伤和麻醉反应等相关并发症的风险。另外，输卵管术后异位妊娠的风险也相对增加，而且手术无法同时兼顾如排卵障碍、男方精液异常等其他影响妊娠的因素。因此，选择 IVF 或手术治疗前需要充分考虑患者的年龄、卵巢功能、男方精子质量、是否合并其他不孕因素、输卵管病变的位置及程度、手术医生的经验以及每种治疗的并发症、成功率、异位妊娠的风险、费用及患者的意愿。

[1]

李蓉 , 乔杰 . 助孕技术在输卵管性不孕的应用和评价 [J]. 实用妇产科杂志，2011, 27(8): 3.

[2]

Schippert C, Soergel P, Staboulidou I, et al. The risk of ectopic pregnancy following tubal reconstructive microsurgery and assisted reproductive technology procedures[J]. Arch Gynecol & Obstet, 2012, 285(3): 863-871.

[3]

Johnson JA, Tough S. Delayed childbearing[J]. J Obstetr Gynaec Canada, 2012, 34(1): 80-93.

[4]

Johnson JA, Tough S. Delayed childbearing[J]. J Obstetr Gynaec Canada, 2012, 34(1): 80-93.

此病例中超声提示双侧输卵管积水的包块大小并不一致，我们有可能在术前就大致推测出其手术预后吗？

[5]

American Fertility Society. The American Fertility Society classifications of adnexal adhesions, distal tubal occlusion, tubal occlusion secondary to tubal ligation, tubal pregnancies, Mullerian anomalies and intrauterine adhesions[J]. Fertil & Steril, 1988, 49(6): 944-955.

目前输卵管病变的严重程度主要采用手术中所见分级，常用的是美国生殖医学协会提出的输卵管远端梗阻评分系统[5]。该评分系统根据腹腔镜所见对输卵管远端病变和盆腔粘连情况进行评分（表32-1）。

表 32-1　输卵管远端损伤分级标准

输卵管部位	部分管状态	评分（分）
管腔	部分阻塞	2
	完全阻塞	5
黏膜	皱襞正常	0
	皱襞减少	5
	皱襞缺失	10
管壁	正常	0
	薄壁	5
	厚壁或僵硬	10

注：Ⅰ期，2～5分；Ⅱ期，7～10分；Ⅲ期，12～15分；Ⅳ期，≥15分

　　轻度输卵管远端梗阻（Ⅰ、Ⅱ期）腹腔镜下表现为输卵管轻度积水、输卵管管腔扩张轻微（≤3 cm）、管壁柔软、黏膜皱襞存在且输卵管内膜丰富、周围粘连疏松的轻度损害。文献报道，轻度的输卵管周围粘连或伞端缩窄经粘连分离和伞端成形后自然妊娠率可达50％。对此类患者，输卵管伞端成形术具有相对最佳的临床价值。而重度输卵管远端梗阻（Ⅲ、Ⅳ期）腹腔镜下表现为输卵管管腔明显扩张（＞3 cm）、管壁增厚和纤维化、伞端纤毛缺失和管周广泛致密粘连，术后宫内妊娠率为0~22％。对此类患者通常建议行输卵管根部切断或切除后IVF。HSG造影片中，对积水管腔的形态能够较好地显示，但并不容易评估输卵管壁的厚度和黏膜情况等，所以术前还是需要多重准备，充分告知和解释。如果患者能充分信任和理解，即便选择输卵管造口成形，也能接受必要时切断或切除，则是最佳的"态度"。从输卵管管腔扩张的程度来看，尽管＜3 cm属于轻度，但临床上过于狭小的远端梗阻（小于0.5～1 cm）的输卵管，造口成形后效果往往不如明显扩张的病例。而过度扩张的管腔往往意味着积水时间长，黏膜缺失明显，造口成形的效果也不会太好。所以还是术中的评估和个体化处理最重要。总体上说，术中对输卵管病损程度的评估至关重要，专业的医生选择合适的患者可以达到比较理想的术后妊娠率。输卵管手术后累积妊娠率在1年内上升最明显，2年内到达平台期，因此术后尝试自然妊娠的最佳时机为1年内，超过1年仍不孕者

可推荐 IVF，2 年仍不孕者则强烈推荐 IVF，而且通常需要重新评估输卵管有无积水复发的问题。

输卵管积水在 IVF 前一定要处理吗？我确实见过 IVF 妊娠合并输卵管积水的病例。如果患者不想再次手术，带着积水的输卵管要求移植，失败的概率到底有多大？

因输卵管因素接受 IVF 治疗的女性有 25% 存在 B 超下可见的输卵管积水。荟萃分析[6]发现，伴有输卵管积水者［通过超声或（及）HSG 或（及）腹腔镜诊断］较无积水者胚胎移植术后临床妊娠率降低 50%（无输卵管积水组为 31.2%，有输卵管积水组为 19.7%），且自然流产率增加（输卵管积水组为 43.7%，对照组为 31.1%），而 B 超可识别的输卵管积水者比未见积水者胚胎移植术后妊娠率下降更显著（OR 0.33 ～ 0.46，CI 0.21 ～ 0.96）[7]。输卵管积水影响移植成功率的原因为：机械冲刷作用、子宫内膜容受性降低和对胚胎的毒性作用。在我们中心，对于 IVF-ET 前输卵管积水的评估和处理是非常重视的，加之考虑试管婴儿的成本与效价比，通常不会接受带着积水的输卵管进行移植。

输卵管切除术对卵巢功能的影响真的有那么大吗？总感觉既然能接受根部切断，不如全部切除，以免留下残存输卵管而成为继发感染、恶变的祸根。

输卵管切除术对卵巢储备功能的影响一直存在争议。有文献报道，输卵管切除术有损伤卵巢血供的可能，输卵管切除术后同侧卵巢窦卵泡数和卵巢血供减少，促排过程中卵巢反应性降低。但 2016 年发表的一篇荟萃分析[8]发现输卵管切除与未切除的患者使用促排卵药物剂量和获卵数均无显著差异。我认为，输卵管切除术是否对卵巢功能有影响，取决于卵巢的基础储备能力、输卵管与卵巢的粘连程度以及手术的具体手法和细节。对于以不孕为主诉、实现生育为主要诉求的患者而言，远期并发症并不作为制定决策的主要考虑因素。如果患者已有卵巢储备功能下降后局部粘连严重，则没有必要刻意行输卵管切除，根部切断已具有明确的阻断输卵管对胚胎移植不利影响的作用。当然，对于大多数患者而言，有经验的生殖外科医生精细地完成输卵管切除手术，对卵巢的影响应该是很小的，但我们参考的临床研究中很难对术者的细节差异进行区分，这也是可以理解的。

输卵管切除时应紧贴输卵管肌层外围进行，保留输卵管浆膜层及卵巢供应血管，以避免影响卵巢功能，尽量切至输卵管角部以预防残留输卵管妊娠的发生。卵巢及输卵管伞端粘连明显时可

[6]

Camus E, Poncelet C, Goffinet F, et al. Pregnancy rates after in-vitro fertilization in cases of tubal infertility with and without hydrosalpinx: A meta-analysis of published comparative studies[J]. Hum Reprod, 1999, 14(5): 1243-1249.

[7]

Stempels FC, de Wit AS, Swierstra MS, et al. A sensitive and less cytotoxic assay for identification of proliferating T cells based on bioorthogonally-functionalized uridine analogue. I Immunol Methods, 2022, 502: 113228.

[8]

Yoon S, Lee JY, Kim S, et al. Does salpingectomy have a deleterious impact on ovarian response in invitro fertilization cycles[J]? Fertil Steril, 2016, 106(5): 1083-1092.

[9]

Chen J, Huang D, Shi L, et al. Cornual suture at the time of laparoscopic salpingectomy reduces the incidence of interstitial pregnancy after in vitro fertilization[J]. J Minim Invasive Gynecol, 2018, 25(6): 1080-1087.

酌情保留少许输卵管伞端组织，以避免骨盆漏斗韧带内的卵巢血管的损伤。手术中对盆腔粘连的分离应适可而止，不追求脏器的解剖复位。据报道，输卵管切除术时对输卵管间质部与峡部之间予不吸收线缝扎[9]，术后可有效地预防残留输卵管妊娠的发生，输卵管间质部妊娠的概率也明显下降（2.23% vs. 7.24%）。

输卵管积水除手术治疗外，好像还有近端介入栓堵的方法，何时会考虑这种方法呢？

[10]

林小娜，黄国宁，孙海翔，等.输卵管性不孕诊治的中国专家共识 [J]. 生殖医学杂志，2018, 27(11): 9.

依据 2018 年输卵管性不孕诊治的中国专家共识[10]，辅助生殖治疗中输卵管积水的处理方法选择为：①输卵管切除和近端阻断术都是胚胎移植术前输卵管预处理的首选（1A）。②输卵管栓塞术可作为特殊病例的选择性处理方式（2C）。③输卵管积水穿刺抽吸也可提高胚胎移植术后的妊娠率，但限于非积水复发的患者（2B）。④输卵管腔内注射硬化剂也可作为治疗输卵管积水的方法之一（2C）。

多数研究指出使用结扎和电凝的方法近端阻断对卵巢储备功能都没有影响，但有一项 RCT 发现电凝后卵巢体积缩小，窦卵泡数减少。目前的证据显示输卵管切除和阻断手术的并发症、术后异位妊娠发生率和远期影响没有显著性差异。

胚胎移植术前行 Essure 栓堵术后妊娠率为 34% ～ 36%，较未行治疗的输卵管积水患者明显升高，但低于采用输卵管切除或近端阻断的患者。因为栓塞术应用的患者多数为不宜手术者，而且操作相对简单，局麻下即可进行，作为手术难度大或拒绝手术的患者的选择性处理有可取之处，但其应用仍有争议。国内文献报道采用铂金微弹簧圈行输卵管栓堵术后流产率为 8%，而临床妊娠率与双侧输卵管阻塞组相比无统计学差异（41% vs 39%）[11]。但是，另有荟萃分析报道 Essure 栓堵后流产率达到 25% ～ 38%[12]，可能与节育器残端裸露于宫腔有关，也有少数患者因为子宫位置异常而操作失败。因此，不推荐用于所有输卵管积水患者的预处理，仅用于术前评估经腹手术困难、易有损伤的患者。

[11]

李强，匡延平，杨慧琳，等.输卵管栓塞术在体外受精 - 胚胎移植前处理输卵管积水中的应用 [J]. 中华妇产科杂志，2008, 43(6): 4.

[12]

Goynumer G, Kayabasoglu F, Aydogdu S, et al. The effect of tubal sterilization through electrocoagulation on the ovarian reserve[J]. Contraception, 2009, 80(1): 90-94.

（徐万东）

病例33　子宫肌瘤（Ⅱ-Ⅴ型）

陈女士，41 岁，G4P1，有生育要求。LMP 2021 年 10 月 21 日 ×24 天。

主诉：月经量增多 8 个月，不规则阴道流血 2 个月，试孕 2 年未孕。

现病史：既往月经规律，7/28 天，量中（约 20 片日用卫生巾），无痛经。

2021 年 3 月开始无诱因出现经量增多，约为既往月经量的 2 倍，伴有血块及下腹坠痛，经期及周期无明显改变。2021 年 4 月检查示 Hb 50 g/L，口服"铁剂、叶酸"纠正贫血。2021 年 5 月复查血常规正常。2021 年 7 月开始月经周期缩短至 23 ~ 24 天。2021 年 9 月开始月经淋漓不净，量时多时少，伴血块、头晕。在外院口服妈富隆 1 ~ 2 片 / 天共 1 个月、优思明 1 ~ 2 片 / 天共 10 天，效果欠佳。当月行"清宫术"，阴道流血仍无改善。2021 年 11 月 7 日查 Hb 107 g/L，给予醋酸亮丙瑞林 1 针皮下注射，1 周后阴道流血明显减少。当月行宫腔镜检查，提示"黏膜下肌瘤"。近 2 年未避孕。

查体：身高 169 cm，体重 63 kg，BMI 22 kg/m²，子宫略增大，活动，无压痛。

辅助检查：2021 年 11 月 27 日血常规：Hb 120 g/L。

2021 年 11 月 23 日盆腔 MRI：子宫黏膜下可见大小约 5.6 cm 肌瘤，凸向宫腔内。

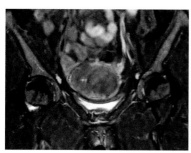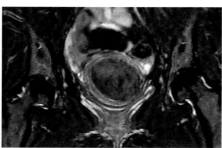

图 33-1　盆腔 MRI 所示子宫肌瘤凸向宫腔

◇ 抽丝剥茧

本例特点：

1. 月经紊乱　经量增多、周期缩短、经期延长，继发贫血。
2. COC、刮宫无效。
3. MRI 提示子宫肌瘤约 5.6 cm，既凸向宫腔、也外凸于浆膜外。

诊断：

1. 异常子宫出血 [1]。
2. 子宫肌瘤（FIGO 分型 Ⅱ - Ⅴ 型）。
3. 继发不孕。
4. 轻度贫血。

处理：择期行腹腔镜肌瘤剔除术，术中通液。

术中见：左前壁一约 6 cm 大小 Ⅱ - Ⅴ 型肌瘤 [2] 1 枚，通液示双侧输卵管通畅（图 33-2）。

[1]
AUB 的分类：
器质性异常导致的 AUB（PALM）
➢ 息肉（AUB-P）
➢ 子宫腺肌病（AUB-A）
➢ 子宫肌瘤（AUB-L）
➢ 恶变和癌前病变（AUB-M）
非器质性异常导致的 AUB（COEIN）
➢ 凝血障碍（AUB-C）
➢ 排卵障碍（AUB-O）
➢ 子宫内膜局部异常（AUB-E）
➢ 医源性（AUB-I）
➢ 未分类（AUB-N）

[2]
子宫肌瘤的分型（FIGO 9 型分类方法）：
➢ 0 型：有蒂黏膜下肌瘤
➢ Ⅰ 型：无蒂黏膜下肌瘤，向肌层扩展 ≤50%
➢ Ⅱ 型：无蒂黏膜下肌瘤，向肌层扩展 >50%
➢ Ⅲ 型：肌壁间肌瘤，位置靠近宫腔，瘤体外缘距子宫浆膜层 ≥5 mm
➢ Ⅳ 型：肌壁间肌瘤，位置靠近宫腔，瘤体外缘距子宫浆膜层 <5 mm
➢ Ⅴ 型：肌瘤贯穿全部子宫肌层
➢ Ⅵ 型：肌瘤凸向浆膜
➢ Ⅶ 型：肌瘤完全位于浆膜下（有蒂）
➢ Ⅷ 型：其他特殊类型或部位的肌瘤（子宫颈、宫角、阔韧带肌瘤）

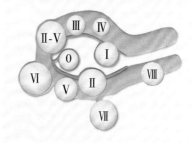

术后建议：避孕 1 年。

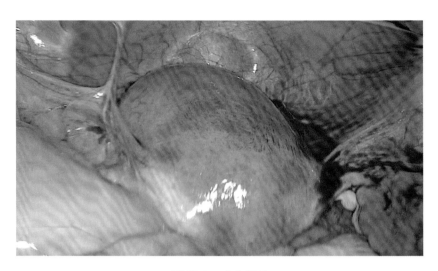

图 33-2　术中所见

👤　此人子宫肌瘤黏膜下生长并继发经量多、贫血，手术指征明确，那么对于有生育要求的肌瘤患者，孕前是否手术处理肌瘤应该如何决策呢？

🎓　有证据表明，整个妊娠期肌瘤大小保持稳定（变化 <10%）的比例为 50%～60%，增大的比例为 22%～32%，而缩小的比例为 8%～27%[1-3]。较大的肌瘤（直径 >5 cm）更有可能生长，而较小的肌瘤更可能保持稳定大小[4]。妊娠期间肌瘤体积平均会增大 12%，极少有肌瘤体积增大超过 25%[5, 6]。妊娠期肌瘤的生长模式很可能不为线性[1-3, 5, 7-9]。对于体积增大的肌瘤，生长主要发生在早期妊娠，而中期和晚期妊娠时几乎不会进一步增加[3]。因此并非所有的子宫肌瘤都需要在孕前处理掉。一般认为改变了宫腔形态的肌瘤（FIGO 分型 0- Ⅲ型）对生育力的影响更大，手术可有效逆转这种损害。相反，肌瘤越接近浆膜面，影响似乎就越小。2017 年"子宫肌瘤的诊治中国专家共识"指出，子宫肌瘤患者准备妊娠时，若肌瘤直径 ≥4 cm，建议剔除。

[3]

Ciavattini A, Carpini DG, Clemente N, et al. Growth trend of small uterine fibroids and human chorionic gonadotropin serum levels in early pregnancy: An observational study. Fertil Steril, 2016, 105: 1255.

👤　此患者超声一直提示为黏膜下肌瘤，您为何选择腹腔镜手术呢？

🎓　对于 FIGO 0 型、Ⅰ型或部分Ⅱ型的患者，首选宫腔镜下肌瘤切除术，既微创，又可优化患者的生育力。但此患者的肌瘤较大，贯穿整个肌层，一面凸向黏膜下，一面又外凸于浆膜外，FIGO 分型中属于Ⅱ-Ⅴ型，并不适合宫腔镜切除。而单发的肌瘤正适合腹腔镜切除，不值得为此开腹[4]，尤其对于没有生育要求的患者。

[4]

2017 年"子宫肌瘤的诊治中国专家共识"指出，对于肌瘤数目较多、肌瘤直径大（如 >10 cm）、特殊部位的肌瘤、盆腔严重粘连、手术难度增大或可能增加未来妊娠时子宫破裂风险者宜行开腹手术。

您觉得此患者的 AUB 都能用肌瘤来解释吗?

确实不能，黏膜下肌瘤主要表现为月经过多，可伴有经期延长、淋漓不尽等，但无法解释周期缩短的现象，结合患者 41 岁的年龄，不除外合并卵巢功能下降的可能，可进一步检查激素水平等进行评估。术后先观察月经量的变化，监测排卵，记录 BBT，寻找其他导致 AUB 的原因，必要时可能还需要配合月经周期的药物管理。

附：参考文献

[1] Lev-Toaff AS, Coleman BG, Arger PH, et al. Leiomyomas in pregnancy: Sonographic study. Radiology, 1987, 164: 375.

[2] Aharoni A, Reiter A, Golan D, et al. Patterns of growth of uterine leiomyomas during pregnancy. A prospective longitudinal study. Br J Obstet Gynaecol, 1988, 95: 510.

[3] Rosati P, Exacoustòs C, Mancuso S. Longitudinal evaluation of uterine myoma growth during pregnancy. A sonographic study. J Ultrasound Med, 1992, 11: 511.

[4] Strobelt N, Ghidini A, Cavallone M, et al. Natural history of uterine leiomyomas in pregnancy. J Ultrasound Med, 1994, 13: 399.

[5] Hammoud AO, Asaad R, Berman J, et al. Volume change of uterine myomas during pregnancy: Do myomas really grow? J Minim Invasive Gynecol, 2006, 13: 386.

[6] Ciavattini A, Delli Carpini G, Clemente N, et al. Growth trend of small uterine fibroids and human chorionic gonadotropin serum levels in early pregnancy: An observational study. Fertil Steril, 2016, 105: 1255.

[7] Neiger R, Sonek JD, Croom CS, et al. Pregnancy-related changes in the size of uterine leiomyomas. J Reprod Med, 2006, 51: 671.

[8] De Vivo A, Mancuso A, Giacobbe A, et al. Uterine myomas during pregnancy: A longitudinal sonographic study. Ultrasound Obstet Gynecol, 2011, 37: 361.

[9] Benaglia L, Cardellicchio L, Filippi F, et al. The rapid growth of fibroids during early pregnancy. PLoS One, 2014, 9: e85933.

（杨润乔）

病例34　多发性子宫肌瘤

◇ **初诊再现**

毕女士，39岁，G0，2021年12月13日就诊。

主诉： 未避孕6年未孕，LMP 2021年12月6日。

现病史： 月经13岁初潮，平素月经规则，4~5/28天，量中，偶有痛经。2015年结婚，夫妻同居，性生活2~3次/周，未避孕，至今未孕。2019年曾行子宫输卵管造影，提示双侧输卵管通畅。丈夫精液检查正常，未处理。2年前体检盆腔超声示子宫多发肌瘤，最大直径约3 cm。2021年11月经阴道超声示子宫多发肌瘤，较大者6.0 cm×6.3 cm×5.4 cm。患者否认使用激素史，无月经改变、异常子宫出血、尿频、便秘或腹泻等不适。

查体： 身高165 cm，体重60 kg，BMI 22.04 kg/m^2。面部无痤疮。体毛不重。乳房V级，无泌乳。

妇科检查： 外阴发育正常，阴道畅，内见少许白色分泌物，宫颈光滑，子宫正常大小，宫口闭，无接触性出血，子宫前位，质韧，增大如孕9$^+$周，宫底欠规则，无压痛，活动可，双侧附件区未扪及明显异常。

辅助检查：

肿瘤标志物、TCT、HPV（－）。

妇科经阴道超声检查：子宫大小6.0 cm×7.1 cm×6.5 cm，子宫内膜厚约1.1 cm，肌层内见多处低回声，较大者右侧壁近宫底6.0 cm×6.3 cm×5.4 cm，形态规则，边界清，考虑子宫多发肌瘤。

盆腔常规MRI：结合带完整，子宫多发肌瘤，较大者位于子宫后壁，凸出子宫轮廓，大小约6.6 cm×6.0 cm×6.7 cm。

性激素：AMH 2.97 ng/ml（参考范围0.09~8.33 ng/ml，贝克曼DXI800）。

◇ **抽丝剥茧**

本例特点：

1. 育龄期已婚女性，原发不孕6年。

2. 排卵、输卵管、精液正常。

3. 多发肌瘤，最大直径约6 cm。

◇ **按迹循踪**

诊断：

1. 原发性不孕。

2. 多发性子宫肌瘤。

处理： 建议择期行宫腹腔镜手术，术中剔除子宫肌瘤。

该患者子宫肌瘤经术前影像学评估为 FIGO Ⅳ、Ⅵ型，无宫腔受压，患者无月经改变及压迫症状，必须选择手术治疗吗?

子宫肌瘤与不孕之间的关系尚存争议，所以应该先对不孕夫妇进行全面的评估，再确定子宫肌瘤在其中的作用。子宫肌瘤常与不孕和反复妊娠丢失相关，肌壁间子宫肌瘤即使没有宫腔受压，也可通过引起子宫异常蠕动与收缩、影响子宫内膜厚度及血供、免疫因素、影响子宫内膜容受性分子水平等方式对妊娠造成负面影响。目前国内外对有生育要求的无症状无宫腔受压肌壁间子宫肌瘤的处理尚无一致的指南推荐，因为支持和反对肌瘤切除者的证据各执一词，难以定论，但普遍的共识是应根据患者的年龄、肌瘤的大小和位置等情况采取个体化的治疗方案。对于位于宫腔内或凸向宫腔影响其形态的肌瘤，还是支持予以切除；但对于不影响宫腔形态的肌瘤，小于 4 cm 者，可以直接行 IVF；而对直径大于 4 cm 的肌壁间肌瘤，多主张行手术剔除，有助于提高妊娠率[1]。此患者 39 岁，原发不孕，多发子宫肌瘤，较大者都在 6 cm 以上，手术指征还是很明确的。

另外，年龄增加会增加不孕、子宫肌瘤和自然流产的风险[2]。不孕和其他生殖功能障碍往往与多种因素有关，因此，在针对肌瘤进行不孕治疗之前，需对伴侣双方进行全面的不孕不育检查。肌瘤剔除常有肌瘤复发问题，如能适时地妊娠和足月分娩，可使肌瘤复发的风险降低，故最好在即将积极备孕时再治疗肌瘤。术后妊娠率随着年龄的增长而下降，<35 岁的妊娠率为 62%，>35 岁的为 33%[3]。患者已 39 岁，有强烈的生育要求，卵巢储备功能尚可，且已排除其他不孕因素，尽早手术治疗获益最大。

[1]

1. 褚春芳，吴玉梅 . 无宫腔受压肌壁间子宫肌瘤对妊娠影响的研究进展 [J]. 中国医药导报，2019, 16(24).
2. 郎景和 . 子宫肌瘤的诊治中国专家共识 [J]. 中华妇产科杂志，2017, 12: 793-800.

[2]

Olive DL. The surgical treatment of fibroids for infertility[J]. Semin Reprod Med, 2011, 29(2): 113-123.

[3]

曹泽毅 . 中华妇产科学（下册）[M]. 北京：人民卫生出版社，2014: 2224-2235.

◇ 手术接续

月经后入院，行腹腔镜下子宫肌瘤剔除术 + 宫腔镜检查。术中见子宫不规则增大如孕 10 周，表面见多发肌瘤样结节凸起，直径 1~7 cm 不等。最大者位于右侧宫底部，剔除肌瘤共 15 枚（FIGO Ⅳ、Ⅴ、Ⅵ型），未进宫腔。双侧阔韧带后叶及骶韧带散在子宫内膜异位灶，予电凝切除。双侧输卵管及卵巢外观正常，通液后伞端均见亚甲蓝溶液流出，宫腔镜检查未见明显异常。术后嘱避孕 6 个月，后可积极试孕，必要时 IVF 助孕。

术后病理：（子宫肌瘤）符合平滑肌瘤；（左侧骶韧带子宫内膜异位病灶）符合子宫内膜异位灶；（子宫内膜）少许增殖期子宫内膜，CD138（－）。

◇ 醍醐灌顶

此患者术后的建议，您是倾向于自然试孕还是积极 ART？

[4]
中国医师协会生殖医学专业委员会.
高龄女性不孕诊治指南 [J]. 中华生殖
与避孕杂志 , 2017, 37(2): 87-100.

此患者 >35 岁、原发不孕 6 年，EFI 病史评分为 0。虽然盆腔以多发肌瘤为主，EM 手术评分不低，AMH 也不低，但总体而言，我还是会建议其积极考虑 IVF 助孕，术后避孕期间可先行取卵冻胚 [4]。

该患者多发子宫肌瘤，术中剔除了 15 枚之多，是不是复发的风险很大，尤其在超促排卵过程中？

[5]
施兴华 , 黄海燕 , 张帅赛. 子宫肌瘤剔除术后残留复发的影响因素分析 [J].
中国当代医药 , 2021, 28(21): 115-117.

[6]
吴媚燕 . 子宫肌瘤剔除术后复发的危险因素 Logistic 分析 [J]. 中国处方药 ,
2019, 17(05): 151-152.

的确如此，年龄 <40 岁、肌瘤数目 ≥4 个、肌壁间肌瘤等均为子宫肌瘤剔除术后残瘤复发的高危因素 [5]，但毕竟患者仍有生育要求，不能切除子宫。有研究显示，术后妊娠是减少子宫肌瘤剔除术后复发的保护性因素 [6]，所以近期的主要目标是促进妊娠，即便在助孕过程中有非生理性雌激素水平的暴露也是要承受的。GnRH-a 可以通过抑制促性腺激素分泌，进而抑制雌激素水平，对抑制肌瘤生长有利，还可直接作用于子宫内膜平滑肌，增加细胞凋亡，抑制血管生成等起到预防肌瘤复发的作用 [7]。患者术后需严格避孕 6 个月，期间是使用 GnRH-a 的好时机，但也不能长期使用，因低雌激素的不良反应较明显，也会因为过度抑制性腺轴而推迟助孕的时间。

[7]
黄金兰 , 黄惠英 , 柯昌娜 . GnRH-a 预防子宫肌瘤挖除术后多发肌瘤复发的效果 [J]. 中国继续医学教育 , 2021,
13(24): 144-147.

（黎　鹦）

病例35　子宫腺肌病合并不孕

◇ 初诊再现

石女士，38 岁，G0，有生育要求。

主诉： 继发痛经 9 年，未避孕未孕 4 年。

现病史： LMP 2021 年 8 月 22 日。

平素月经规律，4/30 天，量中，2012 年开始出现痛经伴经量增多，进行性加重，VAS 9 分，经前 1～2 天开始痛经，伴恶心、呕吐，持续至月经干净后 10 天，伴尿频不适，无明显肛门坠胀感和性交痛。

2013 年超声提示子宫腺肌病，未治疗。

结婚 9 年，解除避孕 4 年，性生活 2 次 / 周，男方精液正常。

2019 年 6 月 22 日经阴道超声：子宫呈球形增大，13.7 cm × 14.3 cm × 11.3 cm，前壁肌层厚约 7.2 cm，后壁厚约 3.7 cm，可见栅栏样声影，CA125 60.7 U/ml。

2019 年 8 月 26 日因原发不孕、子宫腺肌病于我院行 IVF，分别于 2019 年 7 月、2020 年 4 月及 2020 年 6 月取卵 3 次，目前有 7 枚冷冻囊胚，尚未移植。

2020 年 6 月开始予 GnRH-a（达菲林）治疗，共 14 针，末次为 2021 年 6 月 23 日。2021 年 7 月 12 日经阴道妇科超声：子宫呈球形增大，8.1 cm×9.2 cm×6.9 cm，前壁肌层厚约 5.2 cm，后壁肌层厚约 2.3 cm。

查体：身高 165 cm，体重 67 kg，BMI 24.61 kg/m^2。

妇科检查：子宫增大如孕 12 周，质硬，活动尚可。

辅助检查：2019 年 8 月 2 日性激素检查（D2）：FSH 12.14 IU/L，LH 1.96 IU/L，E$_2$ 55 pg/ml，AMH 1.13 ng/ml。

◇ 抽丝剥茧

本例特点：

1. 继发性痛经，进行性加重，痛经，VAS 9 分。
2. 伴有经量增多和膀胱压迫症状。
3. 子宫如孕 12 周大小，GnRH-a 14 针后仍如孕 12 周，停药 2 个月已恢复月经。
4. 已行 IVF，攒冷冻囊胚 7 个。

◇ 按迹循踪

诊断：

1. 原发不孕[1]。
2. 子宫腺肌病。

处理：患者 GnRH-a 保守治疗未达到理想效果，考虑手术剔除部分腺肌症病灶，建议 MRI 评估。

◇ 醍醐灌顶

　根据《子宫腺肌病伴不孕症诊疗中国专家共识》（框 35-1）[2]，本例患者 GnRH-a 治疗不能使子宫缩小至正常大小，是该考虑做手术了。不过为什么打了 14 针才考虑手术呢？

[1]

子宫腺肌病引起不孕的原因有：

1. 子宫肌层结构和功能异常　肌层增厚，宫腔内解剖形态异常，子宫输卵管传输和功能受损。子宫增大，结合带区功能障碍，宫颈 - 宫底蠕动波频率加快，蠕动增强，干扰配子运输和胚胎着床。
2. 子宫内膜容受性改变　病灶局部激素代谢改变，雌激素相对增加和孕激素相对不足降低了子宫内膜容受性，使子宫内膜发育与胚胎不同步，影响蜕膜化。
3. 子宫局部炎症和免疫功能紊乱　子宫内膜活性氧与抗氧化平衡被破坏，氧自由基增多，损害精子和受精卵，抑制胚胎发育和妊娠维持。子宫内膜免疫系统过度激活，细胞因子及免疫球蛋白，特别是自身抗体能够导致早期胚胎着床障碍及流产。

[2]

子宫腺肌病伴不孕症诊疗中国专家共识编写组 . 子宫腺肌病伴不孕症诊疗中国专家共识 [J]. 中华生殖与避孕杂志 , 2021, 41: 287-295.

框 35-1　子宫腺肌病伴不孕的处理策略

年龄≤35岁，卵巢储备正常且未合并其他不孕因素	子宫体积＜孕12周	GnRH-a 治疗 3～6 个月后期待自然妊娠 超过 12 个月未孕，考虑 IVF-ET
	子宫体积≥孕12周，或腺肌瘤≥6 cm	GnRH-a 3～6 个月后仍未接近正常，保守手术后用 GnRH-a 3～6 个月或者更长时间，待子宫接近正常及瘢痕修复后期待妊娠不超过 6 个月或直接 IVF
年龄＞35岁，或伴有卵巢储备下降，或合并其他不孕因素	先积累冻存胚胎，后续 GnRH-a 3～6 个月	子宫体积接近正常，行 FET
		不理想，保守性手术 + GnRH-a 3～6 个月或更长时间，待子宫接近正常及瘢痕修复后行 FET

　　患者 2020 年 6 月第 3 次取卵后共配成冷冻囊胚 7 枚，子宫大小为 11.9 cm×12.7 cm×10 cm，给予 GnRh-a 6 针后复查子宫大小：8.6 cm×9.7 cm×6.6 cm。因子宫体积仍明显大于正常，建议患者行保守性手术治疗。患者咨询北京协和医院及北京妇产医院医生后，得知手术后有妊娠率低及妊娠子宫破裂等风险，故拒绝手术治疗，要求继续 GnRh-a 治疗。10 针后 2021 年 2 月 18 日子宫大小为 7.8 cm×9.2 cm×7.3 cm，考虑子宫仍较大，继续给予 GnRh-a 治疗共 14 针后，子宫 8.1 cm×9.2 cm×6.9 cm，子宫体积仍未接近正常，患者接受保守手术治疗。

　　这里要说一下子宫腺肌病保守手术后的妊娠子宫破裂风险。子宫腺肌病保守手术后妊娠子宫破裂的风险（6.8%）[3] 远高于子宫肌瘤剔除术（约 0.26%）。目前认为子宫腺肌瘤病灶切除后子宫肌层厚度 [4] 应至少＞7 mm，以防止后续妊娠破裂，较为安全的厚度范围是 9～15 mm。

你知道为什么建议 MRI 对子宫腺肌病进行评估吗？

　　MRI 对软组织的分辨率较高，可以多方位、多参数进行成像。与超声影像相比，其对病变位置的显示更加清晰、准确。一项纳入 23 篇文章的系统评价显示，MRI 诊断子宫腺肌病的敏感性和特异性分别为 77% 和 89%，而超声的敏感性和特异性分别为 72% 和 81%[5]。

　　子宫腺肌病 MRI 图像上特征性表现包括：子宫弥漫增大，T2 加权像病灶显示较清晰；子宫肌层内边界欠清的低信号病灶，与结合带分界不清，子宫内膜 - 肌层结合带弥漫性增厚 ＞12 mm；肌层内的病灶表现为多发点状高信号，为增生的异位内膜，而周围的低信号区域对应于子宫肌层的平滑肌增生；T1 加权像对病灶

[3]

Osada H. Uterine adenomyosis and adenomyoma: The surgical approach[J]. Fertil Steril, 2018, 109: 406-417.

[4]

Otsubo Y, Nishida M, Arai Y, et al. Association of uterine wall thickness with pregnancy outcome following uterine-sparing surgery for diffuse uterine adenomyosis[J]. Aust N Z J Obstet Gynaecol, 2016, 56: 88-91.

[5]

Champaneria R, Abedin P, Daniels J, et al. Ultrasound scan and magnetic resonance imaging for the diagnosis of adenomyosis: Systematic review comparing test accuracy[J]. Acta Obstet Gynecol Scand, 2010, 89: 1374.

显示稍差，但有出血的灶性组织可表现为高信号等。

Bazot 提出的 A～K 型 11 亚型的分型（图 35-1）[6] 是目前较新和全面的分型。

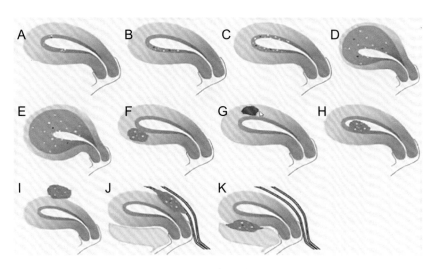

图 35-1　Bazot 提出的 A～K 型

[6]

Bazot M , Daraï E. Role of transvaginal sonography and magnetic resonance imaging in the diagnosis of uterine adenomyosis[J]. Fertil Steril, 2018, 109: 389-397.

A：内生型浅层局灶性或多局灶性子宫腺肌病；

B：内生型浅层不对称子宫腺肌病；

C：内生型浅层对称子宫腺肌病；

D：内生型弥漫性不对称子宫腺肌病；

E：内生型弥漫对称子宫腺肌病；

F：肌壁间实性腺肌瘤；

G：肌壁间囊性腺肌瘤；

H：黏膜下腺肌瘤（或腺肌瘤样息肉）；

I：浆膜下腺肌瘤；

J：子宫后方外生型腺肌病；

K：子宫前方外生型腺肌病。

我们曾针对不孕且经宫、腹腔镜诊断子宫腺肌病的 100 例患者进行回顾性分析 [7]，结合术前 MRI、超声及术中情况进行腺肌病以上分型，发现在各亚型中，除 E 型的妊娠方式以 IVF 为主（15/19）外，其他各型的妊娠方式均大致自然与 ART 各半。D 型是以"结局不良"为主的亚型（不良结局的比例为 62.8%）。E、I、J 型以"结局良好"占优势，其中 I 型的结局良好比例为 70.5%。

[7]

黄琳，李慧，郁琦，等 . 子宫腺肌症亚型与生育结局相关性的回顾性分析[J]. 生殖医学杂志，2020, 29: 155-161.

[8]

正常子宫影像

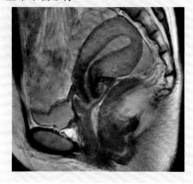

◇ 复诊接续

患者 2021 年 8 月 30 日完善 MRI（图 35-2）后就诊 [8]。

图 35-2　MRI 检查。肌壁明显增厚，前壁为著（双箭头），周围结合带显示欠清，其内信号不均匀，见多个小类圆形长 T2 信号影（单箭头）

T2WI 成像示宫体明显增大，肌壁明显增厚，前壁为著，周围结合带显示欠清，其内信号不均匀，见多个小类圆形长 T2 信号影，为病灶中的囊性扩张或出血。宫腔和膀胱受压，但膀胱与子宫前壁边界清晰。该患者为 Bazot 分型中的 D 型。

考虑患者的病灶主要在子宫前壁，可行子宫前壁腺肌病病灶剔除术。但病灶范围大，腹腔镜手术虽然切口小、术后恢复快及住院时间短，但术中没有触感，切除和缝合困难，以及电设备、电凝止血的组织焦化，增加了子宫腺肌病组织的残留及切口愈合不良等风险。故对该患者行开腹手术[9] 可能更好（图 35-3）。

[9]

Osada H. Uterine adenomyosis and adenomyoma: The surgical approach. Fertil Steril, 2018, 109: 406-417.

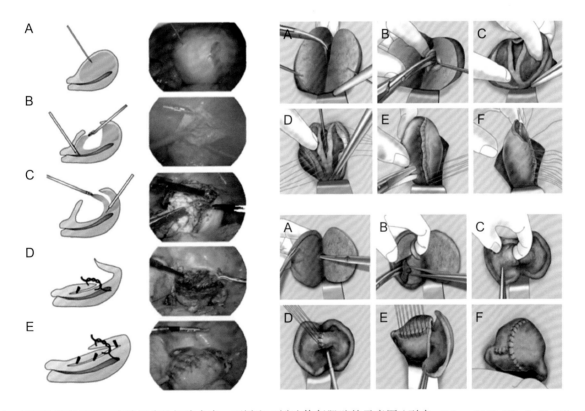

图 35-3　经腹腔镜和经腹子宫腺肌病灶切除术中，两瓣和三瓣法修复肌壁的示意图（引自：Takeuchi H, Kitade M, Kikuchi I, et al. Laparoscopic adenomyomectomy and hysteroplasty: A novel method. J Minim Invasive Gynecol, 2006, 13: 150-154; Osada H. Uterine adenomyosis and adenomyoma: the surgical approach. Fertil Steril, 2018, 109: 406-417）

该患者经 14 针 GnRH-a 治疗后，病灶已经明显减轻，子宫外未发现病灶。子宫腺肌病患者盆腔 MRI 的读片中，要注意如有子宫外病灶（图 35-4），其往往与深部内异症相关。如有受累，术前需要充分进行肠道准备及泌尿外科会诊。

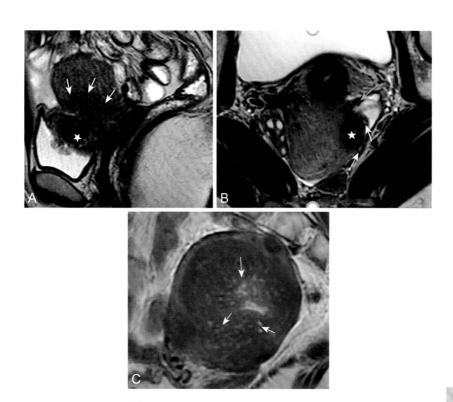

图 35-4 T2WI 成像[10]。A. 子宫前壁的腺肌病灶（白箭头），膀胱子宫内膜异位症侵犯膀胱壁（星号）。B. 后壁的子宫腺肌病病灶（星号），包含微小囊性成分（白箭头），伴子宫骶骨韧带增厚（蓝箭头），考虑子宫后方深部子宫内膜异位症。C. 较为典型的腺肌病病灶，见多个小类圆形长 T2 信号影（白箭头），为病灶中的囊性扩张或出血

[10]

A、B 引自：Bazot M , Daraï E. Role of transvaginal sonography and magnetic resonance imaging in the diagnosis of uterine adenomyosis[J]. Fertil Steril, 2018, 109:389-397. C 为临床图片。

老师，咱们医院没有高强度聚焦超声（high intensity focused ultrasound，HIFU）治疗，但听说全国各地对于此项技术可谓风生水起，对此例患者您有何看法？

HIFU 是一种新型的无创治疗方法，应用超声波的穿透性、方向性和可聚焦性，将超声波自体外聚焦于靶区域，使组织骤升至 65 ℃以上而产生热效应，导致局部组织发生凝固性坏死。

HIFU 适用于[11]：

1. 有症状的；
2. 病变处肌壁厚度 >3 cm；
3. 绝经前女性；
4. 机载影像学设备定位成功，有足够声通道。

关于 HIFU 治疗子宫腺肌病暂时还没有指南及共识，但是可

[11]

冷金花. 子宫腺肌病诊治中国专家共识 [J]. 中华妇产科杂志, 2020(55): 376-383.

[12]

中国医学装备协会磁共振应用专业委员会微创治疗学组. MR 引导聚焦超声治疗子宫肌瘤中国专家共识 [J]. 中华放射学杂志 , 2020, 54: 737-744.

以参考 MRI 引导聚焦超声治疗子宫肌瘤中国专家共识 [12]。HIFU 治疗适合于 FIGO 分型Ⅱ～Ⅵ型的肌瘤，针对黏膜下肌瘤的治疗存在损伤子宫内膜基底层的可能，进而影响患者的生育功能，因此对于希望保留生育功能的育龄期女性应特别慎重选择。现我院已正在开展研究和临床工作。

对于 HIFU 治疗子宫腺肌病，其对妊娠的影响目前尚缺乏高质量的临床证据。有研究报道未增加不孕、流产等并发症的发生，但也有治疗后子宫内膜损伤的病例报道。所以关于不孕患者应用 HIFU 治疗应严格把握指征，避免损伤子宫内膜，影响治疗后的妊娠。目前不推荐 HIFU 用于不孕患者的治疗。

（崔丽丽）

病例36　纵隔子宫

◇ 初诊再现

刁女士，23 岁，G0，有生育要求。2021 年 8 月 5 日就诊。

主诉：月经稀发 7 年，未避孕未孕 1 年余。

现病史：既往月经规律，7/30 天，量中，无痛经，7 年前开始出现月经稀发，7 天 /1 年，5 年前外院诊断 PCOS，曾用中药治疗，效果欠佳，此后间断口服地屈孕酮撤退出血。2 个月前开始口服优思悦，用药期间规律行经。2020 年初解除避孕，至今未孕，性生活 1 次 /2 周。1 年前曾促排卵治疗，有排卵，未孕。1 个月前外院男方精液检查密度 12.5×10^6/ml，PR 19.76%，NP 25.75%。外院 HSG：纵隔子宫？双侧输卵管均通畅 [1]。

查体：身高 173 cm，体重 65 kg，BMI 21.72 kg/m^2。

辅助检查：2021 年 5 月 31 日 TVS：子宫 5.0 cm × 4.0 cm × 2.6 cm，肌层回声均匀。宫底部见低回声分隔，偏右侧宫腔内膜厚约 0.4 cm，偏左侧宫腔内膜厚约 0.4 cm。双侧卵巢呈多囊样改变。

2021 年 7 月 9 日盆腔 MRI：纵隔子宫（图 36-1）。

[1]

本例不孕的特点：
➤ 男方精液大致正常。
➤ 促排后有排卵。
➤ 输卵管通畅。
➤ 无内异症相关表现。

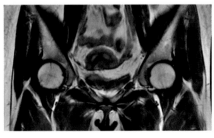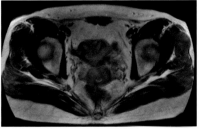

图 36-1　盆腔 MRI

◇ 抽丝剥茧

1. 月经紊乱　月经稀发。
2. 原发不孕 1 年余，卵巢促排有排卵，输卵管通畅，男方精液大致正常。
3. MRI 提示纵隔子宫。

诊断：

1. 原发不孕。
2. 纵隔子宫 [2]。
3. 多囊卵巢综合征。

处理： 符合不明原因不孕，建议宫、腹腔镜联合检查 + 治疗，同时行纵隔子宫切除术。

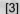

◇ 醍醐灌顶

此患者的纵隔子宫考虑与不孕相关吗？

纵隔子宫是最常见的子宫发育畸形，在所有已识别的子宫畸形中占 35% ~ 90%，但通常具有与正常子宫相似的妊娠潜能，不是造成不孕的常见因素，只是明显增加妊娠丢失的风险。过去不少患者在并不知情的情况下，妊娠、分娩多年后才发现纵隔子宫，但现在超声成了非常普及的检查项目，孕前检查的意识也逐步提升，所以因发现纵隔子宫等发育异常而进行妊娠咨询的情况反而增加了。鉴于纵隔子宫有正常妊娠的机会，所以目前普遍的共识是不对纵隔子宫进行预防性处理，而当合并其他原因不能解释的妊娠丢失或不孕时再行手术治疗。目前宫腔镜下切除纵隔子宫已成为标准的治疗方式，不仅微创，而且消除纵隔的效果很好，通常术后 2 个月就可以妊娠。结合本例患者，其已经明确诊断不孕，纵隔是值得切除的，以改善不孕术后整体的妊娠结局，达到"既能怀、又怀得好"不是更理想吗？该患者有明确的不孕史，建议宫、腹腔镜同时进行，明确不孕原因和子宫畸形的诊断，同时进行手术监测，去除不孕原因。

那你可知纵隔子宫增加哪些产科相关并发症的风险呢？

一些研究显示，覆盖纵隔的子宫内膜组织学成分和基因表达均不同于正常子宫壁。最近的一篇系统评价表明，与正常子宫相比，其发生早中期妊娠流产、早产、胎儿生长受限、自然妊娠率、分娩时胎先露异常的风险均升高 [3]。另外，《实用女性生殖内分泌学（第 2 版）》中也指出：纵隔子宫不孕者较多，妊娠流产率为 26% ~ 94%，妊娠结局最差。其原因在于：纵隔子宫黏膜血管形

[2]

纵隔子宫的分类：
➤ 完全性纵隔子宫：纵隔直达宫颈内口。
➤ 不完全纵隔子宫：纵隔下缘未达宫颈内口。

[3]

1. Rikken J, Leeuwis-Fedorovich NE, Letteboer S, et al. The pathophysiology of the septate uterus: A systematic review, BJOG, 2019, 126: 1192.
2. Venetis CA, Papadopoulos SP, Campo R, et al. Clinical implications of congenital uterine anomalies: A meta-analysis of comparative studies. Reprod Biomed Online, 2014, 29: 665.

成不好，血液供给不足，孕卵着床于纵隔，容易影响胎儿的生长发育而流产。纵隔子宫宫腔狭小，胎儿活动受限，胎膜早破、前置胎盘及胎儿生长受限的发生率均较正常妊娠高。

◇复诊接续

2021年10月12日。术中见子宫中位，宫底略宽，单个宫颈，自子宫下段宫颈管内口上方见一纵行肌性组织将宫腔分为左右两侧（图36-2）。纵隔深度约1 cm，以双极电针行纵隔切开术。

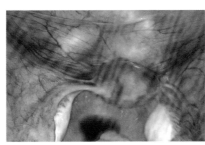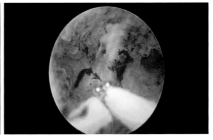

图36-2　术中所见

术后建议：地屈孕酮后半周期调整月经，术后2个月复查宫腔镜。

纵隔子宫切开术后2个多月，因存在PCOS，术后口服地屈孕酮后半周期调整月经，复查宫腔镜（图36-3）。

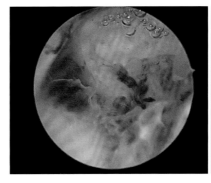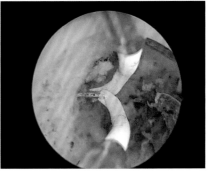

图36-3　宫腔镜下所见

术中宫底中部见少许纵隔残留，子宫右侧壁内聚，少许粘连，原纵隔子宫切除处未见明显内膜生长。切除宫底部纵隔，松解子宫右侧壁粘连带。

处理：

1. 术后口服补佳乐3 mg bid，总计21天，最后7天加用达芙通20 mg/d。

2. 术后1~3个月复查宫腔镜。

◇ 醍醐灌顶

此人第一次术后未用雌激素，而第二次术后建议加用雌激素，您是如何考虑的呢？

一般情况下，纵隔术后发生粘连的可能性不大，内源性雌激素足以在术后 2 个月内刺激新生内膜生长，不需要外源性雌激素，针对纵隔子宫术后是否需要使用屏障式防粘连剂或雌激素，我们正在进行一项多中心的随机对照研究。我们选择在术后 2 个月行宫腔镜检查，就是为了评估其恢复情况。理想情况下，应切除 90% 以上的纵隔。少见情况下，如果仍有大于 5 mm 的残隔[4]，则需补充切除。此患者复查时显示原纵隔切除区域虽未见粘连，但内膜铺盖不理想，可能与纵隔面积较大有关，所以从促进子宫内膜生长的角度考虑，建议加用雌激素，2015 年《宫腔粘连临床诊疗中国专家共识》[5] 指出：雌激素的治疗时限，通常为 2 ~ 3 个周期，但在剂量选择上并未达成一致，目前临床上常用剂量为戊酸雌二醇 4 mg/d。AAGL 指南推荐宫腔粘连（intrauterine adhesion，IUA）术后 8 mg/d，通常是基于个人经验给药。尽管对于不同雌激素剂量方案还有待于进一步研究，但过大剂量总归是不增加疗效的，反而可能加速子宫纤维化的进程，促进粘连形成，所以更重要的不是药物剂量，而是定期复查宫腔镜，进行及时的评估和调整。

[4]
Wang S, Shi X, Hua X, et al. Hysteroscopic transcervical resection of uterine septum. JSLS, 2013, 17: 517.

[5]
中华医学会妇产科学分会. 宫腔粘连临床诊疗中国专家共识 [J]. 中华妇产科杂志 , 2015, 50(12): 881-887.

（杨润乔）

病例37　结核合并不孕

申女士，28 岁，G0，有生育要求。

主诉：未避孕未孕 1 年，2021 年 1 月就诊。

现病史：LMP 2020 年 12 月 23 日。

平素月经规律，12 岁月经初潮，4/30 天，量中，无痛经。患者 2018 年结婚，工具避孕，2019 年 10 月解除避孕，未孕至今，性生活 1 ~ 2 次 / 周。2020 年 10 月彩超监卵 1 周期，D18 右侧卵巢见 1.86 cm × 1.65 cm 优势卵泡，D20 见卵泡排出。2020 年 12 月子宫输卵管造影（HSG）提示双侧输卵管不通（详见辅助检查）。男方精液大致正常。

既往史：2004 年患有肺结核，经系统抗结核治疗 1 年，已治愈。2018 年 1 月因阑尾炎做手术。

查体：身高 163 cm，体重 58 kg，BMI 21.83 kg/m^2。

妇科检查：外阴、阴道、宫颈、子宫及双侧附件均未见明显异常。

[1]

不孕不育的常见原因有：
1. 男性因素（性腺功能减退症、睾丸后缺陷和精曲小管功能障碍）：26%。
2. 女性因素：
➢ 排卵功能障碍：21%
➢ 输卵管损伤：14%
➢ 子宫内膜异位症：6%
➢ 性交问题：6%
➢ 宫颈因素：3%

[2]

1. 林小娜，黄国宁，孙海翔，等. 输卵管性不孕诊治的中国专家共识[J]. 生殖医学杂志，2018, 27: 107-121.
2. Practice Committee of the American Society for Reproductive Medicine. Role of tubal surgery in the era of assisted reproductive technology: A committee opinion[J]. Fertil Steril, 2021, 103: 37-43.

[3]

Maheux-Lacroix S, Boutin A, Moore L, et al. Hystero-salpingosonography for diagnosing tubal occlusion in subfertile women: A systematic review with meta-analysis [J]. Hum Reprod, 2014, 29: 953-963.

[4]

1. 女性生殖器结核在 HSG 中的特点：
（1）宫腔变形狭窄，边缘呈锯齿状。
（2）附件区不规则的钙化点。
（3）输卵管阻塞。
（4）输卵管管腔有多个狭窄部分呈现典型串珠样。
（5）输卵管轮廓凹凸不平。
（6）输卵管管腔细小，走行僵直，如钢丝状。
（7）输卵管峡部膨大呈杵状。
（8）输卵管远端造影剂点滴状充盈如玫瑰花样。
（9）壶腹部斑点状外观。
（10）输卵管积水和远端阻塞呈现囊袋状。
（11）造影剂逆流入静脉和淋巴管。
2. 郑兴邦，关菁. 子宫输卵管造影的图像解读[J]. 中国实用妇科与产科杂志，2019, 35: 77-80.
3. Sharma JB, Pushparaj M, Roy KK, et al. Hystero-salpingographic findings in infertile women with genital tuberculosis[J]. Int J Gynecol Obstet, 2008, 101: 150-155.

辅助检查： 2020 年 9 月 26 日外院性激素检查（D3）：FSH 6.57 IU/L，LH 2.97 IU/L，E_2 21 pg/ml，P 0.12 n/ml，T 0.93 nmol/L，PRL 15.82 ng/ml，AMH 3.13 ng/ml。

2020 年 11 月男方精液：密度 18×10^7/ml，PR 47%。

2020 年 12 月 6 日外院 HSG：宫底边界欠光滑，输卵管节段显影至壶腹部，细小，走行僵直，未见造影剂进入盆腔。推注时压力高，延迟弥散片未见盆腔弥散。

◇ 抽丝剥茧

本例特点：

1. 原发不孕 1 年。
2. 月经正常，性激素正常。
3. 男方精液正常。
4. 子宫输卵管造影（hystero-salpingography，HSG）示双侧输卵管纤细，走行僵直，未见造影剂进入盆腔。
5. 有结核病及治疗史。
6. 阑尾炎手术史。

◇ 按迹循踪

诊断：

1. 原发不孕。
2. 双侧输卵管梗阻[1]。
3. 阑尾切除史。
4. 肺结核病史。

处理： 宫腹腔镜联合手术 + 通液术。

◇ 醍醐灌顶

 HSG 是诊断输卵管通畅性的首选检查[2]。2014 年的一项荟萃分析（样本量 4221 例）报道其敏感性和特异性分别高达 94% 和 92%[3]。根据本例患者的病史和 HSG 特点，还是高度怀疑输卵管结核的[4]，但她的女性生殖器结核（female genital tuberculosis，FGT）临床表现[5]并不典型。对于有肺结核病史的女性而言，大概有多少人会患 FGT？

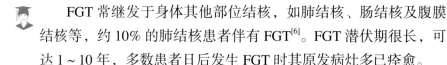 FGT 常继发于身体其他部位结核，如肺结核、肠结核及腹膜结核等，约 10% 的肺结核患者伴有 FGT[6]。FGT 潜伏期很长，可达 1 ~ 10 年，多数患者日后发生 FGT 时其原发病灶多已痊愈。

◇ 手术接续

以原发不孕、输卵管不通为指征行宫、腹腔镜检查。术中见子宫中位，正常大小，子宫与双侧附件、肠道致密粘连。左、右侧输卵管均与同侧卵巢致密粘连，双侧输卵管均明显增粗，走行僵硬。盆腔腹膜及大网膜多发粟粒样结节，大网膜多发膜状粘连于前腹壁。加压通液后见液体流动至壶腹部，双侧输卵管伞端均无亚甲蓝液流出，考虑双侧输卵管远端不通。

宫腔镜：术中见宫腔内多发絮状内膜，后壁内膜不平，局部淡黄色结节隆起，双侧输卵管开口可见（图 37-1）。

[5]

FGT 的临床表现往往不典型，缺乏特异性，容易漏诊：
➢ 全身乏力、低热等急性期症状。
➢ 不孕（40%～76%）。
➢ 盆腔或腹部疼痛或包块（50%）。
➢ 月经失调（25%）。
➢ 体征表现为子宫肿块、增厚，腹腔肿物、压痛。

[6]

谢幸，孔北华，段涛，等，妇产科学．9 版 [M]．北京：人民卫生出版社，2019: 258-260.

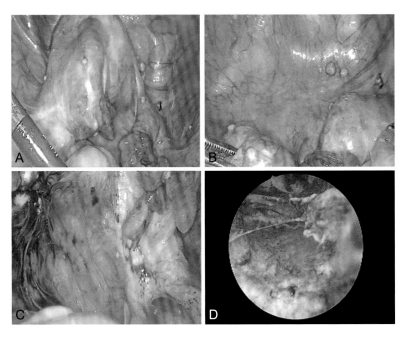

图 37-1　宫腹腔镜中所见。A、B、C.腹腔镜下盆腔所见；D.宫腔镜所见

术中冰冻病理：肉芽肿性炎，中央可见坏死形成，考虑结核等特殊感染。术中行双侧输卵管切除术。

术后病理：（左侧、右侧输卵管）输卵管组织，可见上皮样肉芽肿伴坏死，不除外结核；（宫腔刮出物）增殖期子宫内膜。特殊染色结果：PAS 染色（－），六胺银染色（－），抗酸 -TB 染色（－），酶 - 六胺银染色（－），弱抗酸染色（－）。FGT 诊断的"金标准"为活组织病理学检查及病原体检查。若要诊断子宫内膜结核，经前子宫内膜较厚，此时阳性率高，故选择经前 1 周或者月经来潮 6 h 内行子宫内膜活检术。

　盆腔结核一定累及输卵管吗？子宫内膜通常也会受累吗？

　不孕病例中 0.2%～21% 与 FGT 有关 [7]：
➢ 90%～100% 的病例存在输卵管受累，通常为双侧受累。病变最常见于壶腹部（此处血供丰富），其次为峡部。
➢ 在 50%～70% 的病例中，感染可从输卵管进展至子宫内膜。

[7]

Abbara A, Davidson RN, Medscape. Etiology and management of genitourinary tuberculosis. Nat Rev Urol, 2011, 8: 678-688.

[8]

Caliskan E, Cakiroglu Y , Sofuoglu K, et al. Effects of salpingectomy and antituberculosis treatments on fertility results in patients with genital tuberculosis[J]. Obstet Gynaecol Res, 2015, 40: 2104-2109.

[9]

Naredi N, Talwar P, Narayan N, et al. Spontaneous conception following anti-tubercular treatment for sub-fertile women with multiple imaging markers suggesting genital tuberculosis[J]. Fertil Sci Res, 2014, 1: 44-49.

[10]

Singh JP, Priyadarshi V, Kundu A K, et al. Genito-urinary tuberculosis revisited-13 years' experience of a single centre[J]. Indian J Tuberc, 2013, 60: 15-22.

[11]

林明娟，李蓉．女性生殖器结核性不孕症的诊治进展［J］. 中华妇产科杂志，2015, 50: 954-956.

> 子宫肌层极少受累。
> 若存在子宫内膜结核，一定意味着输卵管感染，但结核性输卵管炎不一定伴有相关子宫内膜炎。
> 卵巢结核常常为输卵管结核的后遗症，并会伴有输卵管卵巢脓肿。
> 外阴或阴道结核极其罕见。

受结核分枝杆菌侵害的输卵管有没有保留的机会？

你问的这个问题其实挺尖锐的。如果输卵管受结核分枝杆菌感染，并已梗阻不通，显然保留价值不大，而且还潜伏着结核分枝杆菌和干酪样病变，所以有研究认为：盆腔结核性不孕患者直接行腹腔镜切除双侧输卵管并进行抗结核药物治疗[8]，其后辅助生育，可以明显提高妊娠率及活产率。但也有研究显示，由影像学诊断的女性生殖系统结核患者经抗结核治疗后，自发受孕率可达 31% 至 59% 不等[9]。FGT 不孕患者除化学药物治疗外，60% 的患者仍需同时进行手术治疗[10]。如果临床已有结核的证据，且提示有活动性，一般建议先药物治疗，不建议直接行宫腹腔镜手术治疗。遇到以下情况，才会考虑手术治疗：①盆腔包块经药物治疗无明显改善；②盆腔包块较大或存在较大的包裹性积液；③子宫内膜病变严重，内膜破坏广泛，药物治疗无效[11]。一旦手术，大部分文献支持术中切除患结核的输卵管，保留输卵管需要非常慎重。

（崔丽丽）

病例38　男方因素所致不育

◇ **初诊再现**：2021 年 11 月 17 日

　　盛女士，32 岁，G0，有生育要求。

　　主诉：未避孕未孕 1 年。

　　现病史：平素月经规律，5/26 天，量中等，痛经（－），夫妻异地，性生活 2 次 / 周。2021 年 7 月 10 日外院 HSG：双侧输卵管通畅。TVS：子宫小肌瘤，大小 1.0 cm × 0.8 cm。2021 年 7 月 24 日丈夫精液：密度 40.1 m/ml，PR 16%，NP 15%[1]。女方性激素（D2）：FSH 9.26 IU/L，LH 2.49 IU/L，E_2 52.25 pg/ml，T 0.38 ng/ml，PRL 11.09 ng/ml，AMH 1.95 ng/ml。2021 年 11 月 22 日复查男方精液：14.69 × 10⁶/ml，a 级 1.46%，a 级 +b 级 25.73%[2]。2021 年 12 月 13 日查抗磷脂抗体谱 6 项：B2GP1-IgG 阴性（－），B2GP1-IgA 阴性（－），B2GP1-IgM 阴性（－），ACL-IgG 阴性（－），ACL-IgA

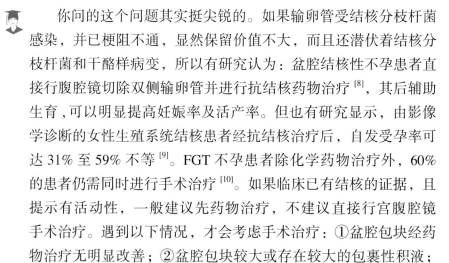

[1]

WHO 第 5 版精液的参考范围：
> 精液量：1.5 ml（95%CI 1.4 ~ 1.7 ml）
> 精子浓度：15×10^6/ml[95%CI $(12 \sim 16) \times 10^6$/ml]
> 精子总量：一次射精精子总数为 39×10^6 个[95%CI $(33 \sim 46) \times 10^6$ 个]
> 精子形态：4% 正常（95%CI 3% ~ 4%）
> 精子存活率：58% 存活（95%CI 55% ~ 63%）
> 前向运动精子百分率：32%（95%CI 31% ~ 34%）
> 精子总活力（前向运动 + 非前向运动）：40%（95%CI 38% ~ 42%）

[2]

WHO 第 4 版将精子活动力分为 a、b、c、d 四级：
a：快速直线前向运动精子。
b：缓慢或呆滞前向运动精子。
c：非前向运动精子，原地运动。
d：不活动精子。
第 4 版参考范围：a≥25%，或
a+b≥50%
精子总活力＞75%

阴性（－），ACL-IgM 阴性（－）。

　　查体：身高 165 cm，体重 60 kg，BMI 22 kg/m²。

　　妇科检查：外阴（－），阴道畅，宫颈中度糜烂，宫体后位，正常大小，质中，无压痛，双侧附件（－）。

✧ 抽丝剥茧

本例特点：

1. 女方　有排卵，卵巢功能正常，输卵管通畅，免疫因素正常。

2. 男方　少、弱精。

诊断：

1. 原发不孕。

2. 男方因素。

处理：行 IVF。

✧ 醍醐灌顶

　　此患者爱人的精液结果，从密度上看一次"擦边儿"，有一次属于正常范围，有关精子活动力的描述方法也不一样，a 级和 b 级的数量确实有些少，但就只能考虑试管了吗？那么因男方因素做试管是不是都需要做二代的单精子卵细胞质内注射（intracytoplasmic sperm injection，ICSI）呢？

　　2021 年《少精子症诊治中国专家共识》[3] 中指出，少精子症的诊断标准是：

WHO 第 5 版：

少精子症分级标准：

轻度：精子浓度 $\geqslant 10 \times 10^6$/ml，$<15 \times 10^6$/ml；

中度：精子浓度 $\geqslant 5 \times 10^6$/ml，$<10 \times 10^6$/ml；

重度：精子浓度 $\geqslant 1 \times 10^6$/ml，$<5 \times 10^6$/ml；

极重度：精子浓度 $<1 \times 10^6$/ml。

[3]
中国医师协会生殖医学专业委员会生殖男科学组 . 少精子症诊治中国专家共识 . 中华生殖与避孕杂志 , 2021, 41(07): 586-592.

治疗包括以下几方面：

1. 一般治疗　减肥、戒烟、戒酒及体育锻炼等。

2. 药物治疗　针对继发性性腺功能减退症、高催乳素血症等病因用药，或采用抗氧化剂、选择性雌激素受体调节剂（SERMs）等其他药物，通常治疗 3 ~ 6 个月。

3. 外科干预　如精索静脉曲张及输精管不完全梗阻。

4. 中西医结合治疗　中药、中成药及针灸。

5. ART 治疗　经上述治疗方法无效时，推荐采用 ART 助孕。

因此，对于本患者，可进一步行内分泌激素检查以明确病因，可行药物治疗 3～6 个月后复测精液。如仍无改善，则行 ART。

关于 ART 方式的选择，需要综合考虑患者少精子症的程度以及有无合并精子其他异常，如弱精子症、畸形精子症等，同时还需要综合考虑女方因素。以下情况可以行 ICSI：

1. 严重的少（$<5 \times 10^6$/ml）、弱、畸精子症。
2. 不可逆的梗阻性无精子症。
3. 生精功能障碍（排除遗传缺陷疾病所致）。
4. 免疫性不育。
5. 常规体外授精失败。
6. 精子顶体异常。
7. 需行植入前胚胎遗传学检查的。

[4]

1. Krausz C, Chianese C. Genetic testing and counselling for male infertility. Curr Opin Endocrinol Diabetes Obes, 2014, 21: 244.
2. Hotaling J, Carrell DT. Clinical genetic testing for male factor infertility: Current applications and future directions[J]. Andrology, 2014, 2: 339.

采用 ICSI 技术可以让严重少精子症和无精子症男性有机会生育自己的孩子，但必须考虑到这种侵入性技术的遗传风险[4]，包括有可能将囊性纤维化转膜传导调节因子（cystic fibrosis transmembrane conductance regulator，CFTR）基因、常染色体和性染色体异常、Y 染色体基因微缺失、X 染色体缺陷和表观遗传学影响传给后代。

在精子浓度 $<5 \times 10^6$/ml 的不育男性中，10%～18% 存在 Y 染色体基因微缺失。这些 Y 染色体缺失（及男性不育的风险）可通过 ICSI 技术由父亲传递给儿子。因此对于精子浓度 $\leq 5 \times 10^6$/ml 的男性，应检测有无 Y 染色体基因微缺失，但对于精子浓度 $>5 \times 10^6$/ml 者不应行该检查，因为该人群中极少有 Y 染色体基因微缺失。

 针对本患者，是否可以选择宫内人工授精（intrauterine insemination，IUI）呢？

[5]

郁琦, 邓姗. 协和妇科内分泌手册[M]. 北京: 人民卫生出版社, 2018.

丈夫精液人工授精的适应证包括[5]：

1. 男性因少精、弱精、液化异常、性功能障碍、生殖器畸形等导致不育。
2. 宫颈因素不育。
3. 生殖道畸形及心理因素导致性交不能等不育。
4. 免疫性不育。
5. 不明原因不育。

本患者属于轻度少精，当然可以选择行 IUI。

附：少精子症诊治流程图

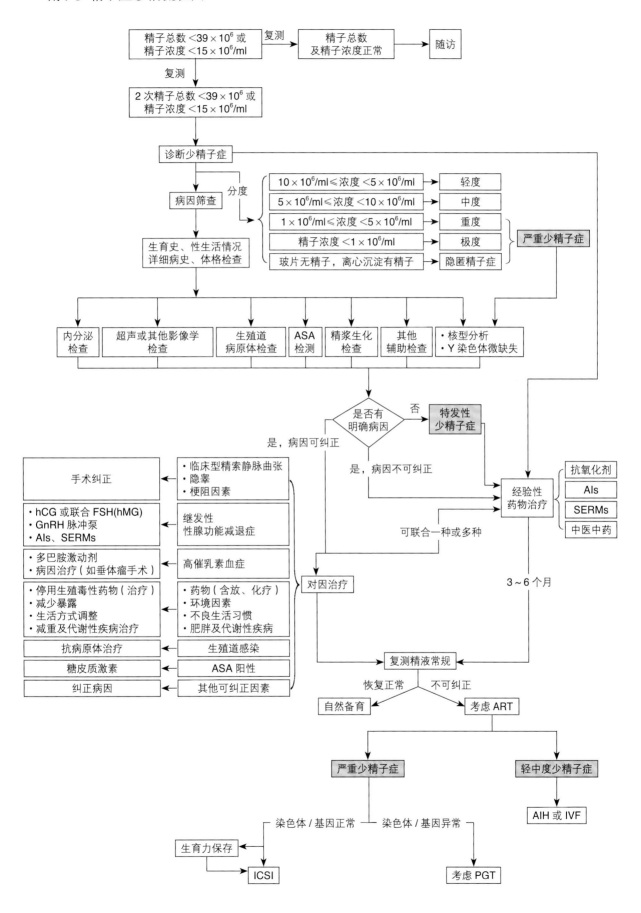

（杨润乔）

病例39 卵巢低反应人群的辅助生殖

◇ 初诊再现

王女士，33岁，G0P0。

主诉：月经不规律16年，原发不孕2年。

13岁初潮，7/30天，量中，痛经（-）。17岁开始月经不规律，7～10/15～30天，间断用优思悦或地屈孕酮治疗。2019年起规律性生活，未避孕，2021年3月因不孕就诊，2021年7月以"排卵障碍"为指征开始接受IVF。

不孕评估：

2019年1月—2019年4月BBT均为单相，2019年5月—2019年7月氯米芬50 mg qd（D5～9）诱导排卵3周期，超声监测有1周期排卵，试孕未孕。

2020年12月性激素检查（D2）：FSH 11.4 mIU/ml，LH 4.37 mIU/ml，E_2 45 pg/ml，P 0.25 ng/ml，T 0.7 ng/ml，PRL 14.6 ng/ml。

2021年3月AMH：0.29 ng/ml。

2021年5月AMH：0.51 ng/ml。

2021年5月HSG：子宫及双侧输卵管可显影，涂抹片未见积水征，右侧远端未显影。

2021年5月妇科超声：子宫及双侧附件未见异常。

2021年5月男方精液：3.2 ml，正常率0.5%，密度82.4×10^6/ml，a级+b级35.8%。

身高166 cm，体重70 kg，BMI 25.4 kg/m²。

IVF-ET过程及结局：

2021年7月激动剂方案：取卵3枚，MII卵3枚，体外自然受精获受精卵2枚，均形成D3卵裂球（8II 1枚、3细胞1枚），新鲜周期移植2枚，未着床。具体用药见表39-1。

表 39-1　超促排卵周期的监测记录表

日期	7月27日	8月10日	8月17日	8月19日	8月22日	8月25日	8月26日	8月28日	8月29日	8月30日	9月2日	9月5日	9月12日
	D2												
超声监测 左卵巢卵泡（mm）	5×1 (2~4)×5	8×1 3×1	4×1 3×1 2×1	6×2 4×1	8×1 3×1	11×1 10×1	13×2	17×1 14×1		20×1 17×1	LOV： 52×27		
右卵巢卵泡（mm）	5×1 (2~4)×6	3×1 2×1	3×1 2×1	6×1 3×1	10×1 6×1	16×1 11×1	16.5×1 11×1	23×1 14×1		23×1 17×1	ROV： 38×23		
EM	5.5	5.5	4.4	5.5	6.3	10.2	7.6	9.2		9.3	9.2		
血液检查 PRL	9.8								17.2				
FSH	11.83	4.24	4.56	20.03	24.89	21.13	20.63	24.84	19.73	14.38			
LH	3.01	1.62	1.12	0.84	1.3	0.66	0.96	1.19	1.2	0.73			
E₂	24	<15	<15	<15	53	102	218	635	777	388	236		<15
P	1.97	1.51	1.64	1.01	1.53	0.82	0.17	1.55	2.2	4.1	21.88		39.37
T	0.42	0.37	0.55	0.42	0.47	0.4	0.35	0.45	0.44	0.49	0.48		0.47
hCG	0.24								62.28				1
用药	1/4达菲林	无	FSH 300 U	FSH 300 U 乐芮 75 U	FSH 300 U 贺 75 U	FSH 300 U 贺 75 U 乐 75 U	FSH 300 U 贺 75 U 乐 75 U	FSH 300 U 乐 75 U 艾泽 250 μg		hCG 2000 U	hCG 2000 U P 40 mg bid	hCG 1000 U P 40 mg bid	停药
用药天数			4天	3天	3天	1天	2天	1天		取卵，获卵 3枚，	ET2枚		无剩余囊胚

注：贺，贺美奇（注射用高纯度尿促性素）；乐，乐芮（注射用重组人促黄体激素α）

2021年11月拮抗剂方案：取卵3枚，MII卵3枚，体外自然受精获受精卵3枚，形成D3卵裂球3枚，新鲜周期移植2枚，形成D5囊胚1枚。新鲜移植后4周TVS检查：宫内双胎，均见胎芽、胎心。具体用药见表39-2。

表39-2

日期		11月10日	11月14日	11月15日	11月16日	11月17日	11月18日	11月19日	11月20日	11月23日	12月3日	12月7日	12月14日	12月23日
超声监测卵	左卵巢卵泡（mm）	D2 6×1 4×1	13×1 10×1 4×1	14×1 11×1 8×1	15×1 13×1 8×1	17×1 14×1 10×1	19×1 16×1 12×1		20×1 18×1 14×1	LOV: 52×27			阴道少量出血就诊，Bus示宫内双胎囊	宫内双胎，均见胎心 急诊Bus宫内示双胎心
	右卵巢卵泡（mm）	偏实 3×2	偏实 3×2	偏实 3×2	偏实	偏实	偏实		偏实	ROV: 28×14				
	EM	6	6.9	7.2	8	8.6	9.5		11.4	11.6				
血液检查	PRL	9.8												
	FSH	10.18	16.71	21.79	23.75	19.39	21.22	20.79	16.32					
	LH	2.12	1.66	2.17	2.75	2.27	2.45	4.42	2.45					
	E_2	18	93	189	293	407	613	711	341	279	601	882	1386	1984
	P	0.9	1.46	0.88	0.83	1.19	1.01	2.19	3.59	18.31	>40	84.43	74.21	>40
	T	0.51	0.52	0.49	0.46	0.54	0.54	0.66	0.74	0.7	0.95	1.14	1.46	1.71
	hCG	0.28						57.37			355.82	3257	52 430	>265 400
用药		FSH 300 U 乐芮75 U	FSH 300 U 贺美琦75 U 乐芮75 U	FSH 300 U 贺美琦75 U 乐芮75 U	思则凯1支 FSH 300 U 贺美琦75 U 乐芮75 U	思则凯1支 FSH 300 U 贺美琦75 U 乐芮75 U	思则凯1支 FSH 300 U 乐芮75 U 艾泽250 μg	思则凯1支 bid	hCG 2000 U	P 40 mg bid 11—23 hCG 2000 U 11—26 hCG 2000 U	P 60 mg qd	hCG 2000 U P 40 mg bid	停药	观察+产检
用药天数		4天	1天	1天	1天	1天	1天	2天	取卵获卵3枚	ET2枚，形成囊胚1枚				剩余1冻胚

◇ 抽丝剥茧

本例特点：

1. 非高龄，非肥胖。

2. 卵巢储备功能下降，COH 卵巢低反应，每周期获卵数少，但卵子质量不错。

3. 激动剂方案周期，ET 当日 E_2 过低。

◇ 按迹循踪

诊断：

1. 原发不孕。

2. 排卵功能障碍。

3. 卵巢低反应。

◇ 醍醐灌顶

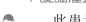 此患者虽然获卵数符合卵巢低反应（poor ovarian response，POR）的标准，好在卵细胞的质量还不错，只要怀上了就是咱们的胜利了。

你提到了一个很重要的问题，就是不仅要关注卵子的"数量"，也要关注其"质量"。POR 是卵巢对促性腺激素刺激反应不良的病理状态，主要表现为卵巢刺激周期发育的卵泡少，血雌激素峰值低，促性腺激素（Gn）用量多，周期取消率高，获卵少，以及临床妊娠率低。

根据博洛尼亚共识[1]，满足下面 3 条中的 2 条即可诊断 POR：①高龄（≥ 40 岁）或存在卵巢不良反应的其他危险因素（包括影响卵巢储备以及对卵巢刺激反应的遗传或获得性疾病，既往盆腔炎、子宫内膜异位症、卵巢囊肿手术史以及放、化疗史）；②前次 IVF 周期卵巢低反应，常规方案获卵数≤ 3 个；③卵巢储备功能下降（AFC < 5 ~ 7 个或 AMH < 0.5 ~ 1.1 ng/ml）。

博洛尼亚共识中提到的卵巢低反应实际涵盖"数目"和"质量"两个评价维度，其中第 1 条与卵子"质量"和"数量"均相关，但无法量化，所以容易忽略，第 2 ~ 3 条则主要与每周期获得的卵子"数量"相关。其实符合博洛尼亚共识的 POR 人群是有很大异质性的，许多研究者对其单一的分类标准提出了质疑，因此，2016 年波塞冬（Patient-Oriented Strategies Encompassing Individualized Oocyte Number，POSEIDON）研究小组在结合年龄、既往控制性卵巢刺激史和卵巢储备功能检测后，将 POR 的概念过渡到了卵巢刺激低预后，并将这类人群分为四类管理：①波塞冬 1 组（年龄 < 35 岁，AMH≥ 1.2 μg/L，AFC≥ 5 个）；②波塞冬 2 组（年龄≥ 35 岁，AMH≥ 1.2 μg/L，AFC≥ 5 个）；③波塞冬 3 组（年龄

[1]

Ferraretti AP, La Marca A, Fauser BC, et al. ESHRE Working Group on Poor Ovarian Response Definition. ESHRE consensus on the definition of "poor response" to ovarian stimulation for in vitro fertilization: The Bologna criteria. Hum Reprod, 2011, 26(7): 1616-1624.

[2]

Alviggi C, Andersen CY, Buehler K, et al. A new more detailed stratification of low responders to ovarian stimulation: From a poor ovarian response to a low prognosis concept[J]. Fertil Steril, 2016, 105(6): 1452-1453.

<35 岁，AMH<1.2 μg/L，AFC<5 个）；④波塞冬 4 组（年龄≥35 岁，AMH<1.2 μg/L，AFC<5 个）。根据波塞冬标准[2]，1、2 组是预料之外的反应不佳组；而 3、4 组为低预后组，本例就属于第 3 组。从临床预后看，"数量"可以积累，而"质量"很难改善。也许我们尝试很多方法，包括生长激素、DHEA 和中药等，都是希望整体改善卵巢反应，但对质量更难预测和评估，所以往往都是在"等"或"碰"那些优质的卵子。这个过程对于医生来说能够理解，但对于患者而言难免是焦灼和痛苦的，让患者欣然接受医学的"局限性"是太高的要求，所以我们更多的是"把丑话说在前面"。但尽管如此，年轻的 AMH 很低的患者可能比高龄的 AMH 正常的患者更容易获得临床妊娠，这是常见现象，也正体现了化验结果的不可依赖和年龄固有的优势。拿本例来说，患者虽然不算年轻，但 2 次促排过程都有很高的 MⅡ卵率、卵裂率和囊胚形成率，说明其卵巢低反应仅体现在卵巢储备功能上，加之她不存在影响妊娠的盆腔器质性疾病，我相信临床妊娠是早晚的事儿。

另外，与正常人群相比，卵巢低反应人群虽然控制性卵巢刺激（controlled ovarian stimulation，COS）获得的卵泡少，血雌激素峰值低，但其实也有很好的一面，就是发生 OHSS 的风险小，更容易实现鲜胚移植，而且自身的黄体功能更好，等等。对卵巢正常反应人群，COS 的目标获卵数为 5～15 个。每个成熟卵泡分泌的 E_2 体现在血中为 200～300 pg/ml（不同实验室试剂盒检测存在误差）。以此推算，理论上理想的 COS 取卵前 E_2 峰值至少在 1000～3000 pg/ml，是远超生理性排卵前 E_2 峰值的。有学者认为超生理水平 E_2 会影响子宫内膜容受性。另外，高水平 E_2 会抑制内源性 LH 分泌，导致黄体提前萎缩，因此大多数新鲜周期移植是需要黄体支持的。而对于卵巢低反应人群，因为卵泡少，所以取卵前雌激素峰值低，不存在 OHSS 的担忧，基本上可获得新鲜周期移植的机会。卵泡少，雌激素峰值低，没有超生理性的高雌激素水平，子宫内膜容受性更好，对 LH 的抑制小，自身的黄体功能更好。本例就是如此，获卵数和移植数仅相差 1 个，很接近自然妊娠的生理过程，新鲜移植 2 枚均获得临床妊娠，且移植后自身的黄体功能很好，减少了外源的黄体支持，也算"失之东隅、收之桑榆"吧。任何人群 COS 方案都应以获得成熟卵子为首要目标，在平衡 OHSS 风险的同时获得较多个卵子为次要目标。对于卵巢储备功能差的低反应人群尤其要重质量并兼顾数量，在告知患者卵巢低反应无法达到正常人群的获卵数目的同时也应给予患者希望，尤其是对于<35 岁的年轻患者。

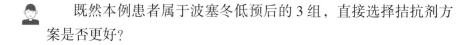

　　既然本例患者属于波塞冬低预后的 3 组，直接选择拮抗剂方案是否更好？

其实本例除了有一次 AMH 低于 0.5 ng/ml 外，并无法准确提前预知其卵巢反应。作为 IVF 的标准、传统方案的激动剂方案，我们在使用后才能根据获卵的结果进一步证实其是否存在 POR。而且 2015 年中华医学会生殖医学分会《卵巢低反应专家共识（2015 版）》[3] 提到，对于卵巢低反应人群可选择 GnRH-a 激动剂方案和 GnRH-a 拮抗剂方案。Meta 分析显示这两种方案的 IVF 结局无显著性差异，但后者 Gn 的使用时间短，用量少，也许更经济。本例 2 个 COS 周期分别采用了激动剂和拮抗剂两种不同方案，确实也看到了在获卵数相同的情况下 Gn 用量的差别，更重要的是结局的差别（表 39-3）：

[3]
2015 年中华医学会生殖医学分会 . 卵巢低反应专家共识 (2015 版). 生殖与避孕 , 2015, 35(2): 71-79.

表 39-3

1	GnRH-a 方案	1/4 GnRH-a+FSH 4050 U+rLH 450 U +HMG 375 U	取卵 3 枚，M Ⅱ 3 枚，受精卵 2 枚，卵裂球 2 枚（8 Ⅱ 1 枚、3 细胞 1 枚）
2	GnRH-a 方案	1.25 mg GnRH-a+FSH 3600 U+rLH 675 U +HMG 300 U	取卵 3 枚，M Ⅱ 3 枚，受精卵 3 枚，卵裂球 3 枚，新鲜周期移植 2 枚，形成第 5 天囊胚 1 枚

第一次 COS，初始 FSH 11.83 mIU/ml，P 1.97 ng/ml，给予了 1/4 达菲林降调，20 天后予 FSH 300 U 卵泡刺激，连续 3 天后复查 E_2，仍然 <15 pg/ml，可见 POR 人群容易出现对降调的垂体抑制过度现象，随后 COS 过程中 Gn 使用 14 天，总量 4050 U，明显高于后一个拮抗剂周期的用量（3600 U）。

两次促排卵方案均使用了 rLH，而第二次 GnRH-a 方案是全程添加了 LH。其理论基础在于高龄和 POR 人群可能存在 LH 不足，在卵泡募集早期即添加 LH 有利于改善卵子的成熟度，总体效果要优于常规在卵泡生长晚期才添加外源性 LH 的用法。有文献报道全程添加 LH 可在不增加 Gn 量的情况下提高获卵数和卵子质量，是我们目前接受并愿意尝试的方法。另外，对于 POR 人群，有报道生长激素可增加成熟卵母细胞和高质量胚胎的数量。脱氢表雄酮通过 IGF-1 系统诱导颗粒细胞上 FSH 受体表达，进而增加窦前卵泡和窦卵泡的募集与生长，改善卵巢反应，或许能增加获卵和临床妊娠率。相关研究也比较多，但结果并不一致，缺乏大样本高质量的研究证据，所以还没到指南推荐的级别，是否使用取决于医生的理念接受度和患者的尝试意愿。至于其他辅助用药，如嗅吡斯的明和左旋精氨酸等，更缺乏有力的循证依据。

◇ 附 : POR 与 DOR 的概念鉴别

卵巢储备功能减退（diminished ovarian reserve，DOR）是由于卵母细胞的数量减少和（或）质量下降，导致卵巢功能下降，引起生育能力下降，同时伴有 AMH 水平降低、AFC 减少以及 FSH 水平升高。DOR 分为与年龄相关的生理性 DOR 和与年龄均值水平不相符的病理性 DOR 两类。

卵巢低反应（POR）：特指接受 IVF-ET 的人群，是卵巢对 Gn 刺激反应不良的病理状态，主要表现为卵巢刺激周期发育卵泡少，血雌激素峰值低，Gn 用量多，周期取消率高，获卵数少和临床妊娠率低，约 65% 的 POR 是由 DOR 导致的。

（李晓川）

病例40　反复移植失败之宫腔粘连

◇ 初诊再现

韩女士，39 岁，已婚，G1P0，有生育要求。

主诉：反复移植失败 4 次。

现病史：月经规律，13 岁初潮，7/28 天，量中，轻痛经，LMP 2021 年 7 月 2 日。

不孕病史 5 年，因输卵管因素行 IVF-ET。

2018 年 5 月生殖中心促排卵取卵 5 次，配成囊胚 8 枚，2019 年 10 月（FET 4AA[1] 2 枚）、11 月（FET 4AA 1 枚）及 2020 年 11 月（FET 4AB 1 枚），三次移植均未着床（移植当日子宫内膜厚度为 6～7 mm，围移植期均服用雌激素 3 mg bid）。

2021 年 2 月行宫腔镜检查，术中见宫腔形态规则，子宫内膜平整，双侧输卵管开口可见，予以子宫内膜取样。病理：增殖期子宫内膜，CD138（－）。

2021 年 5 月再次移植冷冻囊胚 1 枚（囊胚 4AB），移植前子宫内膜厚 6 mm，围移植期服用雌激素 4 mg bid，仍未着床。

近年来无月经量的变化。

既往史：体健，人工流产一次。

查体：身高 162 cm，体重 55 kg。

妇科检查：乳房、乳头发育 V 级，阴毛呈女性分布，外阴发育无异常，阴道畅，宫颈光滑，宫体中位，正常大小，双侧附件无异常，三合诊无异常。

辅助检查：

性激素检查（D3）：FSH 7.01 IU/L，P 0.82 ng/ml，T 0.39 ng/ml，LH 1.93 IU/L，PRL 12.8 ng/ml，E_2（Ⅱ）47 pg/ml，AMH 1.89 ng/ml。甲状腺功能正常。

妇科超声（D7）：子宫大小 4.9 cm×4.6 cm×3.5 cm，子宫内膜厚 4 mm，双侧卵巢未见异常。

妇科超声（D14）：子宫内膜厚 6 mm，B 型子宫内膜。

[1]
囊胚的分级标准如下。
1. 根据囊胚腔的大小分为：
（1）1 级（早期囊胚）：囊胚腔小于胚胎体积的 1/2；
（2）2 级（囊胚）：囊胚腔 > 胚胎体积的 1/2；
（3）3 级（完全囊胚）：囊胚腔几乎占满了整个胚胎；
（4）4 级（扩张囊胚）：囊胚体积扩大，囊胚腔扩张，透明带变薄；
（5）5 级（孵化囊胚）：透明带出现破口，部分滋养层细胞开始从透明带破口孵出；
（6）6 级（孵出囊胚）：囊胚完全从透明带中孵出，脱离透明带。
2. 内细胞团按 3 个等级评分　A 级：细胞数多，紧密成团，突起明显；B 级：细胞数较少，疏散或成群；C 级：细胞数很少，难以辨别明显的内细胞团结构。
3. 滋养层也按 3 个等级评分　A 级：细胞数多，形成一层连续的上皮样结构；B 级：细胞数较少，上皮样结构不连续，较疏松；C 级：细胞数很少。
对 ≥3 级的囊胚才能进行内细胞团和滋养层评分。三个数字结合起来，评估囊胚的形态及质量。
4. AA 囊胚，是一个细胞排列紧密、几乎没有碎片、还没有孵出的囊胚，通常被认为最适合移植的囊胚。
引　自：Gardner DK, Lane M, Stevens J, et al. Blastocyst score affects implantation and pregnancy outcome: Towards a single blastocyst transfer[J]. Fertil Steril, 2000, 73(6): 1155-1158.

◇ 抽丝剥茧

本例特点：

1. 反复移植失败 [2]（4 次冻胚移植失败）。

2. 不孕——卵管因素。

3. 人工流产一次，宫腔镜检查未见明显异常。

4. 盆腔超声，子宫内膜薄：D7 4 mm，D14 6 mm。

◇ 按迹循踪

诊断：

1. 反复移植失败。

2. 不孕。

3. 宫腔镜术史。

处理： 可尝试自体富血小板血浆宫腔灌注和盆腔脉管理疗。

◇ 醍醐灌顶

老师，近年来辅助生殖技术取得了突飞猛进的发展，控制性超促排卵技术及胚胎体外培养技术不断进步，但目前单次移植的临床妊娠率仍仅为 30%~40% [3]，部分患者经多次移植优质胚胎后仍未获得临床妊娠。反复移植失败不仅给患者带来很大的精神和经济压力，同样也很困扰临床大夫。问题到底出在哪里呢？

反复移植失败的病因复杂多样，涉及胚胎质量、子宫内膜容受性及自身免疫等多方面因素，其中约 2/3 的种植失败是由于子宫内膜容受性不良或病理性异常造成的。目前，随着胚胎培养技术的不断改进及植入前遗传学筛查技术的开展，优质胚胎的获取有了一定的改进方法，但子宫内膜容受性的具体机制仍不甚清楚。

目前临床仍主要通过超声评估子宫内膜容受性，具体指标如下：

1. 子宫内膜厚度　目前研究表明，薄形子宫内膜的定义 [4] 为在排卵日、新鲜 IVF 周期中 hCG 注射日或 FET 周期中孕酮开始日测量的子宫内膜厚度 <7 mm，与较低的着床率、妊娠率及活产率相关。子宫内膜过薄可以预测生殖结局不良，以 EMT≤7 mm 作为界值，预测临床妊娠的阳性预测值和阴性预测值分别为 77% 和 48% [5]。

2. 子宫内膜类型　A 型子宫内膜的临床妊娠率较 C 型子宫内膜高，而 B 型 [6] 子宫内膜并不预测明显不良的妊娠结局。

3. 子宫内膜容积（通过 3D 超声测量）　子宫内膜血流的多少取决于子宫内膜容积而不是内膜厚度，子宫内膜容积 <1 cm³ 的女性接受辅助生殖治疗后无妊娠，可能妊娠的最小子宫内膜容积为 1.6 cm³ [7]。

[2]

反复移植失败（recurrent implantation failure, RIF）：年龄 <40 岁，经历 3 次及以上移植周期，且累计移植至少 4 枚卵裂期优质胚胎或 3 枚优质囊胚而未获临床妊娠者。

[3]

谢宛裔，李蓉. 辅助生殖治疗中子宫内膜容受性评估相关临床指标的研究进展 [J]. 中华生殖与避孕杂志，2021，41(5): 413-418.

[4]

Kasius A, Smit JG, Torrance HL, et al. Endometrial thickness and pregnancy rates after IVF: A systematic review and meta-analysis. Hum Reprod Update, 2014, 20(4): 530-541.

[5]

Kasius A, Smit JG, Torrance HL, et al. Endometrial thickness and pregnancy rates after IVF: A systematic review and meta-analysis. Hum Reprod Update, 2014, 20(4): 530-541.

[6]

A 型：典型三线型，外层和中央为强回声线，外层与宫腔中线之间为低回声和暗区；
B 型：均一的中等强度回声，宫腔强回声，中线断续不清；
C 型：均质强回声，无子宫中线回声。

[7]

Raga F, Bonilla-Musoles F, Casañ EM, et al. Assessment of endometrial volume by three-dimensional ultrasound prior to embryo transfer: Clues to endometrial receptivity. Hum Reprod, 1999, 14(11): 2851-2854.

4. 子宫内膜血流　血管供应在 IVF 的不同过程中起着关键作用，包括优势卵泡的发育、黄体的形成、子宫内膜的生长和胚胎着床。利用三维多普勒超声可测量子宫内膜和子宫内膜下的血管，显示在月经周期的增殖期增加，在排卵前 3 天达到峰值，排卵后 5 天降至最低点[8]。子宫内膜血流灌注可在一定程度上预测子宫内膜容受性，特别在反复着床失败的患者可以作为一种无创子宫内膜容受性的评价标准。

该患者目前反复移植失败，周期内不同时间超声检查均提示子宫内膜薄，除了雌激素还有何方法？

宫腔灌注是一种简单易行、局部高效的治疗方法，灌注的药物中，目前研究较多的为富血小板血浆（platelet-rich plasma，PRP）[9]，通过高浓度血小板、细胞因子及蛋白质，促进组织修复，进而改善子宫内膜容受性，利于胚胎植入。多项研究初步证实 PRP 可以提高反复移植失败妊娠率，但仍缺乏足够的临床证据支持。同时，由于不同试剂盒 PRP 中所获得的血小板和白细胞浓度不确定，因此仍需大样本研究，并探究最佳治疗浓度。盆腔脉管理疗通过对盆腔脉管平滑肌的刺激，加速血流速度，降低血管阻力，进而增加子宫内膜的血液循环，能更有效地促进子宫内膜生长，增加子宫内膜厚度，改善子宫环境和子宫内膜容受性，疗效初步确定，仍需大样本临床验证。该患者目前的反复移植失败考虑与薄型子宫内膜、容受性不良密切相关，拟"内外兼修"联合治疗，理论上可以改善妊娠结局。

另外，老师，除了改善子宫内膜容受性外，这个患者是否需要做移植前诊断？

该患者可考虑行胚胎植入前非整倍体遗传学检测（preimplantation genetic testing for aneuploidy，PGT-A）[10]。该技术对反复移植失败或反复流产患者的临床结局具有一定的改善作用。某些夫妇尽管移植了多个形态正常的胚胎，但仍不能实现妊娠。有研究发现，与对照者相比，这些夫妇的植入前胚胎中，非整倍体所占比例更高，可在一定程度上解释了反复移植失败的病因[11]。但也有学者认为，虽然对反复移植失败患者进行植入前遗传学筛查，但是其临床妊娠率和活产率并无显著改善，说明胚胎因素引起反复移植失败的可能性较小[12]。2021 年针对 1212 名符合 IVF 指征的 <38 岁不孕患者的最新研究表明，传统形态学评估后 IVF 的累积活产率不低于行 PGT-A 的累积活产率（81.8% vs

[8]

Karizbodagh MP, Rashidi B, Sahebkar A, et al. Implantation window and angiogenesis. J Cell Biochem, 2017, 118(12): 4141-4151.

[9]

PRP 是自体全血经过梯度离心、分离得到的血小板浓缩物，血小板含量丰富。当血小板激活时，能释放多种生长因子，如血小板衍生生长因子（PDGF）、转化生长因子 -β（TGF-β）、类胰岛素生长因子（IGF）、表皮生长因子（EGF）及血管内皮生长因子（VEGF）等，在修复骨与软组织的疗效方面已经得到公认。PRP 对慢性皮肤溃疡、糖尿病足及韧带软骨损伤等一类难愈合的疾病都显示出了独特的优势和疗效，在宫腔软组织修复领域的初探效果也非常满意。同时，PRP 具有制备简单且为自体成分、不发生免疫排斥反应等优点。

[10]

PGT-A 以往也称为胚胎植入前遗传学筛查 (preimplantation genetic screening, PGS)，是在体外受精 (in vitro fertilization, IVF) 或单精子卵胞质内注射 (ICSI) 技术的基础上加入遗传学检测手段，从而实现胚胎移植前染色体非整倍体筛查的技术。

[11]

Fragouli E, Katz-Jaffe M, Alfarawati S, et al. Comprehensive chromosome screening of polar bodies and blastocysts from couples experiencing repeated implantation failure. Fertil Steril, 2010, 94(3): 875-887.

[12]

1. 汪希鹏 . 复发性流产与反复种植失败的病因和治疗新观点 [J]. 中华妇产科杂志, 2019, 54(12): 793-796.
2. Yan J, Qin Y, Zhao H, et al. Live birth with or without preimplantation genetic testing for aneuploidy. N Engl J Med, 2021, 385(22): 2047-2058.

77.2%；非劣效性 $P < 0.001$）。事实上，反复移植失败病因多样，发病机制复杂，但治疗手段有限，亟须开展以免疫和遗传为背景的病因学研究以及大样本的前瞻性研究。

（卫　莹）

病例41　反复移植失败之慢性子宫内膜炎

◇ 初诊再现

梁女士，36 岁，已婚，G2P0，有生育要求。

主诉：反复移植失败 3 次，宫腔镜术后 2 周复诊。

现病史：月经规律，5/28 天，量中，无痛经，LMP 2020 年 2 月 10 日。2017 年解除避孕，至今未孕。

2018 年 7 月行 HSG，提示一侧输卵管不通，2018 年男方精液检查提示少精子症。

2019 年在外院行 IVF-ET，取卵 11 枚，未行新鲜移植，配成囊胚 7 枚，冻胚移植 3 次，均未成功。

2020 年 2 月行宫腔镜检查。术中见宫腔形态规则，子宫内膜中度厚，多处可见微小息肉，0.3～0.5 cm 大小，双侧输卵管开口可见。予以诊刮。病理：增殖期子宫内膜，见浆细胞浸润，IHC 染色 CD138（＋）。

术后无发热或腹痛等不适，术后 5 天阴道出血止。今术后 2 周复诊。

既往史：人工流产 2 次，宫腔镜手术史。

查体：身高 159 cm，体重 53 kg。

妇科检查：乳房发育 V 级，无多毛或泌乳。阴毛呈女性分布，外阴发育无异常，阴道畅，宫颈光滑，宫体前位，正常大小，双侧附件区无异常，三合诊无异常。

辅助检查：

性激素检查（D5）：FSH 4.24 mIU/ml，LH 3.78 mIU/ml，E_2 38.3 pg/ml，P 1.56 ng/ml，T 0.35 ng/ml，PRL 10.08 ng/ml，AMH 3.11 ng/ml。甲状腺功能结果正常。

妇科超声（D7）：子宫大小 4.9 cm×4.6 cm×3.5 cm，子宫内膜厚 5 mm，双侧卵巢未见异常。

◇ 抽丝剥茧

本例特点：

1. 3 次移植失败。

2. 宫腔镜下见内膜多处微小息肉。

3. 内膜病理 CD138（＋）。

[1]

多西环素作为广谱抗生素，对支原体和衣原体感染也有较好的疗效，故作为一线治疗药物。多项研究发现多西环素（强力霉素）或氧氟沙星联合甲硝唑可以可有效治疗慢性子宫内膜炎，提高胚胎种植率和临床妊娠率，改善妊娠结局。

[2]

1. 2019 年 Cicinelli 等国际慢性子宫内膜炎诊断标准化工作组将慢性子宫内膜炎的宫腔镜检查诊断总结为以下特征：①草莓状：子宫内膜大面积充血，有散在或局灶白色点状结构；②局灶性充血：小面积子宫内膜充血；③出血点：红色灶性区域，边缘不规则，可能与毛细血管连接；④子宫内膜微息肉：直径小于 1 mm；⑤子宫内膜间质水肿：子宫内膜在卵泡期增厚且苍白。

2. Cicinelli E, Vitagliano A, Kumar A, et al. International Working Group for Standardization of Chronic Endometritis Diagnosis. Unified diagnostic criteria for chronic endometritis at fluid hysteroscopy: Proposal and reliability evaluation through an international randomized-controlled observer study. Fertil Steril, 2019, 112(1): 162-173. e2.

[3]

全称为膜硫酸乙酰肝素蛋白多糖配体蛋白聚糖 -1，是浆细胞的一种特异性标志物。多项研究表明，CD138 免疫组化染色诊断慢性子宫内膜炎阳性率显著高于 HE 染色。

[4]

McQueen DB, Bernardi LA, Stephenson MD. Chronic endometritis in women with recurrent early pregnancy loss and/or fetal demise. Fertil Steril, 2014, 101(4): 1026-1030.

[5]

Kitaya K, Matsubayashi H, Takaya Y, et al. Live birth rate following oral antibiotic treatment for chronic endometritis in infertile women with repeated implantation failure. Am J Reprod Immunol, 2017, 78(5): e12719.

◇ 按迹循踪

诊断：

1. 反复移植失败。

2. 慢性子宫内膜炎。

处理：多西环素 100 mg po bid+ 甲硝唑 200 mg bid × 14 天[1]。

◇ 醍醐灌顶

本例患者宫腔镜下可见多发微小息肉，病理也证实有浆细胞浸润，CA138（＋），慢性子宫内膜炎（CE）的诊断[2]很明确，现在给予多西环素和甲硝唑口服用药 2 周后是否还需要复查子宫内膜病理和免疫组化？

能够像本例一样根据宫腔镜下典型所见就能诊断子宫内膜炎的并不多，更多的是需要子宫内膜病理和 CD138[3]的免疫组化检测才能诊断，所以子宫内膜炎是一种比较隐匿但又可能对生育结局造成不良影响的比较常见的因素。据文献报道，接受 IVF 治疗的不孕女性中 15% 存在子宫内膜炎，在反复种植失败的女性中高达 42%[4]。因此，对于反复种植失败、不明原因不孕以及不明原因反复流产的女性。

有文献报道[5]，经多西环素（200 mg/d）治疗 14 天后，子宫内膜炎的治愈率达 92.3%（108/117），剩余 9 例患者采用左氧氟沙星（400 mg/d）和甲硝唑（500 mg/d）联合用药治疗 14 天，总体治愈率达 99.1%，所以我考虑双联用药以获得最大治愈可能，但不用再复查子宫内膜病理了，完成疗程后可再次尝试移植。

（卫　莹）

病例42　反复流产

◇ 初诊再现

张女士，40 岁，LMP 2021 年 7 月 13 日，就诊时间 2021 年 7 月 18 日。

主诉：不良孕产史 7 次。

现病史：平素月经规则，3 ～ 4/28 ～ 30 天，量中，痛经（－）。2012 年因"月经稀发"就诊于外院，确诊"垂体催乳素瘤"，遂予口服"溴隐亭"治疗至今，定期监测血 PRL 在正常范围。月经规律来潮，监测体温呈双相。2012—2015 年经历 3 次自然受孕，其中生化妊娠 1 次、自然流产 1 次、胚胎停育 1 次（均予行清宫术），均未查胚胎染色体。2016 年 10 月发现妊娠后行经腹超声，示子宫增大，宫腔呈 Y 形，考虑纵隔子宫不能排除；肌层多发肌瘤，大者约 3.5 cm；宫腔偏右侧见无回声，约 1.1 cm×0.6 cm，内未见明确胎芽，考虑胚胎停育，再次行清宫术。2017 年自然受孕，孕 9 周时因胚胎停育行清宫术，绒毛染色体及夫妻双方染色体均（－）。2019 年 3 月再次自然受孕后因"胚胎停育"行清宫术，术后经量减少至原来的 1/2。考虑"反复流产、纵隔子宫？子宫肌瘤"，建议手术探查，遂于 2019 年 10 月 18 日于我院行"腹腔镜下子宫肌瘤剔除术＋盆腔粘连松解术＋输卵管通液（双侧通畅）＋宫腔镜下纵隔子宫切开术＋诊刮术"。术中腹腔镜探查，见子宫底部平坦、稍宽，右侧近宫角处可见直径约 3 cm 的外凸肌瘤结节；左侧卵巢固有韧带与左侧乙状结肠少许粘连，左侧输卵管及右侧附件外观未见明显异常。宫腔镜下探宫腔深 7.5 cm，进镜后见宫腔中下段形态正常，宫底部可见宽约 1.5 cm 的纵隔隆起，深约 1 cm，双侧宫角较深。用电针将纵隔切开至宫底平整，余子宫内膜不规则。术毕留置宫腔 COOK 球囊一根。术后 1 个月（2019年 11 月）再次行宫腔镜探查，见宫腔呈倒三角形，子宫底部平坦，表面可见少许子宫内膜附着，双侧输卵管开口可见。术后予口服溴隐亭、来曲唑促排，经前监测子宫内膜 0.4 cm，遂予增加补佳乐 3 mg bid 促进子宫内膜生长，监测体温均呈双相。2020 年 12 月再次因胚胎停育（停经 12 周，胚芽 0.9 cm）行清宫术。绒毛染色体示 47, XY，+15。2021 年 5 月、2021 年 6 月口服溴隐亭 2.5 mg qd、补佳乐＋地屈孕酮人工周期治疗，监测 BBT，大致呈双相型。

既往史：否认高血压、糖尿病、血栓病史，否认免疫相关病史，2014 年起间断口服阿司匹林、泼尼松。

查体：身高 155 cm，体重 61 kg，BMI 25.39 kg/m^2。

辅助检查：

2021 年 4 月抗磷脂抗体谱 6 项、蛋白 C＋蛋白 S＋APC 抵抗＋抗凝血酶、胶原诱导的血小板聚集试验、肿瘤坏死因子 α（TNF-α）＋白细胞介素 -6 检测、红细胞沉降率均（－）。

2021 年 4 月 8 日（经前）：FSH 2.53 IU/L，P 15.60 ng/ml，T 0.52 ng/ml，LH 3.08 IU/L，PRL 14.8 ng/ml，AMH 1.57ng/ml，E$_2$（Ⅱ）173 pg/ml。

2021 年 6 月 3 日（D21）盆腔 B 超：子宫肌层内多个低回声，较大者位于宫体后壁，1.0 cm×1.0 cm，另 2 个紧邻子宫内膜处，较大者 0.8 cm×0.7 cm，位于前壁，部分致子宫内膜略受压，子宫内膜尚居中，厚 0.3 cm。双侧附件（－），盆腔积液 2.3 cm×1.3 cm。

◇ 抽丝剥茧

本例特点

1. 患者系 40 岁女性，有 7 次不良孕史（5 次胚胎停育、1 次自然流产、1 次生化妊娠），末次胚胎停育时间为 2020 年 12 月，胚胎染色体示异常，47, XY+15。

2. 合并不全纵隔子宫及垂体微腺瘤，相关内分泌和解剖异常纠正后仍发生胚胎停育。

3. 有 6 次清宫术史，月经量减少 1/2，存在薄型子宫内膜。

4. 子宫多发肌瘤，个别略压迫子宫内膜（3 型）。

5. 2014 年起间断口服阿司匹林和泼尼松，相关免疫指标（－）。

◇ 按迹循踪

诊断：

1. 反复流产 [1]。
2. 薄型子宫内膜。
3. 多次清宫术史。
4. 子宫多发肌瘤。
5. 子宫肌瘤剔除史。
6. 不全纵隔子宫切除术后。
7. 胚胎染色体异常史。
8. 垂体微腺瘤。

处理：

1. 阿司匹林肠溶片 75 mg qd，溴隐亭 1 片 qd，爱乐维 1 片 qd，雌二醇凝胶（排卵前 1 卡尺 qd+ 排卵后 2 卡尺 qd）。
2. 监测 BBT，指导同房。

◇ 醍醐灌顶

此患者在宫、腹腔镜手术之前经历了 6 次早孕期非正常妊娠的清宫手术，第 4 次妊娠时就发现纵隔子宫和多发子宫肌瘤，一直没有处理，还真够能"忍"的。她现在年已 40 岁，多次清宫术后存在薄型子宫内膜，光这两条就让人觉得预后不良。术后再次妊娠而胚胎停育，但证实为非整倍体，也是符合其年龄特点吧，倒提示子宫内膜容受性尚可，不过又刮了一次，不知下次如何？

复发性流产的诊断似乎很容易，但病因诊断十分复杂，相对容易的是胚胎遗传因素和母体的解剖因素。前者可通过绒毛组织的检测予以判别，但除了非整倍体异常解读起来容易外，其他变异有时候很难解读，而染色体核型正常也不意味着遗传因素没有问题。后者以纵隔子宫为代表的先天性畸形，很容易通过超声诊

[1]

反复流产（RSA）：美国生殖医学会的标准是 2 次或 2 次以上的妊娠丢失，英国皇家妇产科医师协会则定义为同一性伴侣连续发生 3 次或 3 次以上妊娠 24 周之前的妊娠丢失，我国的定义为 3 次或 3 次以上妊娠 28 周之前的妊娠丢失。

断。此患者的纵隔不大，可归为"鞍状"或"弓形"子宫，理论上不一定影响妊娠结局，但毕竟有过那么多次孕史不良了，手术去除也是合理的 [2]。尽管仍有争议，但现有的临床研究大多还是支持纵隔子宫切除术的手术获益，可在一定程度上降低流产率，提高妊娠率及活产率，IVF 的胚胎种植成功率也明显高于术前。这位患者还有垂体微腺瘤导致的高催乳素血症，经药物治疗多年来月经和实验室指标均正常，应该不是致流产因素了。免疫、感染及易栓症等因素也有排查。现在遗留的不明确因素还有多发肌瘤的存在。临床观察提示，不仅 FIGO 分型 0 — Ⅱ 型黏膜下肌瘤影响妊娠，Ⅲ 型肌瘤以及多发子宫肌瘤都可能影响子宫内膜的容受性。薄型子宫内膜问题如你所说，多次清宫术后可谓在所难免，但似乎还没有体现出难以着床的表现。无论如何，复发性流产的复发风险随着流产次数的增加而上升。尤其对于高龄女性，随着年龄增长，胚胎非整倍体的发生率也是明显升高的 [3]，20 ~ 30 岁为 9% ~ 17%，35 岁为 20%，40 岁为 40%，45 岁为 80%。这是难以规避的规律性风险。

　　该患者高龄，40 岁，末次胚胎停育绒毛染色体检查为 15- 三体，采用辅助生殖和植入前胚胎遗传学检测是否会有帮助 [4]？

　　相比于健康女性的胚胎，在不明原因反复流产女性的胚胎中，13、16、18、21、22、X 和 Y 染色体的非整倍体发生率更高 [5]。对于经历过反复流产且有确诊非整倍体流产病史的夫妇，理论上可以 PGT 筛选整倍体胚胎进行移植，可在一定程度上改善妊娠结局。但由于可供移植的胚胎数目及移植次数也会随之减少，因而每个取卵周期的妊娠率是降低的。而且欲行 PGT，必须采用 ART，对于可自然妊娠的女性患者而言，这些操作也在一定程度上增加了患者的经济、生理及心理负担。此外，对于尚无明确意义的基因片段变异，PGT 的选择并没有针对性。一项回顾性队列研究纳入 300 例反复流产女性，一组患者接受 IVF 和 PGT，另一组患者接受期待治疗。168 次取卵中的 38 次（23%）因胚胎的形成或质量较差取消了 PGT，在 130 次完成了 PGT 的周期中，103 次（74%）至少形成了一个整倍体胚胎 [6]。最终两组的妊娠率、活产率和自然流产率相近。

　　该患者夫妻双方无明确的单基因病遗传史及遗传病家族史，双方外周血染色体均正常，虽有多次胚胎停育史，仅有的 2 次绒毛染色体检测也只有一次为 15 号染色体三体。该患者行 PGT 获益并不高，仅能在一定程度上减少异常胚胎着床的机会，进而相对减少远期因反复清宫所致的子宫内膜损伤。另外，该患者无不孕病史，无 IVF 指征。

[2]
Practice Committee of the American Society for Reproductive Medicine. Uterine septum: A guideline[J]. Fertil Steril, 2016, 106: 530-540.

[3]
Franasiak JM, Forman EJ, Hong KH, et al. The nature of aneuploidy with increasing age of the female partner: A review of 15169 consecutive trophectoderm biopsies evaluated with comprehensive chromosomal screening[J]. Fertil Steril, 2014, 101: 656-663.

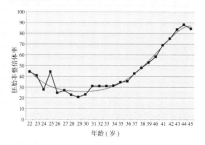

[4]
植入前遗传学检测 (preimplantation genetic testing, PGT）是通过体外受精或卵胞质内单精子注射获得胚胎，利用分子生物学技术对胚胎进行检测，以获得无遗传疾病的胚胎进行移植。主要有 3 种类型：PGT-M（针对单基因病）、PGT-SR（针对结构重排）、PGT-A（针对非整倍体）。

[5]
Norbert G, Raoul O. Is the hypothesis of preimplantation genetic screening (PGS) still supportable? A review[J]. J Ovarian Res, 2017, 10: 21-27.

[6]
Murugappan G, Shahine LK, Perfetto CO, et al. Intent to treat analysis of in vitro fertilization and preimplantation genetic screening versus expectant management in patients with recurrent pregnancy loss[J]. Hum Reprod, 2016, 31(8): 1668-1674.

该患者无免疫相关指标阳性及血栓风险证据，长期口服阿司匹林是否证据充分？

对于合并抗磷脂综合征或易栓症的复发性流产患者，阿司匹林及肝素的应用可改善一定的妊娠结局，但对于无明确相关致病因素的复发性流产，单用阿司匹林或阿司匹林＋肝素并不能提高活产率。该患者虽有多次胚胎停育史，但相关免疫指标检测（－），孕前阿司匹林是否有效确实没有充分的证据支持。

（夏　萍）

第 3 章

性腺与生殖道发育异常

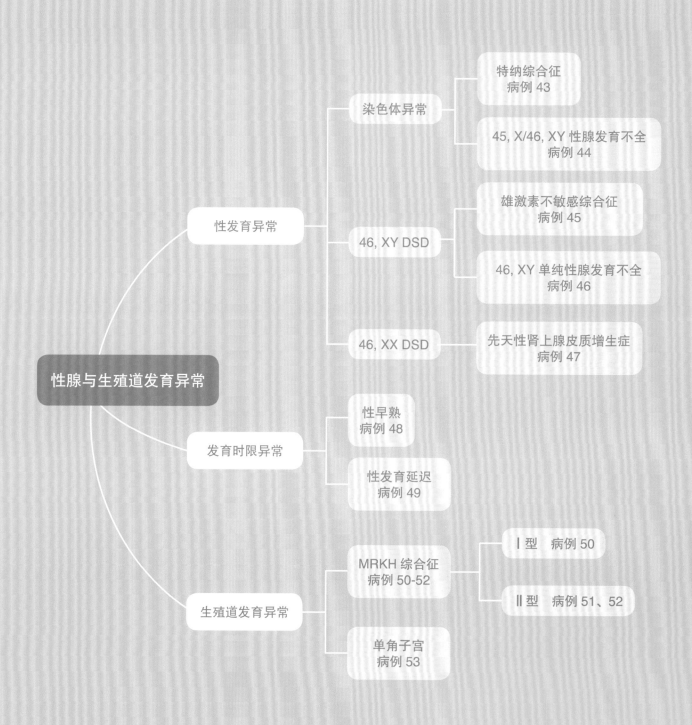

第3章目录导图

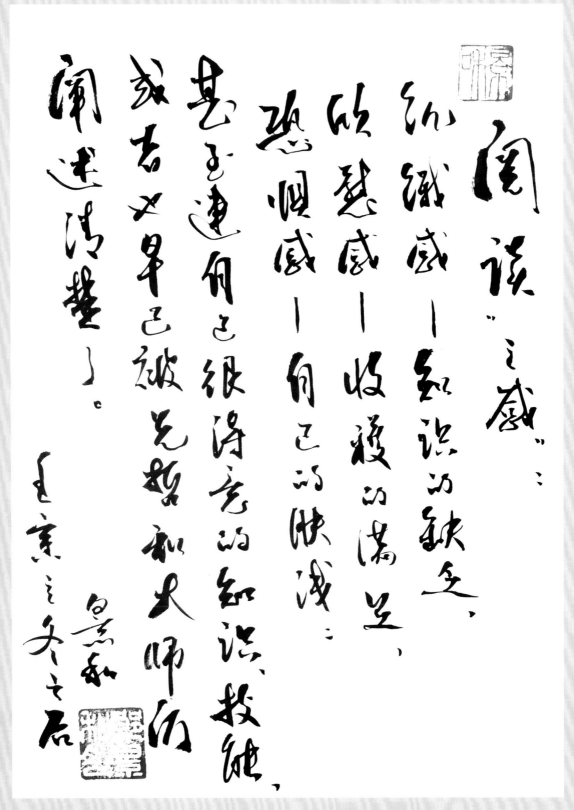

阅读三感： 饥渴感——知识的缺乏，欣慰感——收获的满足，恐惧感——自己的肤浅，甚至连自己很得意的知识、技能，或者也早已被先哲和大师们阐述清楚了。

位于 Xp11-Xp22 区域，通过调控软骨细胞的分化和成熟来控制骨骼的生长，同时与肘外翻、短掌骨及高腭弓等骨骼畸形有关，与 Y 染色体无明显相关性 [3]，故大多数 45, X/46, XY 嵌合型性腺发育不全的患者表现为身材矮小。该患者身高偏矮，且有腭弓高的表现，与此病相符。虽然其外周血染色体为 45, X(10)/46, XY(50)，45, X 的比例为 1/6，但从细胞遗传学的角度看，单一组织中（如外周血和性腺组织等）细胞系的比例与临床表现之间并无直接关系。

含有 Y 染色体或其成分的性腺发育异常（disorders of sex development，DSD）患者的性腺，容易继发性腺恶性肿瘤，而且 46XY 单纯性腺发育不全尤其有更高的风险，不过此次这个孩子似乎是我见过年龄较小的患者，不知因矮小就诊发现 DSD 的患者总体情况是怎样的？

身材矮小症是指在近似的成长环境下，儿童的身高明显低于同种族、同年龄、同性别的正常人群平均身高 2 个标准差以上或处于第 3 百分位以下。导致儿童身材矮小的原因众多，如生长激素 - 胰岛素样生长因子 1 轴异常、体质性青春期延迟、特发性矮小、甲状腺功能减退、染色体疾病以及骨骼发育异常等疾病。2015 年南京医科大学附属南京儿童医院内分泌科对收治的 2132 例身材矮小症患儿就其病因进行了回顾性分析 [4]，包含染色体疾病 40 例（1.88%），其中以特纳综合征多见（37 例，占 92.5%），另有核型为 45X/47XYY、46XY 等染色体疾病 3 例。因此，对于不明原因身高比家族中其他人明显较低者，建议常规行染色体核型分析检查。

◇ 复诊接续

2021 年 9 月 17 日行腹腔镜手术，术中见发育极幼稚的子宫，双侧均可见条索状性腺及发育不良的输卵管（图 44-1），行双侧附件切除术。术后病理：（左侧性腺及输卵管、右侧性腺及输卵管）输卵管组织及少许发育不良的卵巢皮质。患者术后恢复可，如期出院。术后建议到内分泌科或儿科进行促进身高生长发育治疗，身高基本满意后可考虑雌激素治疗促进第二性征发育，并适时添加孕激素周期序贯治疗，定期随诊。

[3]
王聪，吴庆华，史惠融，等 . 45, X/46, XY 嵌合体性发育异常诊治进展 . 2016, 35(2): 132-136.

[4]
武苏，汪素美，朱子阳，等 . 2132 例矮小症患儿病因及骨龄分析 [J]. 临床儿科杂志，2015, 33(80: 730-733.

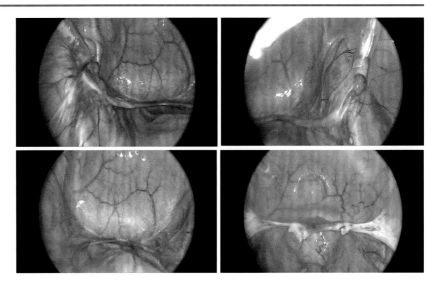

图 44-1 腹腔镜所见

此患者的性腺病理为何只报了少许发育不良的卵巢呢？

45, X/46, XY 嵌合体的形成与胚胎早期细胞分裂过程中 Y 染色体的不分离有关。近些年一些研究发现，SRY（sex determining region）基因是决定性腺的一个重要调节基因。但不等同于睾丸的决定因子，睾丸发育主要靠 SRY 基因激活 Sox9 基因调控网络的参与，卵巢发育主要由 Wnt/Rspol/B 连环蛋白通路调节，但两者之间存在复杂的相互作用。一些因子为两种性腺发育所共有和必需的，而且两个调控网络之间的对抗作用终身存在，所以 SRY 阴性的个体也可出现睾丸，而 SRY 阳性的个体也可出现卵巢[5]。

绝大部分 45, X/46, XY 嵌合体患者的 SRY 基因阳性，Y 染色体无缺失或部分缺失，但其性腺的表现形式可以非常多样。有研究表明，45, X/46, XY 核型嵌合比例与性腺表型无明显相关性[6]，性腺病理检查结果可能有睾丸组织、分化不良睾丸组织、条索样结构、卵巢样组织及无性腺组织等类型，且同一个体不同组织中 45, X/46, XY 细胞系的分布比例也可以不同。该患者外周血染色体以 46, XY 为主，但不能代表其性腺组织中的染色体比例，因此其病理仅提示少许发育不良的卵巢组织也是合理的，可行性腺组织染色体检查进一步研究佐证。该患者 FSH>40 IU/L，性激素低下，提示性腺衰竭。为避免性腺发生肿瘤，切除不发育的性腺是必需的，否则在使用生长激素促进生长的过程中会增加肿瘤的发生率。但病理科医生在报告病理时，应注明是只看到卵巢的间质，还是看到有卵泡。如看不到原始卵泡的性腺，只能诊断卵巢样组织，而非卵巢组织。同样，必须能看到精曲小管，才能诊断睾丸组织。

[5]
田秦杰 . 性发育异常——田秦杰 2020 观点 [M].北京：科学技术文献出版社，2020: 4-7.

[6]
帅霞，杨利，吴文波，等. 45, X/46, XY 嵌合体性腺表型与分子生物学分析 [J]. 中华实用儿科临床杂志，2021, 36(8): 584-588.

（赵　鑫）

病例45　雄激素不敏感综合征

◇ 初诊再现

刘某，15 岁，2021 年 8 月 9 日就诊。

主诉：无自主月经。

现病史：患者系母亲第一胎第一产，有一弟弟 11 岁，发育正常。母亲孕期未用药，足月顺产，产程顺利，出生体重 3150 g，出生时女性外阴，按女孩抚养，自幼生长发育与同龄人无差异，智力正常，学习成绩中等。8 岁时于当地医院行疝气手术（具体不详），13 岁开始有乳房发育，少许阴毛生长，但至今无自主月经来潮，无周期性下腹痛，嗅觉正常。

查体：身高 160 cm，体重 50 kg，BMI 19.5 kg/m^2，乳腺发育 Ⅲ ~ Ⅳ 级，乳周无长毛，无腋毛，左侧腹股沟部位可及一肿物，直径约 2 cm，有压痛，可向大阴唇方向推移，活动性差，右侧未及异常。腹股沟区可见模糊的手术瘢痕。

妇科检查：阴毛稀疏，阴蒂无明显增大，探针探阴道深 6 ~ 7 cm，肛查未及子宫。

辅助检查：

2021 年 7 月 17 日腹股沟管彩色多普勒超声：左侧腹股沟区可见低回声，大小约 3.2 cm×1.6 cm×1.5 cm，边界尚清，内部回声欠均，可见点状强回声。CDFI：其内可见条状血流信号，可探及动脉频谱；右侧腹股沟区未见明确异常回声。

2021 年 7 月 17 日子宫及双侧附件超声检查（经直肠）：膀胱后方未见明确子宫及卵巢回声。

2021 年 7 月 19 日实验室检查：FSH 9.11 IU/L，LH 7.26 IU/L，E$_2$(Ⅱ)26 pg/ml，P 0.30 ng/ml，T 3.34 ng/ml，PRL 5.3 ng/ml，AMH 8.09 ng/ml。生化检查示肝和肾功能、电解质正常。

2021 年 7 月 19 日染色体：46,XY。

◇ 抽丝剥茧

本例特点：

1. 15 岁女性，原发性闭经。

2. 有正常乳房发育的女性表型。

3. 无腋毛，阴毛稀少。

4. 无子宫，有阴道，呈盲端。

5. 染色体 46,XY，腹股沟有"包块"。

6. 血清睾酮浓度在男性范围。

7. 既往有疝气手术史。

◇ 按迹循踪

诊断：

1. 性发育异常。
2. 完全型雄激素不敏感综合征。
3. 疝气修补手术史。

处理：

1. 观察随诊，后期择期手术。
2. 建议行家系遗传筛查。

◇ 醍醐灌顶

Y 染色体决定区（SRY）基因使未分化性腺发育成睾丸，而性腺性别是通过胎儿睾丸分泌的 2 种激素——AMH 和睾酮转化为男性性别表型。这些激素共同作用，使苗勒管退化，并促进男性泌尿生殖道和外生殖器外观发育。AMH 可使苗勒管退化，进而无女性内生殖道的发育。睾酮及双氢睾酮需以特异性方式与雄激素受体结合才能发挥作用；而无雄激素发挥作用，则外生殖器发育为女性外阴及阴道腔隙形成。

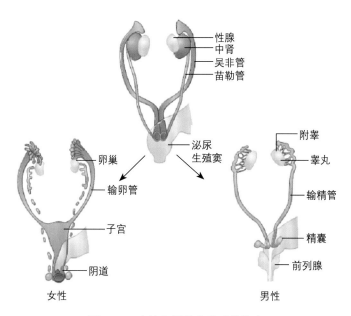

图 45-1　女性和男性生殖系统发育

雄激素不敏感综合征（androgen insensitity syndrome，AIS）诊断明确，凡有 Y 染色体或 SRY 基因者，性腺均有恶变风险，尽早切除性腺有利于预防恶变，您为何不建议她尽早手术，却要随诊数年再择期手术呢？

含有 Y 染色体的 DSD 发生性腺恶性肿瘤的概率不同（表 45-1）[1]，其中完全型雄激素不敏感综合征（complete AIS，

[1]
田秦杰，葛秦生.实用女性生殖内分泌学 [M].北京：人民卫生出版社，2018：107.

表 45-1 含 Y 染色体或 SRY 阳性的性腺肿瘤发生率

DSD 类型	病例数	比例	性腺母细胞瘤	支持细胞瘤	无性细胞瘤	精原细胞瘤	卵黄囊瘤	绒毛膜癌	肿瘤发生率	恶变率
雄激素不敏感综合征	113	38.70%（113/292）	4	7	—	4	—	—	13.27%（15/113）	26.67%（4/15）
完全型	79	27.05%（79/292）	2	6	—	4	—	—	15.19%（12/79）	30.0%（4/12）
部分型	34	11.65%（34/292）	2	1	—	—	—	—	8.82%（3/34）	0%（0/3）
单纯性腺发育不全	90	30.82%（90/292）	8	0	6	5	1	1	23.33%（21/90）	61.9%（13/21）
XO/XY 性腺发育不全	59	20.21%（59/292）	2	—	—	3	—	—	8.47%（5/59）	60.0%（3/5）
17- 羟化酶缺乏	22	7.53%（22/292）	—	1	1	—	—	—	9.09%（2/22）	50.0%（1/2）
睾丸退化	5	1.71%（5/292）	—	—	—	—	—	—	—	—
特纳综合征，SRY（+）	3	1.03%（3/292）	—	—	1	—	1	—	66.67%（2/3）	100%（2/2）
总计	292		14	8	8	12	2	1	15.41%（45/292）	51.11%（23/45）

[2]

Barros BA, Oliveira LR, Surur CRC, et al. Complete androgen insensitivity syndrome and risk of gonadal malignancy: Systematic review[J]. Ann Pediatr Endocrinol Metab, 2021, 26(1): 19-23.

CAIS）恶变率较低。有研究系统评价了其性腺肿瘤的发生风险随年龄的增长而增加，统计数据为3.6%（25岁前）至33%（50岁前），青春期前患者发生恶性肿瘤的风险非常低[2]。青春期时由雄激素芳香化酶转化来雌激素，可使第二性征发育得更好。此患者刚刚15岁，乳房尚有发育空间，所以可考虑延迟手术。当然，部分患者及家属担心恶变，会更积极地选择尽早手术。另外，部分患者由于"腹股沟疝"的存在，可同期手术处理，但往往因为不认识AIS等DSD这类疾病而误诊为"疝"，仅做了疝修补，而没有处理性腺，反而造成日后手术不同程度的粘连阻碍。如果是部分型雄激素不敏感综合征（partial AIS，PAIS），因会出现男性化表现，按女孩生活的，不论恶变风险，尽早切除有利于阻断男性化的进展。因此，手术时机要根据每一位患者的社会性别、病变类型、性腺部位、外生殖器畸形的程度以及是否有随诊条件等个体化决定的。

　　如果患者母亲有再生育计划，是否有必要进行遗传咨询？

　　当然有必要，AIS是X连锁隐性遗传病，AR基因是目前已知唯一与AIS相关的基因。鉴于患者已经明确基因诊断，但这种改变可能是新发基因突变，也可能来自母亲的遗传，因此如果要做产前诊断，应检查母亲的基因位点，明确母亲是否是基因突变的携带者。如不是基因突变携带者，则不需要做特殊处理，妊娠期做常规产前检查即可。而对一位女性携带者而言，其46,XY后代中患AIS的可能性为1/2，其46,XX后代中有1/2是携带者。患者母亲如有再生育计划，建议其进行产前诊断[3]，按一、二、三级预防来处理，完全可以筛查出并预防再次生出患病儿。

[3]

罗敏,蒋宇林,姚凤霞,等.雄激素不敏感综合征遗传咨询和产前诊断的初步研究[J].中华妇产科杂志,2021, 56(4): 251-256.

（黄　睿）

病例46　46,XY单纯性腺发育不全

◇初诊再现

　　张某，15岁，学生，未婚，否认性生活史。

主诉： 无自主月经来潮。

现病史： 系母亲第二胎第二产（有一哥哥，现21岁，发育正常），母亲孕期无特殊服药史或接触史，足月顺娩。出生时呈女性外阴，按女孩抚养。身高增长较同龄人快，智力处于同龄中等水平。

查体： 身高168 cm，体重49 kg，BMI 17.36 kg/m²，血压114/77 mmHg。

妇科查体：无黑棘皮症，无通贯手，无肘外翻，乳房Ⅰ级，无腋毛。阴毛稀疏。见阴道口，棉签可探入。肛查：子宫中位，体积小。双侧附件区（－）。

辅助检查：

2021 年 5 月性激素 +AMH[1]：FSH 61.53 IU/L，LH 15.39 IU/L，E_2<10 pg/ml，T 1.26 nmol/L，P 0.1 ng/ml，PRL 15.96 ng/ml，AMH 0.28 ng/ml。

2021 年 5 月盆腔超声：膀胱后方肌性回声，疑始基子宫（33 mm×5 mm×15 mm）。

2021 年 6 月染色体检查：46,XY。

2021 年 7 月肝、胆、胰、脾超声（－），乳腺超声（－）。

2021 年 7 月肿瘤标志物 CA125、CA199、CEA、AFP 均正常；甲状腺功能、肝和肾功能及电解质均正常。

2021 年 7 月盆腔 CT：膀胱后方长条形肌性软组织密度灶，幼稚子宫可能。

[1]

高促、低雌、低 AMH，符合"卵巢早衰"。

◇ **抽丝剥茧**

本例特点：

1. 15 岁，无乳房发育及自主月经来潮，外阴幼女型。

2. 染色体为 46,XY。

3. 性激素表现为高 FSH、LH，低 E_2，低 AMH。

4. 无特殊体征，有阴道及小子宫。

◇ **按迹循踪**

诊断：46,XY 单纯性腺发育不全。

处理：腹腔镜双侧性腺切除术。

◇ **醍醐灌顶**

　　结合目前的病史信息，诊断应该不困难，你能说说还有哪些需要鉴别诊断的情况吗？

　　1. 以 46,XY 为出发点，能想到的性腺发育异常见表 46-1。

表 46-1　与 46, XY 相关的性腺发育异常

	雄激素不敏感综合征	单纯性腺发育不全	17α- 羟化酶缺乏	5α- 还原酶缺乏	睾丸退化
原发性闭经	有	有	有	有	有
乳房发育	有或无	无	无或有	无	无
阴、腋毛	无或稀疏	无	无或稀疏	有	无或稀疏
外生殖器	女性或模糊	女性	女性或模糊	模糊	模糊
阴道	盲端或无	有	无或盲端	盲端	无或盲端
宫颈	无	有	无	无	无
子宫	无	有	无	无	无
人工周期出血	无	有	无	无	无
性腺	睾丸（正常）	睾丸（条索）	睾丸（发育不全）	睾丸（正常）	睾丸（萎缩或条索状）
睾酮	男性水平	低下	低下	男性水平	低下
雌二醇	男性水平	低下	低下	男性水平	低下
孕酮	男性水平	低下	显著升高	男性水平	低下
高血压	无	无	有	无	无
低血钾	无	无	有	无	无

2. 以幼稚女性外观、原发性闭经想到的疾病有：

（1）特纳综合征。

（2）XO/XY 性腺发育不全。

（3）单纯性腺发育不全　染色体可为 46, XX 或 46, XY。

（4）完全性雄激素不敏感综合征（CAIS）。

（5）完全型 17α- 羟化酶缺乏　染色体可为 46, XX 或 46, XY。

（6）POI/POF。

（7）下丘脑垂体性闭经。

[2]

Pyle LC, Nathanson KL. A practical guide for evaluating gonadal germ cell tumor predisposition in differences of sex development [J]. Am J Med Genet C Sem Med Genet, 2017, 175(2): 304-314.

[3]

Huang H, Wang CQ, Tian QJ. Gonadal tumour risk in 292 phenotypic female patients with disorders of sex development containing Y chromosome or Y-derived sequence[J]. Clin Endocrinol (Oxf), 2017, 86(4): 621-627.

老师，我记得前几天雄激素不敏感综合征（AIS）的姑娘，您让她先安心上大学，说是过几年再来手术也是可以的。今天这个小姑娘才 15 岁，为啥就这么干脆地建议切除性腺呢？

性腺切除的关键目的不仅在于与选定的性别一致，更在于预防和治疗肿瘤[2]。北京协和医院 2017 年总结[3] 的各种有 Y 染色体的性腺探查结果显示：AIS 患者性腺肿瘤发生率为 13.27%，恶变率为 26.67%。单纯性腺发育不全患者性腺肿瘤发生率为 23.33%，恶变率为 61.9%，而且这种患者的性腺是没有功能的，与完全型雄激素不敏感综合征不同，因此，单纯性腺发育不全患者诊断明确后应尽早手术切除性腺。

　　超声报告是"始基子宫"，CT 报告提示"幼稚子宫"，你能说清楚它们之间有什么区别吗？

➤ 始基子宫：又称残迹子宫。在胎儿发育时期，女性生殖器官由两侧副中肾管发育而来，在两侧副中肾管汇合或不融合的过程中，均可在不同阶段停止发育而导致子宫发育不良，常合并无阴道。始基子宫体积小，长 1~3 cm，多无宫腔和子宫内膜，自然无月经来潮。始基子宫没有后天发育和生育的潜能，患者只能通过代孕或子宫移植等实验性方法获得后代。

➤ 幼稚子宫：是指缺乏雌、孕激素刺激，但具有发育潜能的子宫。正常幼女的子宫都是幼稚子宫，宫腔与宫颈管的比例约为 1：2。在青春期后才逐渐增大，转变成有生育功能的成熟子宫。幼稚子宫在胚胎发育阶段是完全正常的，只是后天可能因为性腺功能不全而没有按时得到雌、孕激素的滋养。一旦给予激素治疗，幼稚子宫可以长大，也一定会来月经。

➤ 这个患者不能仅观察子宫小，就诊断"始基子宫"或"幼稚子宫"，它不过就是与年龄不相符的"小子宫"而已，补充性激素后会长大、来月经的。

　　很好呀，所以这个孩子在切除 46, XY 决定的性腺后，就可以开始青春期的诱导治疗了。由于其身高已经 1.68 m，可以上来就给个成人剂量，以帮助其停止生长，当然再补充查个骨龄证据更确凿。另外，大剂量雌激素对乳腺发育并不是更好，如同拔苗助长，后天猛补可能对乳腺来讲并不科学，有时会造成个别患者乳腺外观形态不好看，所以具体剂量还需要综合考虑。

（杨　蕾）

病例47　46, XX先天性肾上腺皮质增生症

　　郑女士，18 岁，否认性生活史，无自主月经来潮。

　　现病史：系母亲第一胎，剖宫产分娩，无特殊。家族史无特殊。

　　目前乳房 II 级（无相关用药史），无腋毛，阴毛 I 期，外阴幼稚状态。14 岁曾身高增长明显，现身高 165 cm，体重 50 kg。

　　辅助检查：

　　超声：双侧多房囊肿，左侧卵巢 6.0 cm × 2.5 cm，右侧卵巢 6.5 cm × 5.5 cm，肾上腺增厚。

　　性激素 6 项：FSH 18.4 mIU/ml，LH 26.5 mIU/ml，E$_2$ 67.9 pmol/L，P 75.0 nmol/L[1]，T<0.3 nmol/L，PRL 0.7 nmol/L。

[1]

孕激素水平符合排卵后改变，但与其他激素水平不匹配。

肾上腺相关激素：ACTH 29.2 pmol/L，17-羟孕酮（17-OHP）8.8 nmol/L，F 49.7 nmol/L，DS<50 μg/dl，UFC 19.6 μg/24 h，ALDO 407.2 pmol/L。

其他检查：K^+ 4.5 mmol/L，CA125 50 U/ml，染色体 46, XX，骨龄示落后 5～6 岁。

体检：BP 120/80 mmHg。

◇ 抽丝剥茧

本例特点：

1. 18 岁，原发性闭经，46, XX。
2. 低雌激素体征　乳房几乎未发育，外阴幼稚，骨龄落后 5～6 岁。
3. 低雄激素体征　无阴毛和腋毛。
4. 无高血压或电解质异常。
5. 双侧卵巢多房囊肿。
6. 不匹配的高孕激素血症，17-OHP 升高，肾上腺增厚。

◇ 按迹循踪

诊断：

1. 先天性肾上腺皮质增生症（congenital adrenal hyperplasia，AH），部分型 17α-羟化酶缺陷。
2. 双侧卵巢囊肿。

处理：口服避孕药（COC）治疗。

◇ 醍醐灌顶

 您怎么能一下子就识别出她是部分型 17α-羟化酶缺陷？

没有理由的孕酮水平升高（任何时间点测定孕酮均超过排卵后的水平 3 ng/ml）称为高孕激素血症，是妇产科医生怀疑 CAH 的重要线索[2]，可通过检测促肾上腺皮质激素（ACTH）、17-OHP 加以验证。涉及 CAH 相关的代谢酶缺乏，可通过质谱法检测的类固醇激素谱对比肾上腺甾体激素合成途径（图 47-1）推断酶缺乏的部位。

17α-羟化酶是由一个基因编码的 2 个酶，具有 17α-羟化酶和 17，20 裂解酶的活性。完全型 17α-羟化酶缺陷是指这两种酶的活性完全丧失，临床特征为性腺衰竭、CAH，通常有高血压、低血钾及性腺功能缺乏的临床表现。但本患者没有高血压、低血钾，还有自动的乳房发育（尽管发育不好），所以考虑为部分型 17α-羟化酶缺乏。所谓部分型，是指突变导致的 17α-羟化酶功能未完全

[2]
邓姗，田秦杰. 先天性肾上腺皮质增生症多学科团队的长期管理. 实用妇产科杂志, 2021, 37(6): 414-416.

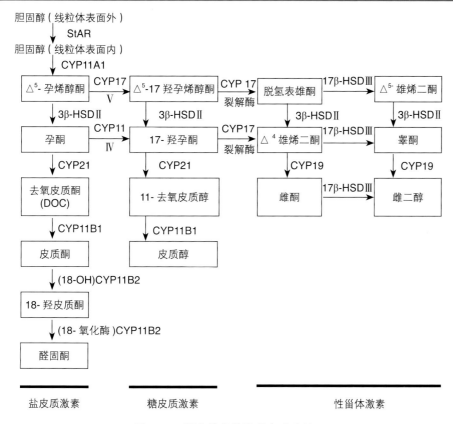

图 47-1　肾上腺甾体激素合成途径

丧失，或仅部分丧失。也可表现为单独一种酶的缺乏，如孤立型 17，20 裂解酶缺乏。

对于原发性闭经、性征幼稚的女孩，我们还要考虑原发性卵巢功能不全或特发性下丘脑功能障碍，但激素水平显然都不符合。

　如何解释她的多发囊肿呢？

　CAH 的特殊类型，如本例这般的部分型 17α- 羟化酶缺乏、细胞色素 p450 氧化还原酶缺乏（PORD）等可能在青春期后出现大的卵巢囊肿，可以理解为一种卵巢过度刺激症状。其发病原因不是很清楚，但可能是因为雌二醇与睾酮合成不足，导致对下丘脑 - 垂体反馈抑制不足，进而引起 FSH 和 LH 水平轻到中度升高，持续刺激卵泡发育，卵泡长大，形成黄素化囊肿。这种囊肿可能长大到 6 ~ 10 cm[3]。而 17α- 羟化酶完全缺乏的患者，其卵巢发育不良，完全无卵泡存在，反而不容易有多房卵巢囊肿的发生。以前在不是很认识这类疾病的时候，选择手术治疗卵巢囊肿便遭遇反复复发的问题，显然手术治标不治本。而采用复方短效口服避孕药可抑制促性腺激素水平，从而使囊肿萎缩并阻止其复发，理解了这类疾病就不会再盲目手术治疗。临床上需注意与细胞色素

[3]
张多多，甄璟然，罗敏，等 . 部分型 17α- 羟化酶缺陷症女性患者 8 例临床特点分析 . 实用妇产科杂志，2021，37(6): 475-478.

p450 氧化还原酶缺乏（PORD）、严重甲减及垂体 FSH 腺瘤鉴别。它们也可以有反复发生的卵巢囊肿。

（关丽波）

病例48　性早熟

◇ 初诊再现

陈某，9 岁，G0，2021 年 3 月 9 日就诊。

主诉：8 岁发现乳房发育，9 岁月经初潮。

现病史：发现乳房发育 1 年，曾在外院行乳腺超声检查，示乳房早发育。月经初潮 2021 年 2 月 23 日 ×2 天，量少，暗红色血水，每日使用护垫 3 片，伴下腹痛。额部痤疮 1 年。患儿否认接触外源性性激素制剂史。学习成绩中上。

既往史、个人史及预防接种史无特殊。

妈妈身高 160 cm，爸爸身高 168 cm[1]。妈妈 12 岁初潮。否认家族中有类似病史。

查体：身高 139 cm，体重 45 kg，BMI 23.29 kg/m²[2]。

额部痤疮，乳房发育Ⅳ级 [3]，乳晕周围无长毛，无泌乳。外阴、小阴唇已经开始发育，尚无阴毛 [4] 或腋毛。皮肤无色素沉着。

辅助检查：

2021 年 3 月 9 日性激素检查：FSH 5.74 IU/L，LH 5.45 IU/L，E_2（Ⅱ）48 pg/ml，P 0.25 ng/ml，T 0.02 ng/ml，PRL 7.0 ng/ml。

妇科经腹超声：子宫大小 3.9 cm×3.2 cm×2.1 cm，子宫内膜厚约 0.6 cm，肌层回声均。左侧卵巢 2.2 cm×1.5 cm×1.2 cm，内见 2 个无回声，较大者 0.6 cm×0.6 cm，右侧卵巢 2.2 cm×1.6 cm×1.3 cm，内见 3～4 个无回声，较大者 1.2 cm×0.9 cm，考虑卵泡。

骨龄相（手、肘、跟骨）：符合 9 岁儿童骨龄表现。

颅脑 MRI：未见明显异常。

2021 年 3 月 16 日生长激素（GH）3.4 ng/ml（参考范围＜2.0 ng/ml），类胰岛素样生长因子 1（IGF1）623 ng/ml（参考范围 74～388 ng/ml）；空腹血糖 5.2 mmol/L；空腹胰岛素 24.4 μIU/ml（参考范围 5.2～17.2 μIU/ml），肝功能正常。

◇ 抽丝剥茧

本例特点：

1. 8 岁发现乳房发育，9 岁已达Ⅳ级。

2. 9 岁月经初潮，身高 139 cm（按公式计算 140 cm）。

3. 体重偏重，BMI 23.29 kg/m²。

---

[1]

根据父母的遗传因素来预测成年后的身高

女孩身高 =43.089+0.306× 父亲身高 +0.431× 母亲身高（163.5 cm）

女性身高 =（父亲身高 ×0.923+ 母亲身高）÷2（cm）（157.5 cm）

此患儿预测遗传身高 157.5～163.5cm

[2]

1. 常用的体重计算公式为：

7～12 岁体重（kg）=（年龄 ×7-5）/2

2～12 岁体重（kg）=（年龄 ×2）+8

常用的身高计算公式为：

2～12 岁身高（cm）= 年龄（岁）×7+77

2. Strauss JF, Bartbiet RL. 生殖内分泌学 . 5 版 [M]. 林守清译 . 北京：人民卫生出版社, 2006: 487-514.

[3]

乳房的增大是由于性腺功能初现。

乳房 Tanner 分级

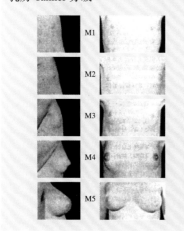

表 48-2　中国儿童青少年身高、体重百分位数值表（女）（部分）[8]

年龄（岁）	3 rd 身 (cm)	3 rd 体重 (kg)	10 th 身 (cm)	10 th 体重 (kg)	25 身 (cm)	25 体重 (kg)	50 th 身 (cm)	50 th 体重 (kg)	75 th 身 (cm)	75 th 体重 (kg)	90 th 身 (cm)	90 th 体重 (kg)	97 th 身 (cm)	97 th 体重 (kg)
8	118.5	19.20	121.6	20.9	124.9	22.81	128.5	25.25	132.1	28.05	135.4	30.95	138.7	34.23
8.5	121.0	20.05	124.2	21.88	127.6	23.99	13.3	26.67	135.1	29.77	138.5	33.00	141.9	36.69
9	123.3	20.93	126.7	22.93	1302	25.23	134.1	28.19	138.0	31.63	141.6	35.26	145.1	39.41
9.5	125.7	21.89	129.3	24.08	132.9	26.61	137.0	29.87	141.1	33.72	144.8	37.79	148.5	42.51
10	128.3	22.98	132.1	25.36	135.9	28.15	140.1	31.76	144.4	36.05	148.2	40363	152.0	45.97
10.5	131.1	24.22	135.0	26.80	138.9	29.84	143.3	33.80	147.7	38.53	151.6	43.61	155.6	49.59

表 48-3　女性青春期体征改变出现的年龄 [9]

年龄（岁）	特征
9～10	身高开始突增，骨盆发育宽大，女型脂肪分布，乳头开始发育
10～11	乳房开始发育，出现阴毛（10% 可能在乳房前发育出现）
11～12	出现阴道分泌，内、外生殖器发育，阴道糖原增加，pH 下降
12～13	乳晕色素沉着，乳房饱满隆起
13～14	出现腋毛，阴毛增加，75%～90% 出现月经初潮
15～16	骨骼停止发育

[8]
曹泽毅 . 中华妇产科 . 3 版 [M]. 北京：人民卫生出版社，2014: 2556-2569.

[9]
李辉，季成叶，宗心南，等 . 中国 0~18 岁儿童、青少年身高、体重的标准化生长曲线 [J]. 中华儿科杂志，2009, 47(7): 487-492.

◇复诊接续

2022 年 3 月 10 日复诊，10 岁，GnRH-a 注射 12 次后。身高 146 cm，体重 53.8 kg，BMI 25.24 kg/m^2。

2022 年 1 月 18 日生长激素（GH）0.5 ng/ml（参考范围 < 2.0 ng/ml），类胰岛素样生长因子 1（IGF1）309 ng/ml（参考范围 74 ~ 388 ng/ml）。

血常规、肝功能、血脂（-）。总 25 羟维生素 D（快速免疫）16.6 ng/ml（参考范围：缺乏，<20 ng/ml；不足，20 ~ 30 ng/ml；充足，>30 ng/ml）。骨龄相（手、肘、跟骨）：骨龄 9 ~ 11 岁。

处理：

1. 健康宣教，强调减重。

2. 继续每 28 天肌注达菲林 3.75 mg，建议疗程至少 2 年。

3. 补钙。

患儿 GnRH-a 治疗 1 年后，身高增长 7 cm，骨龄进展超越年龄进展，GnRH-a 用量已经是最大量了，是否要加用基因重组人生长激素（rhGH）？

该患儿用 GnRH-a 治疗 1 年，身高增长 7 cm，已进入青春期生长突增，体重增加 8.5 kg，BMI（25.24 kg/m^2）不断增加，是不好的迹象。胖的孩子容易有骨龄超前的情况[10]。性早熟女童体脂率高，而脂肪储备充足是促使性发育启动的重要基础，脂肪的增加可促进瘦素、胰岛素等激素的分泌，刺激性腺发育成熟，再次加剧脂肪堆积，形成恶性循环[11]。初潮后女童身高生长潜力均值为 7.4 cm，生长潜力与初潮时骨龄呈高度负相关，初潮时骨龄为 11 岁的女童其初潮后生长潜力大多可超过 10 cm。该患儿根据初潮时身高和骨龄计算得出的预测终身高为 159.1 ~ 166.6 cm，已达到预测遗传身高范围，可以不用 rhGH。

rhGH 虽不会增加恶性肿瘤的发病率，但价格较贵，一般仅在患儿的预测成年期身高不能达到其靶身高时使用[12]。当同时合并有生长激素（GH）缺乏时，联合应用重组人 GH 治疗对增长身高有效[13]。使用 rhGH 期间应监测 IGF1 水平[14]。

前后两次都检测 GH、胰岛素、IGF1，后来还查了维生素 D，是何用意？如何解读？

GH、IGF1 是目前推测的触发性腺功能初现的信号，目前已知儿童期 GH 的分泌相对稳定，但在性腺功能初现启动及血液循环性激素水平升高时，GH 释放会增加到 3 倍，其与血液循环中 IGF1、雌激素和雄激素的增加共同作用，促使青春期生长突然增

[10]

1. 超重、肥胖可能独立影响骨龄的进展，是儿童骨龄提前的危险因素。

2. 高海涛，李阳，李辉 . 不同营养状况下儿童青少年骨龄发育提前或落后的风险分析 . 中国循证儿科杂志，2020, 15(2): 114-117.

[11]

1. Junghwan S, Choi H S, Kwon A, et al. Effect of agricultural pesticide on precocious puberty in urban children: An exploratory study[J]. Clin Exp Pediatr, 2020, 63 (4): 146-150.

2. 满丽娜，王坤，栾馥，等 . 体脂比率及相关指标对女童性早熟的影响 [J]. 中国妇幼健康研究，2021, 32(6): 825-829.

[12]

中华医学会儿科学分会内分泌遗传代谢学组 . 中枢性（真性）性早熟诊治指南 [J]. 中华儿科杂志，2007, 45(6): 426-427.

[13]

Strauss JF, Barbiet RL. 生殖内分泌学 . 5 版 [M]. 林守清译 . 北京：人民卫生出版社，2006: 501.

[14]

杨凡 ."基因重组人生长激素儿科临床规范应用的建议"解读 [J]. 中华妇幼临床医学杂志（电子版），2014, 10(2): 141-144.

加 [15]。青春期的生长高峰 2/3 是性激素的作用，1/3 为 GH 的作用 [16]。这一时期 GH 分泌并不持续增加，到青春发育晚期，GH 水平开始降低，这意味着身体停止发育。

性腺功能初现时，胰岛素敏感性会降低，出现胰岛素抵抗，这是局限在对糖代谢的效应方面，并与代偿性高胰岛素血症有关。同时要注意胰岛素抵抗的程度还可能与体重指数（BMI）有关。青春期 GH 和 IGF1 浓度与胰岛素抵抗的程度呈正相关。

肾上腺功能初现不依赖下丘脑 - 垂体 - 性腺轴的发育变化，胰岛素、IGF1 和 GH 浓度均影响肾上腺功能初现的时机、启动和进展。

血清维生素 D 水平缺乏是中枢性性早熟发生的危险因素。同时，中枢性性早熟的女童维生素 D 水平降低，补充维生素 D 能够延缓病情的进展 [17]。

（黎　鳌）

病例49　性发育延迟

◇ 初诊再现

薛某，16 岁，无性生活史。

主诉： 无自主月经来潮。

现病史： 患者 16 岁，至今无自主月经来潮。系母亲第一胎第一产，母亲妊娠过程顺利，孕期否认性激素服用史。足月顺产，分娩过程顺利，否认窒息病史。自幼生长较同龄人无明显差别，诉牙齿生长较同龄人晚 4~5 个月。学习成绩中等。14 岁开始乳房发育，至今无月经来潮。1 个月前于当地医院行经腹盆腔超声检查，示子宫偏小，双侧卵巢大小正常。未行性激素及染色体检查。

既往史： 体健，无特殊。

查体： 身高 168 cm，体重 48 kg，BMI 17 kg/m²。乳房发育 Ⅳ~Ⅴ 级，乳晕周围无长毛，无泌乳，脐下无长毛。

妇科检查： 阴毛稀疏，阴蒂不大，阴道发育正常，可见尿道口及阴道口，处女膜正常，探针探及阴道深 7 cm。肛查：子宫大小 3 cm × 2.5 cm × 2 cm，双侧附件未扪及异常。

辅助检查： 2021 年 10 月 24 日外院超声检查示子宫偏小，2.5 cm × 2.0 cm，双侧卵巢大小正常，考虑幼稚子宫可能。

◇ 抽丝剥茧

本例特点：

1. 16 岁尚无初潮，诊断原发性闭经。

2. 14 岁乳房发育，目前Ⅳ~Ⅴ级。

[15]

Strauss JF, Barbiet RL. 生殖内分泌学 . 5 版 [M]. 林守清译 . 北京：人民卫生出版社 , 2006: 497-498.

[16]

曹泽毅 , 中华妇产科 . 3 版 [M]. 北京：人民卫生出版社 , 2014: 2560-2561.

[17]

1. 目前关于维生素 D 与 CPP 关系的具体机制仍不明确，推测有以下几个方面：①维生素 D 的缺乏可能与肥胖有关。肥胖儿童更容易缺乏维生素 D，而肥胖女童初潮时间也更容易提前。②维生素 D 缺乏可能与日照时间相关。日照时间长能间接推迟初潮时间。③维生素 D 水平降低可能与胰岛素抵抗有关。研究报道维生素 D 水平与 IGF1 呈负相关，而 IGF1 可以通过刺激 GnRH 的释放，参与青春期的启动与发展。④维生素 D 对 CPP 的影响可能与 VDR 基因多态性相关。VDR 的 ApaI 多态性位点可以调节人体雌激素的分泌，与性早熟的发生有关。

2. 程艳 , 冯艳静 , 黄爽 , 等 . 血清维生素 D 水平与女童中枢性性早熟相关性的 Meta 分析 [J]. 中国性科学 , 2021, 30(7): 129-133.

3. 瘦高体型。

4. 阴毛稀疏，有阴道，子宫小。

◇ 按迹循踪

诊断：原发性闭经。

处理：

1. 完善性激素 6 项检查。

2. 完善盆腔超声检查。

◇ 醍醐灌顶

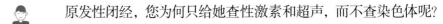

原发性闭经，您为何只给她查性激素和超声，而不查染色体呢?

不是所有的原发性闭经都需要查染色体，绝大多数高促的原发性闭经都需要查染色体。我想先看看她激素和子宫内膜的情况再决定。瘦瘦高高的女孩，首先不像特纳综合征，当然不能除外46, XY 单纯性腺发育不全的可能性，但后者性激素水平一定是符合早衰的表现。乳房发育了但没有月经，已查有阴道、有子宫，至少排除了先天性子宫阴道缺如综合征（Mayer-Rokitansky-Kuster-Hauser syndrome，MRKH 综合征）和雄激素不敏感综合征。至于有没有下丘脑 - 垂体功能障碍的问题，激素水平也会有所提示。如果是高促，可以考虑补充查染色体。

◇ 复诊接续

性激素 6 项：FSH 5.37 IU/L，LH 4.21 IU/L，E_2(Ⅱ) 95 pg/ml，P 6.22 ng/ml，T 0.57 ng/ml，PRL 10.3 ng/ml。

经腹盆腔超声：子宫大小、形态正常，4.5 cm×3.5 cm×2.0 cm，肌层回声均质，子宫内膜厚约 1.5 cm。双侧卵巢大小未见明显异常。

处理：等待月经来潮，若超过 3 周后无月经来潮再返诊。

患者此次复诊的结果显示已有排卵征象，子宫较前增大，子宫内膜也比较厚，近期应该就会来月经了。虽然达到了 16 岁原发性闭经的诊断标准，但现在看起来就是有点儿发育延迟罢了。

这次是被你小子碰上了，是个体质性青春期延迟，这么快就谜底揭晓了哈! 不过要知道，青春期延迟还是相当复杂的，分为"能够治疗病因"和"无法治疗病因"两大类。前者除了本例这种体质性发育延迟外，还有继发于多种慢性疾病的发育延迟；而后者又包括低促性性腺发育不全和高促性性腺发育不全以及一些罕见的临床综合征（框 49-1）。

框 49-1　青春期延迟的分类

1. 能够治疗病因的青春期延迟
（1）体质性青春期延迟
（2）继发于慢性疾病的青春期延迟
  ·神经性厌食、慢性营养不良
  ·中枢神经系统病变
  ·内分泌疾病
  ·呼吸系统疾病
  ·胃肠道疾病
  ·精神心理因素
  ·血液系统疾病
  ·高催乳素血症
  ·重复的感染和免疫缺陷
  ·肾疾病
  ·剧烈运动
2. 病因无法治疗，可以进行激素替代治疗的青春期延迟
（1）低促性腺激素性性腺发育不全
  ·Kallmann 综合征（性幼稚嗅觉丧失综合征）
  ·垂体功能减退
  ·单纯 FSH、LH 基因突变
（2）高促性腺激素性性腺发育不全
  ·半乳糖血症
  ·染色体异常：特纳综合征、X 染色体突变携带者、46, XY 或 46, XX 单纯性腺发育不全、21- 三体、脆性 X 染色体突变携带者
  ·雄激素不敏感综合征
  ·自身免疫性卵巢炎
  ·先天性肾上腺皮质增生症
  ·17α- 羟化酶缺乏
  ·芳香化酶（p450arom）缺乏症
  ·继发于放疗和化疗的卵巢衰竭
  ·其他与卵巢早衰有关的疾病
（3）罕见的临床综合征
  ·Prader-Willi 综合征
  ·Laurence-Moon-Biedl 综合征
  ·Rud 综合征
  ·Alstrom 综合征

（徐万东）

病例50　Ⅰ型 MRKH 综合征

◇ 初诊再现

史女士，25 岁，G0P0。

主诉： 无月经来潮 10 年。

现病史： 患者为其母 29 岁时足月第一胎顺产，孕产平顺，母亲否认妊娠期特殊用药史，否认近亲结婚。出生时外阴为女性，9 岁始乳房发育，身高等同于同龄人，学习能力中等。15 岁后身高增长缓慢，无自主月经来潮。于当地医院检查，发现"先天性无阴道"，未进一步诊治，观察无周期性腹痛，未婚，有性生活，

初次性生活为 3 个月前。

既往史：否认家族史，独生女。

查体：身高 157 cm，体重 54 kg，外貌女性，听力正常，脊柱及四肢无异常。

妇科检查：乳房、乳头发育 V 级，阴毛呈女性分布，外阴前庭松，尿道外口正常，位置正常，尿道下方无阴道，阴道深 2 cm，加压可至 4 cm，会阴体松弛，三合诊示盆腔空虚。

辅助检查：

FSH 7.42 mIU/ml，LH 5.47 mIU/ml，E_2 255.51 pg/ml，P 15.16 ng/ml，T 0.65 ng/ml，PRL 16.08 ng/ml，AMH 4.21 ng/ml，甲状腺功能检查正常。

妇科超声：盆腔可见大约 3.5 cm×1.4 cm 的类似子宫回声，子宫内膜显示不清，双侧卵巢可见。幼稚子宫？

盆腔 MRI：盆腔偏右侧见子宫样结构，大小约 2.9 cm×1.7 cm，中心无子宫内膜，宫颈及阴道正常结构未见明确显示，双侧卵巢可见。

泌尿系超声、甲状腺超声、心电图及心脏彩超无异常。

全脊柱正、侧位片未见异常。

染色体核型分析（外周血）：46，XX。

◇ **抽丝剥茧**

本例特点：

1. 原发性闭经，性征发育无异常。
2. 性激素水平提示有排卵。
3. 染色体 46，XX。
4. 盆腔未见明确子宫结构，子宫内膜显示不清。

◇ **按迹循踪**

诊断：Ⅰ 型 MRKH 综合征 [1]。

处理：给予心理疏导，指导患者阴道顶压延长法。

◇ **醍醐灌顶**

MRKH 综合征简单说就是先天无子宫、无阴道，它是由发现和描述它的四位医生的名字命名的，是第二性征发育及肾上腺功能均正常的原发性闭经患者的最常见病因。患者大部分以原发性闭经就诊，其染色体检查为 46，XX，第二性征发育和性激素检查均正常，妇科检查外阴发育正常，仅见阴道浅凹或不同长度的阴道盲端。超声及 MRI 行内生殖器检查，可提示卵巢正常，但不见正常的子宫结构。其实诊断明确的 MRKH 综合征并不需要查染色体，可以减少患者的花费。

[1]
Ⅰ型：即单纯型。单纯子宫、阴道发育异常，而泌尿系统、骨骼系统发育正常。此型常见。
Ⅱ型：即复杂型。除子宫、阴道发育异常外，伴有泌尿系统或骨骼系统发育畸形。其中除副中肾管发育异常外，同时合并泌尿系统及颈胸段体节发育畸形者称为 MURCS 综合征，即副中肾管发育缺失、一侧肾发育缺失及颈胸段体节发育异常。

这姑娘跟昨天门诊的那个雄激素不敏感综合征的患者特别像，都是外观看起来典型的美女，但都只有阴道残端。但染色体完全不同，进而性腺类别和激素水平也各主男女，还真挺神奇的。

你说得很对，最需要与 MRKH 综合征相鉴别的就是完全性雄激素不敏感综合征，其他还有一些情况也需要考虑到（表 50-1）。

表 50-1　MRKH 综合征与部分疾病的鉴别诊断

类别	MRKH 综合征	完全性雄激素不敏感综合征	阴道闭锁（Ⅱ型）	特纳综合征	CYP17A 基因缺陷的 46, XY 先天性肾上腺皮质增生症
阴道上段	缺失	缺失	缺失	正常	短小
子宫	缺失或发育不良	缺失	有	正常	无
性腺	卵巢	睾丸	卵巢	发育不良的卵巢	睾丸（发育不良的）
乳房发育	正常	正常（乳头发育差）	正常	不发育	不发育
阴毛发育	正常	少或无	正常	少或无	少或无
高雄激素血症	无	男性水平	无	无	无
染色体核型	46, XX	46, XY	46, XX	45, X	46, XY
其他特点	无	无	无	特殊体貌	高血压，低血钾

老师，AIS 是男性，其睾酮水平为正常男性水平，但昨天那个患者为何有乳房发育？

性激素水平检测血清睾酮水平可达正常男性水平，睾酮通过外周芳香化酶作用转化为雌激素。雌激素水平为正常女性卵泡早、中期水平，因雄激素完全不能起作用，缺乏对乳房发育的拮抗，故水平不高的雌激素也可导致 AIS 患者有乳房发育。但由于功能性雄激素受体的缺失，导致患者阴毛、腋毛稀少或缺失。

对了，老师，我记得实习的时候，在普通妇科病房经常有用羊膜法、腹膜法或生物补片法做人工阴道成形术的患者，术后叮嘱她们坚持戴模具，现在怎么改先顶压了呢？

ACOG 指南推荐顶压法作为 MRKH 综合征的一线治疗方法。与手术治疗相比，顶压法更安全有效，无手术并发症，且成本更低。绝大多数患者（90%～96%）在经过充分的咨询和情感准备后，可以通过此法达到解剖学和功能上的成功。其中正常的指导和定期随诊至关重要。

目前临床上通常认为对于外阴发育较好、组织松软、有 2 ~ 3 cm 短浅凹陷形成者，更易顶压成功，其成功率可达 90% ~ 100%。本方法无手术相关并发症，无手术瘢痕，且费用低，适用于依从性较好的患者。

👤 老师，门诊该如何指导患者进行有效顶压呢？随访时如何判断顶压成功呢？

🎓 尽量选取一个支持的环境指导，对着镜子操作，使患者区分出阴蒂、尿道口和远端阴道。

指导患者局部先涂抹奥布卡因凝胶，减少疼痛感。将模具顶端顶放在相对于阴道的位置，定点每天 1 ~ 3 次，每次 10 ~ 30 min 顶压，模具型号逐渐加宽加长。插入式性生活本身也是一种顶压方式，鼓励有条件的患者进行规律的性生活。解剖学成功的定义为阴道达 6 cm 或更长。事实上，最好的顶压成功的定义是着眼于"功能"，即患者自己感觉性生活是舒服的，并且在有规律的性生活之前，仍需要间断进行顶压。顶压法的优点是简单、不花钱、自然、不会挛缩，缺点是费时，需要较长的时间才能有较满意的结果，但个体之间差别比较大，不满意的，必要时可考虑手术。

（卫　莹）

病例51　Ⅱ型 MRKH 综合征

◇ 初诊再现

郭女士，31 岁，G0P0。

主诉：无月经来潮伴周期性下腹痛 16 年。

现病史：患者为其母第一胎顺产，母孕产平顺，否认孕期特殊用药，否认近亲结婚，否认家族中类似病史，有一弟，发育无异常。患者出生时为女性外阴，10 岁乳房发育，身高稍落后于同龄人，智力同常人，本科毕业，至今无月经来潮。15 岁后出现周期性下腹痛，持续 3 ~ 4 天，可忍受，逐渐加重。21 岁起腹痛需口服止痛药物，近半年疼痛加重明显，需加量口服止痛药物。无性生活需求。

既往史：否认家族中类似病史，有一弟，发育无异常。

查体：身高 150 cm，体重 57 kg，女性外貌，听力正常，脊柱向右侧侧凸，四肢无明显异常。

妇科检查：乳房、乳头发育Ⅴ级，阴毛女性分布，外阴正常，尿道外口正常，位置低，尿道下方无阴道，会阴体松弛，三合诊示盆腔空虚。

辅助检查：

FSH 8.79 mIU/ml，LH 2.55 mIU/ml，E_2 20 pg/ml，P 0.62 ng/ml，T 0.51 ng/ml，PRL 6.9 ng/ml。CA125 13.4 IU/L，甲状腺功能检查结果正常。

染色体核型：46，XX。

妇科超声：盆腔偏右侧见子宫样回声，3.4 cm×2.7 cm×2.6 cm，子宫内膜显示不清，左侧髂窝见肌样回声，2.0 cm×1.2 cm。左侧卵巢 2.2 cm×1.3 cm，右侧卵巢 2.5 cm×1.6 cm，子宫发育异常，符合 MRKH 综合征。

盆腔 MRI：盆腔右侧见子宫样结构，大小约 2.9 cm×2.6 cm，中心可见子宫内膜，宫颈及阴道正常结构未见明确显示，双侧附件区生理性改变可能。

泌尿系超声、甲状腺超声、心电图及心脏彩超无异常。

全脊柱正、侧位片：脊柱侧凸。

◇ 抽丝剥茧

本例特点：

1. 原发性闭经，性征发育良好，染色体正常，性激素 6 项正常早卵泡期。
2. 周期性腹痛，进行性加重。
3. 超声　盆腔低回声结节，中心可见子宫内膜组织。

◇ 按迹循踪

诊断：

1. Ⅱ 型 MRKH 综合征。
2. 脊柱畸形。

处理：始基子宫有功能性内膜，建议行腹腔镜手术予以切除。

◇ 醍醐灌顶

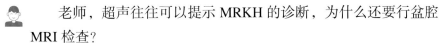

老师，超声往往可以提示 MRKH 的诊断，为什么还要行盆腔 MRI 检查？

所谓 Ⅰ 型 MRKH 综合征[1] 是指单纯的苗勒管发育不全，始基子宫几乎未发育，通常为双侧的始基肌性结节，青春期后以原发性闭经为表现，无周期性腹痛。Ⅱ 型 MRKH 综合征是合并其他系统畸形的类型，其中以合并泌尿系畸形最为常见，起源在于苗勒管发育与午非管以及泌尿系统的胚胎发育密切相关，而在此类型中，始基子宫可有不同程度的发育，有的会有功能性内膜，造

[1]

Deng S, He Y, Chen N, et al. Spectrum of type Ⅰ and type Ⅱ syndromes and associated malformations in Chinese patients with Mayer-Rokitansky-Küster-Hauser syndrome: A retrospective analysis of 274 cases. J Pediatr Adolesc Gynecol, 2019, 32(3): 284-287.

成日后周期性出血而腹痛。90% 的 MRKH 综合征患者的苗勒管残迹通过超声检查难以辨识，尤其是青春期前，甚至会误导。盆腔 MRI 对于宫颈及子宫的结构检查更为精确，尤其对于存在有功能性子宫内膜但子宫发育不良的患者，诊断更精确。该患者超声下子宫内膜显示不清，但 MRI 下可见子宫内膜组织，进而需要高度警惕有功能性子宫内膜。

我记得以前曾经接诊过一位青春期女孩，同样为原发性闭经伴周期性下腹痛，却诊断为Ⅱ型阴道闭锁，这两者如何鉴别？

[2]

Deng S, Zhu L, Tian QJ. Evaluation and management of unexpected functional rudimentary uteri in Mayer-Rokitansky-Küster-Hauser syndrome of Chinese Women. Biomed Research International, [2021-12-08], 2020, Article ID 6808409.

Ⅱ型阴道闭锁（即阴道完全闭锁）多合并子宫颈发育异常，子宫体发育正常或虽有畸形，但子宫内膜有功能。外阴外观正常，但前庭无阴道开口。闭锁处黏膜表面色泽正常，也不向外隆起。常常因子宫腔积血而导致子宫体增大。由于经血逆流严重，同时存在附件区包块，通常为输卵管积血、卵巢子宫内膜异位囊肿以及重度盆腔粘连。Ⅱ型阴道闭锁与 MRKH 综合征最关键的区别点就在于子宫的差别。前者有子宫，而后者无子宫或仅为始基子宫。MRKH 综合征患者中仅有 10% 会因始基子宫积血而有腹痛[2]。起初可能很轻微或不典型，而Ⅱ型阴道闭锁患者子宫体和子宫内膜正常，初潮后不久就会出现剧烈腹痛。两者最重要的区别是，后者的子宫体发育大致正常，具有生育潜能，而 MRKH 综合征的子宫无论如何是没有生育潜能的。

老师，该患者此次拟行腹腔镜手术切除子宫，是否需要同时行阴道成形术？

患者无性生活需求，此次手术主要是解决周期性下腹痛问题，切除有功能内膜的始基子宫，暂不行阴道成形术。鉴于 90%～96% 的患者可通过阴道顶压延长法获得治疗成功，因而手术仅用于小部分顶压失败、充分知情讨论或强烈要求手术的少数患者。

（卫 莹）

病例52 Ⅱ型 MRKH 综合征

◇初诊再现

李女士，27 岁，G0。

主诉：发现 MRKH 综合征 10 年，要求手术。

现病史：患者为其母第一胎足月顺产，孕产过程顺利，否认孕期特殊用药，否认近亲结婚。出生时为女性外阴，9 岁乳房发育，身高发育同同龄人，学习能力中等，至今无月经来潮，无周期性下腹痛。患者 17 岁时曾因无月经来潮至北京某医院就诊，考虑 MRKH 综合征，后未进一步诊治。现已婚 5 个月，性生活困难，当地医院予以指导顶压，自觉顶压疼痛难忍，要求手术。

既往史：否认家族中类似疾病，独生女。

查体：身高 158 cm，体重 62 kg，女性外貌，听力正常，脊柱及四肢无明显异常。

妇科检查：乳房、乳头发育 V 级，阴毛女性分布，外阴正常，尿道外口位置稍低，前庭紧，不能耐受顶压，尿道下方无阴道，会阴体紧，三合诊示盆腔空虚。

辅助检查：

FSH 7.92 mIU/ml，LH 2.77 mIU/ml，E_2 78 pg/ml，P 0.6 ng/ml，T 0.51 ng/ml，PRL 10.56 ng/ml，AMH 3.11 ng/ml，甲状腺功能检查结果正常。

染色体核型分析：46, XX, 21S+[第 21 号染色体随体（satellites, S+）重复或多余，无明确临床意义]。

外院超声：盆腔内未探及子宫声像，右肾缺如可能，左肾增大。

盆腔 MRI：子宫、宫颈及阴道未见明确显示，考虑先天性不发育，左侧髂血管旁、右侧腰大肌旁不规则混杂 T2 信号，卵巢可能。

心脏超声、甲状腺超声及脊柱 X 线检查未见异常。

◇ 按迹循踪

诊断：Ⅱ 型 MRKH 综合征右肾缺如。

处理：人工阴道成形术。

◇ 醍醐灌顶

我院目前针对此类患者多采用腹膜法阴道成形术或生物补片法阴道成形术，两者是如何进行选择的呢？

腹膜法费用低，手术复杂，阴道黏膜化时间长，术后需定期扩张阴道。生物补片法手术简单，阴道黏膜化时间短，术后使用模具时间短，但费用昂贵。至于何种手术方式能达到最好的功能和性生活满意度，尚无一致结论，可采用女性性功能量表（female sexual function index，FSFI）进行术后性功能评估。量表包括 19 个问题，从阴道润滑、性高潮、性满意度、性交痛等 6 个方面评价女性性功能。我院调查发现[1]，生物补片法人工阴道成形术患者术后佩戴模具时间短，开始性生活时间早，且患者术后自我形

[1]
陈娜. 北京协和医学院 2013 研究生论文. 第一部分：女性生殖道畸形患者的致病基因研究；第二部分：98 例中国 MRKH 综合征患者的临床表型、家族史及性心理功能研究 [D].

体评价及生活质量评价较高，并且在性功能评价方面，生物补片法阴道成形术患者的性欲及性唤起明显提高。

👤　该患者已婚，术后多久可以同房？

🎓　一般 3～6 个月后，阴道黏膜上皮形成后就可以有规律的性生活。有规律性生活（至少每周 2 次）者可不佩戴模具。如性生活不规律，仍需间断佩戴模具或定期扩张阴道。与单纯阴道顶压延长法不同，手术后不能坚持顶压会造成更严重的后果。所以，待患者成年，主动要求手术是更好的时机，这意味着她会主动地坚持阴道的维护管理。

参考文献

[1] Committee on Adolescent Health Care. ACOG Committee Opinion No. 728: Müllerian agenesis: Diagnosis, management, and treatment. Obstet Gynecol, 2018, 131(1): e35-e42.

[2] 朱兰, 郎景和, 宋磊, 等. 关于阴道斜隔综合征、MRKH 综合征和阴道闭锁诊治的中国专家共识 [J]. 中华妇产科杂志, 2018, 53(1): 35-42.

[3] 邓姗, 朱兰. MRKH 综合征的诊断、管理与治疗——美国妇产科医师协会第 728 号委员会意见解读 [J]. 中华妇产科杂志, 2019, 54(10): 714-717.

[4] 田秦杰, 葛秦生. 实用女性生殖内分泌学. 2 版. 北京: 人民卫生出版社, 2018.

（卫　莹）

病例53　单角子宫

◇ 初诊再现

张女士，32 岁，已婚，G4P0，有生育要求，LMP 2021 年 10 月 9 日，就诊时间 2021 年 10 月 14 日。

主诉：未避孕未孕半年，发现宫腔粘连 3 个月。

现病史：平素月经规律，7/30 天，量中，无痛经，LMP 2021 年 10 月 9 日。近半年未避孕未孕，性生活 1～3 次 / 周。超声监测排卵正常，丈夫精液正常。2021 年 7 月就诊于承德妇幼保健院，行 HSG 检查，提示宫腔粘连，左侧输卵管部分显影，右侧未显影。阴道彩超（D14）示右侧输卵管增厚，最厚约 14.4 mm，子宫内膜厚 10.5 mm（图 53-1）。今再次求诊于我院，建议手术。门诊拟"宫腔粘连？输卵管梗阻？"收住院。自发病以来，患者精神、睡眠尚可，二便如常，体重无明显减轻。

既往史：① 2010 年于外院行"阑尾切除术"；②分别于 2017 年、2018 年因计划外妊娠行人工流产 3 次；③ 2019 年 4 月因"异位妊娠"于外院行"Lap 左侧输卵管切除术 + 盆腔粘连松解术 + 肠粘连松解术"。

查体：右下腹可见一长约 3 cm 的斜行陈旧性手术瘢痕，余腹可见三处散在长约 1 cm 的陈旧性手术瘢痕。

妇科检查：外阴（ － ）。阴道畅，宫颈光滑，正常大小。宫体前位，正常大小，质中、活动度可，无压痛。双侧附件（ － ）。

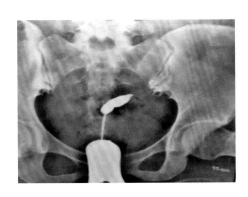

图 53-1　HSG 图像

◇ 抽丝剥茧

本例特点：

1. 32 岁年轻育龄女性，排卵正常，继发不孕半年。

2. 平素月经规则，无经量减少、经期缩短或痛经等改变。

3. HSG 提示宫腔粘连可能，左侧输卵管部分显影，右侧未显影（阅片见宫腔显影呈香蕉形，弯曲朝向左侧）。

4. 既往 3 次人工流产史及 1 次宫外孕手术史（左侧输卵管切除），阑尾切除手术史。

◇ 按迹循踪

诊断：

1. 宫腔粘连？单角子宫？

2. 右侧输卵管梗阻？

3. 异位妊娠术后（左输卵管切除）。

4. 阑尾切除术后。

处理：患者有生育需求，HSG 检查提示宫腔粘连、右侧输卵管梗阻可能，建议宫、腹腔镜联合探查。

◇ 手术再现

患者于 2021 年 10 月 19 日在全麻下行宫、腹腔镜检查。术中见子宫呈单角，子宫左侧与左侧输卵管相连。子宫右侧壁以

1.5 cm 肌束与右侧残角子宫相连，约 2.5 cm×1.5 cm。残角子宫与右侧附件相连接，右侧输卵管外观正常，卵巢亦无特殊。左侧输卵管自壶腹部离断，左侧卵巢外观未见明显异常。右侧输卵管伞端与部分肠管表面粘连，右侧卵巢未见明显异常。直肠子宫陷凹及子宫骶韧带未见明显异常。宫腔镜下探查，见子宫前位，宫腔 7 cm，宫颈管形态正常，有少许子宫内膜覆盖。宫腔向左侧弯曲，呈香蕉形，顶端可见输卵管开口。宫腔内膜薄，子宫下段左侧壁见白色瘢痕样束状粘连。

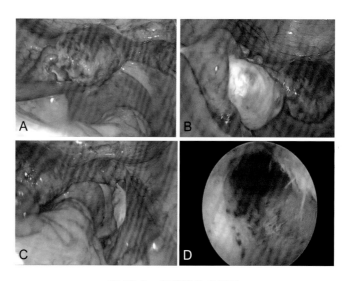

图 53-2　宫腔镜检查所见

术后纠正诊断：

1. 单角子宫（左）- 残角子宫（右）（无交通支）。
2. 宫腔粘连。
3. 手术后单侧输卵管离断（左）。
4. 异位妊娠术史。
5. 阑尾切除术史。

术后处理：建议辅助生殖助孕。

◇ 醍醐灌顶

　　术后再反观她的造影片，其实单角挺典型的呀，怎么我术前就没想到呢？

　　也许是因为我们过于依赖专科医生的影像报告了吧，而且患者还做过手术，按理说不该看不出子宫的异常形态，可偏偏没有描述，更加误导了我们。所以，本例给我们的一个教训，就是提醒我们不要偏听盲信。好在我们有宫、腹腔镜检查这一金标准的诊断手段，不仅对诊治不孕有益，对明确诊断子宫输卵管畸形更是有不可替代的临床价值。

本例患者的右侧残角没有宫腔，没有功能，用不用切除呢？

 　单角子宫是一侧的副中肾管完全发育，单侧输卵管和子宫体、子宫颈大致正常，而另一侧的副中肾管发育失败，可形成不同的表型。受累的副中肾管可能完全未发育，也可能仅部分发育，成为一个残角子宫或一个始基（图 53-3）[1]：

　　残角子宫如果有功能性子宫内膜，则可能出现梗阻性腹痛，继发子宫内膜异位症和慢性腹盆腔痛（图 53-3D）；或者可能发生残角子宫妊娠或胎盘附着异常（图 53-3E），导致残角子宫破裂或植入性胎盘等严重并发症。在这两种情况下，残角子宫是需要切除的。而该患者平素无痛经病史，结合术中宫、腹腔镜探查所见，考虑为图 53-3B 型，残角子宫无功能性子宫内膜生长，且与左侧单角子宫侧无交通支，可不予特殊处理。若施行不必要的手术，首先有可能增加术中损伤性并发症，另外，我还经历过一例残角子宫切除术后同侧附件扭转的病例，为此还损失了一侧卵巢，岂不是很遗憾。估计是切除残角时破坏了同侧卵巢的稳定性，由双侧有韧带组织连接变成一侧悬吊于骨盆漏斗韧带，于是增加了蒂扭转的风险。

[1]

The American Fertility Society. The AFS classifications of adnexal adhesions, distal tubal occlusion, tubal occlusion secondary to tubal ligation, tubal pregnancies, Mullerian anomalies and intrauterine adhesions[J]. Fertil Steril, 1988, 49: 944-955.

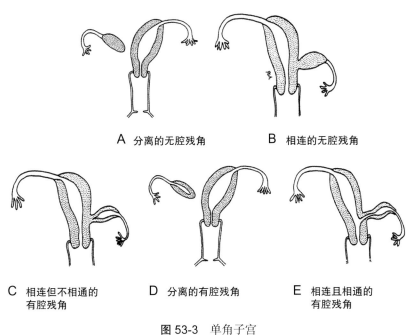

A　分离的无腔残角　　　　B　相连的无腔残角

C　相连但不相通的　　　D　分离的有腔残角　　　E　相连且相通的
　　有腔残角　　　　　　　　　　　　　　　　　　　　　有腔残角

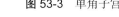

图 53-3　单角子宫

 　单角子宫的宫腔形态狭长，是否容易导致不孕，此类患者是否建议行子宫重建术来改善妊娠结局？

 　单角子宫只有一侧有生育潜能的输卵管，理论上受孕能力确实低于正常子宫及双子宫患者，从某种角度而言，也可归类于输卵管因素所致的生育潜能下降。另外，大多数学者认为，畸形子

[2]

李蕊，郁琦，孙爱军，等．不孕伴有子宫畸形患者经宫腹腔镜手术后的妊娠结局分析．生殖医学杂志，2020，29(7): 852-856.

[3]

Xia EL, Li TC, Choi SS, et al. Reproductive outcome of transcervical uterine incision in unicornuate uterus [J]. Chin Med J, 2017, 130: 256-261.

宫，包括最常见的纵隔子宫和单角子宫等维持正常妊娠至足月的能力下降，但总体而言子宫畸形本身并不是导致不孕的独立危险因素，其子宫内膜层及肌层严重发育不良者才会导致不孕。我们回顾性分析子宫畸形伴有不孕患者的术后生育结局，单角子宫的妊娠率并不低于其他类型，甚至与切除纵隔的患者相比也没有显著差异[2]。

针对单角子宫改善宫腔形态及容积的手术治疗方式报道得不多，首都医科大学附属复兴医院的夏恩兰[3]教授曾报道宫腔镜下电切成形术式，并分析报道了2010—2014年在该院诊治的33例单角子宫不孕患者病例，随访术后的自然流产率、足月分娩率及获活婴率均较术前改善。但鉴于样本数少，且没有对照组回顾性分析，证据级别有限。

该患者末次异位妊娠前曾有3次自然妊娠史，因系计划外妊娠，均行人工流产术终止妊娠，说明该患者单角子宫并未造成胚胎着床失败，但其宫腔形态异常是否可能造成该患者后期大孕周流产或胎位异常、早产等尚无定论，鉴于目前尚没有有效的术式能够改善妊娠结局，因此建议还是先积极辅助生殖助孕（输卵管因素），后期再加强孕期监测。

（夏　萍）

第 4 章

围绝经期与绝经后

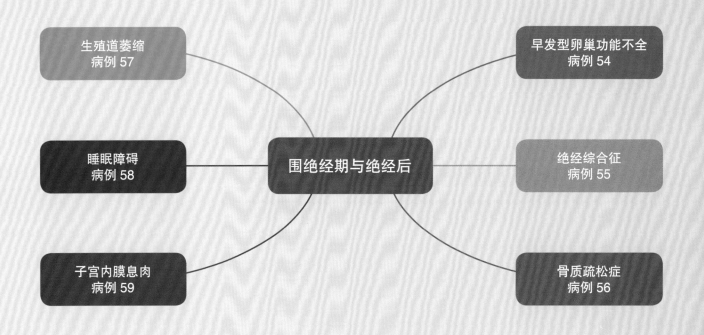

生殖道萎缩
病例 57

早发型卵巢功能不全
病例 54

睡眠障碍
病例 58

围绝经期与绝经后

绝经综合征
病例 55

子宫内膜息肉
病例 59

骨质疏松症
病例 56

第4章目录导图

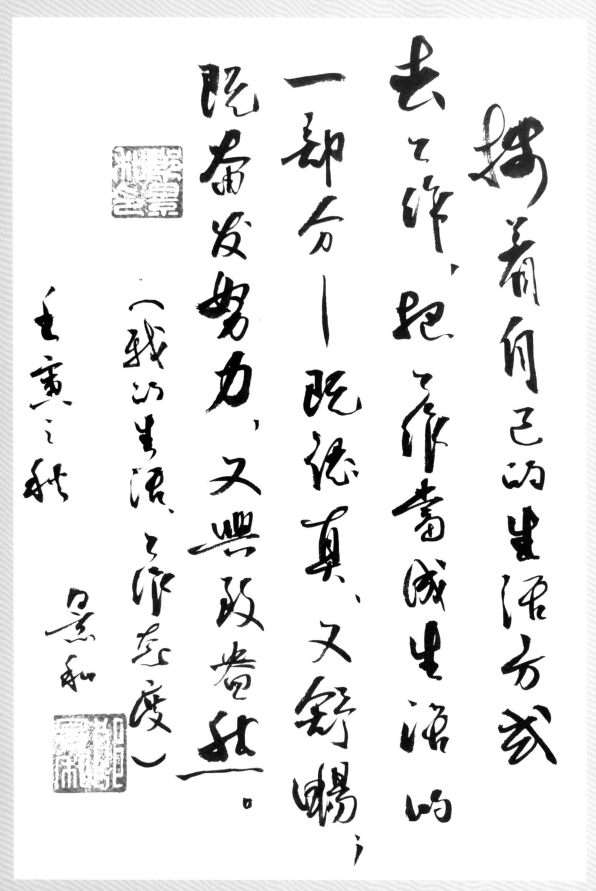

按着自己的生活方式去工作，把工作当成生活的一部分——既认真、又舒畅；既奋发努力、又兴致盎然。（我的生活态度）

病例54　早发型卵巢功能不全

◇ 初诊再现

焦女士，36 岁，未婚，有性生活史 G0，近期无生育要求。就诊时间：2019 年 12 月 12 日。

主诉：月经不规律 1 年多，停经 5 个多月。

现病史：LMP 2019 年 7 月 5 日（自然）×7 天，量中。PMP 2019 年 6 月中旬，×7 天。

平素月经规律，7/25～28 天，量中，无痛经。

2018 年 6 月至 9 月期间曾停经 3 个月，口服中药及黄体酮治疗后月经恢复正常。

现停经 5 个多月，近 1 年无性生活，体重无明显变化，无潮热、出汗，无情绪、睡眠异常，无阴道干涩、疼痛等。

既往史：幼时曾患腮腺炎，否认吸烟、智力障碍家族史，否认卵巢早衰家族史。

查体：一般状态可，身高 1.58 m，体重 47 kg，BMI 18.83 kg/m^2。

无面部痤疮、多毛，胸腹部正中线未见长毛，乳晕周围无长毛，无溢乳。外阴（－），阴道畅，宫颈未见明显异常。子宫后位，正常大小，活动好。双侧附件（－）。

辅助检查：甲状腺功能、肝功能、血糖及血脂均正常。

2019 年 11 月 18 日盆腔超声：子宫及双侧附件未见异常，子宫内膜 0.4 cm。乳腺超声（－）。

2019 年 11 月 18 日（停经 4 个多月）：FSH 32 IU/L，LH 21 IU/L，E$_2$ 38 pg/ml，P 0.47 ng/ml，T 0.38 ng/ml，PRL 4.35 ng/ml。

◇ 抽丝剥茧

本例特点：

1. 小于 40 岁育龄女性，月经不规则 1 年余，停经 5 个月余。

2. FSH 大于 25 IU/L，盆腔超声内膜薄，余无异常。

3. 尚未生育。

◇ 按迹循踪

诊断：早发性卵巢功能不全。

处理：

1. 肝、胆、胰、脾、双肾彩超。

2. 骨密度检查。

3. 肾功能检查，TCT+HPV。

4. 芬吗通（2/10）每日 1 片连续口服。

5. 建议行脆性 X 染色体综合征前突变筛查。

　脆性 X 染色体综合征前突变筛查的意义有多大？

　　脆性 X 综合征是 FMR1 基因全突变引起的一种严重智力障碍性疾病，主要临床表现为中重度智力低下、语言行为障碍及孤独症等。在这个突变中，一个称为 CGG 三联重复的 DNA 片段在基因内扩展。该 DNA 片段一般重复 5~40 次，>200 次重复即是突变，当重复 50~200 次时称为前突变。由于女性有两条 X 染色体，故女性前突变携带者一般没有上述典型临床表现，但是其中的 13%~26% 易发生卵巢早衰[1]。脆性 X 综合征（FMR1 基因）前突变携带者在 40 岁前绝经的比例为 12%~28%[2]。在前突变范围内的 CGG 序列重复数似乎影响绝经的时机[3]。散发性卵巢早衰的 FMR1 前突变的发生率为 0.8%~7.5%，而家族性卵巢早衰中可高达 13%[4]。因此，建议卵巢早衰（POF）女性或 40 岁前 FSH 水平升高但病因未知的女性接受 FMR1 前突变的筛查。

　　从 POI 的病因机制方面，你觉得还有哪些针对性检查值得做？

　　除了基因异常以及卵巢手术、放化疗等医源性因素外，自身免疫因素和感染因素可能也有一定的影响，但目前具体机制尚不清楚。可能是因为曾暴露于某种病毒或其他物质。这些病毒或其他物质在分子结构上与卵巢组织成分相似。这种"分子相似性"可能会使活化的淋巴细胞或抗体与卵巢组织相互作用；也有可能是病毒或其他药物对卵巢组织的破坏使其产生了抗原性；还有可能是正常的免疫调节功能丧失，原本针对某些卵巢成分的特异性耐受丧失，最终引起卵巢的自身免疫。所以进一步的检查可以进行包括肾上腺、甲状腺及卵巢等部位的自身抗体的检验，以识别自身免疫性卵巢炎患者。由于可以采用经过验证的自身抗体检测来评估类固醇合成细胞的自身免疫性，因此不推荐使用卵巢活检来诊断自身免疫性卵巢炎，但商用血清抗卵巢抗体检测的预测值假阳性率过高。一项研究纳入了 26 例核型为 46, XX 的自发性 POI 女性和 26 例月经正常的女性，结果 50%(13/26) 的 POI 女性和 31% (8/26) 的正常女性都存在卵巢抗体[5]，因此，慎用此项检查。病毒的检验临床意义不明显，所以不作为筛查项目。

　　你说的已经挺全面了，抗肾上腺抗体和抗 21 羟化酶抗体检测既能诊断自身免疫性卵巢炎，又能筛查自身免疫性肾上腺皮质功能减退症。约 3% 的自发性 POI 女性可伴发肾上腺皮质功能减退

[1]

Wong LM, Goodrich-Hunsaker NJ, Mclennan Y, et al. Young adult male carriers of the fragile X premutation exhibit genetically modulated impairments in visuospatial tasks controlled for psychomotor speed[J]. J Neurodev Disord, 2012, 4(1): 26.

[2]

Allingham-Hawkins DJ, Babul-Hirji R, Chitayat D, et al. Fragile X premutation is a significant risk factor for premature ovarian failure: The international collaborative POF in fragile X study—preliminary data[J]. Am J Med Genet, 1999, 83(4):322-325.

[3]

Sullivan AK. Association of FMR1 repeat size with ovarian dysfunction[J]. Hum Reprod, 2005, 20(2): 402-412.

[4]

1. Allingham-Hawkins DJ, Babul-Hirji R, Chitayat D, et al. Fragile X premutation is a significant risk factor for premature ovarian failure: The International Collaborative POF in Fragile X study—preliminary data [J]. Am J Med Genet, 1999, 83(4): 322-325.
2. Sullivan AK, Marcus M, Epstein M P, et al. Association of FMR1 repeat size with ovarian dysfunction[J]. Hum Reprod, 2005, 20(2): 402-412.
3. Rousseau F, Rouillard P, Morel M L, et al. Prevalence of carriers of premutation-size alleles of the FMRI gene-and implications for the population genetics of the fragile X syndrome[J]. Am J Hum Genet, 1995, 57(5): 1006-1018.

[5]

Novosad JA, Kalantaridou SN, Tong Z B, et al. Ovarian antibodies as detected by indirect immunofluorescence are unreliable in the diagnosis of autoimmune premature ovarian failure: A controlled evaluation[J]. BMC Women's Health, 2003, 3(1): 2.

症，该比例是一般人群的 300 倍[6]。对合并有厌食、体重减轻、腹部隐痛、虚弱、乏力、嗜盐或皮肤色素沉着增加等症状的患者尤其要警惕。

自身免疫性卵巢衰竭还可能是 I 型或 II 型自身免疫性多发内分泌腺病综合征的表现之一[7]，可涉及甲状腺功能减退症或 Graves 病、原发性肾上腺皮质功能减退症、白癜风、重症肌无力、甲状旁腺功能减退、复发性皮肤黏膜念珠菌病或 1 型糖尿病和乳糜泻等中的一种或多种。

另外，约 10% 的 POI 病例是家族性的[8]，其中约 6% 的 POI 病例与 FMR1 基因前突变有关。该基因异常是脆性 X 综合征和脆性 X 综合征相关性震颤 / 共济失调综合征的原因[9]，可表现为智力障碍、发育迟缓、帕金森综合征、意向性震颤、共济失调或痴呆的家族史。自发性 POI 如伴发耳聋，有可能是家族性常染色体隐性遗传的 Perrault 综合征[10] 的表现之一。

总而言之，尽管 POI 的病因还不是非常清楚，但目前全外显子或全基因组测序研究已在 30% ~ 35% 的 POI 患者中发现了遗传变异[11]（变异基因包括 NR5A1、FOXL2 等）。

　　此患者才停经 5 个月余，也没有明显的更年期症状，你为什么想到要给她查骨密度？

　　早期诊断 POI 的临床意义之一就是要及时预防骨质疏松症，同时及早治疗对预防心血管疾病风险也很重要，但 POI 的诊断现状是普遍存在"诊断延迟"的问题，很多女性在开始出现月经紊乱后很多年才得以诊断，其中 25% 的女性诊断延迟长达 5 年以上。而且，50% 以上的自发性 POI 年轻女性报告，至少要经过 3 位临床医生诊治后，才最终进行了实验室检查[12]。因此，对于月经不规律连续 3 个月或更长时间的年轻女性，应在首诊时就进行卵巢功能的评估。丧失月经规律性本身就可能是卵巢功能不全及相关雌激素缺乏的征象，而雌激素缺乏必然带来骨质和心血管的变化。

　　很有内分泌意识呦！但早期骨密度测定不是很敏感，不低也要开始规范治疗。

（邱秀青）

[6]
Bakalov VK, Vanderhoof VH, Bondy CA, et al. Adrenal antibodies detect asymptomatic autoimmune adrenal insufficiency in young women with spontaneous premature ovarian failure[J]. Obstetr Gynecol Survy, 2003, 58(3): 180-181.

[7]
付莉, 李守柔. 自身免疫性卵巢早衰 [J]. 国外医学·妇幼保健分册, 2004, 15(4): 240-242.

[8]
Van KYM, Hundscheid RDL, Smits APT, et al. Familial idiopathic premature ovarian failure: An overrated and underestimated genetic disease[J]? Hum Reprod, 1999(10): 2455-2459.

[9]
Anna M, Walter V, Emanuela M, et al. Association between idiopathic premature ovarian failure and fragile X premutation[J]. Hum Reprod, 2000(1): 197-202.

[10]
Meyers CM, Boughman JA, Rivas M, et al. Gonadal (ovarian) dysgenesis in 46,XX individuals: Frequency of the autosomal recessive form[J]. Amer J Med Gen Part A, 1996, 63(4): 518-524.

[11]
Tucker EJ, Grover SR, Bachelot A, et al. Premature ovarian insufficiency: New perspectives on genetic cause and phenotypic spectrum[J]. Endocr Rev, 2016, 37(6): 609-635.

[12]
Alzubaidi NH, Chapin HL, Vanderhoof VH, et al. Meeting the needs of young women with secondary amenorrhea and spontaneous premature ovarian failure[J]. Obstetri & Gynecol, 2002, 99(5-part-P1): 720-725.

病例55　绝经综合征

◇ 初诊再现

王女士，49 岁，G2P1，LMP 2019 年 9 月 22 日（达芙通），就诊时间 2019 年 11 月 10 日。

主诉： 月经不规律 1 年，潮热出汗、睡眠差 6 个月。

现病史： 既往月经规律，6/28～30 天，量中，痛经（－）。

患者近 1 年无明显诱因出现月经不规律，7～15 天 /1～3 个月 [1]，经量时多时少。近 6 个月出现潮热、出汗，4～5 次 / 天，伴睡眠差，入睡困难，易醒，情绪烦躁、易怒。曾尝试中药治疗，效果欠佳。5 个月前就诊当地医院，予以口服达芙通 10 mg bid×10 天。用药期间规律行经，用药第 2 个月起潮热、出汗等症状有改善，用药第 5 个月时停药后无月经来潮，近半个月再次出现潮热、出汗、易怒等症状，3～4 次 / 天，同时伴有手关节疼痛，晨起为著。

既往史：

1. 患有子宫肌瘤病史 6 年，定期体检变化不大。

2. 2019 年 1 月因"心前区不适"于当地医院就诊，查心电图、心脏彩超等，未见器质性病变。否认乳腺癌、血栓、吸烟等病史，否认药物过敏史。

查体： 身高 164 cm，体重 62 kg，BMI 23.0 kg/m²。

妇科查体： 外阴（－），阴道（－），宫颈光滑，子宫前位，略饱满，质中、界清、活动可，无压痛，双侧附件（－）。

辅助检查：

2019 年 5 月单位体检：血常规、肝和肾功能、血糖、血脂、甲状腺功能大致在正常范围。乳腺超声：BI-RADS 2 级，肝、胆、脾超声未见异常。TCT、HPV（－）。

2019 年 6 月 8 日性激素（停经 50 天）：E_2 78.2 pg/ml，P 0.8 ng/ml，FSH 34.8 IU/l，LH 32.4 IU/l，T 0.3 ng/ml，PRL 16.2 ng/ml [2]，血 hCG（－），血 Hb 128 g/L。

2019 年 6 月 8 日盆腔超声：子宫大小 6.0 cm×6.2 cm×4.6 cm，子宫内膜 0.9 cm，肌层回声不均，前壁外凸低回声结节，大小约 2.8 cm×2.5 cm×1.6 cm，提示：子宫肌瘤。

2019 年 10 月 29 日性激素（停达芙通 23 天）：E_2 19.8 pg/ml，P 0.6 ng/ml，FSH 44.6 IU/l，LH 25.2 IU/L，T 0.3 ng/ml，PRL 18.9 ng/ml [3]。

2019 年 10 月 29 日骨密度：骨量减少。

[1]

本例月经特点：
周期：1～3 个月。
经期：7～15 天。
经量：时多时少。
规律性：不规律。

[2]

性激素特点：FSH＞25 IU/L，E_2 稍高，P 低，停经 50 天采血提示无排卵，卵巢功能下降，目前尚不缺乏雌激素。

[3]

性激素特点：FSH 进一步上升，E_2 下降，卵巢功能进一步衰退，符合绝经后激素水平。

◇ 抽丝剥茧

本例特点：

1. 围绝经期女性，月经不规律，伴潮热及出汗等更年期症状。
2. 性激素检查结果提示卵巢功能下降。超声提示子宫小肌瘤，余无特殊。
3. 月经紊乱，起初定期孕激素可规律撤退性出血，更年期症状改善，近期停药后撤退性出血阴性，伴更年期症状复现。

◇ 按迹循踪

诊断：

1. 绝经综合征。
2. AUB-O（绝经过渡期）。
3. 子宫肌瘤。

处理： 有继续来月经意愿，建议口服芬吗通 (2/10) 1 片 qd 连续服用，2 个月后复诊。

◇ 醍醐灌顶

　老师，异常子宫出血是围绝经期的标志性事件，而此类人群又是子宫内膜病变的高发人群，是否有必要对此患者行子宫内膜活检除外子宫内膜病变后再考虑行激素替代治疗呢？

所谓绝经过渡期最初的变化就是排卵功能障碍导致的月经不调，孕激素相对不足和缺乏是最早出现的激素变化。无充分的孕激素拮抗的确是子宫内膜病变的主要原因，也是子宫内膜增生高发于围绝经期女性的原因，但并非所有围绝经期 AUB 均需行子宫内膜活检。对于绝经过渡期异常子宫出血病程较长，药物治疗效果不佳，合并有高血压、糖尿病、肥胖等高危因素及影像学上提示有宫腔内异常者，建议行诊断性刮宫，必要时宫腔镜下定点活检明确有无子宫内膜病变 [4]。该患者月经紊乱病史虽时间较长，但超声未提示宫腔占位性病变且子宫内膜不厚，无子宫内膜癌高危因素，定期孕激素撤退可规律行经，故子宫内膜病变可能性极小，可继续药物保守治疗。

[4]
阮祥燕，杨欣，郁琦，等 . 围绝经期异常子宫出血诊断和治疗专家共识 [J]. 协和医学杂志 ，2018, 9(4): 313-319.

老师，潮热、出汗等更年期症状多是低雌激素的表现，这个患者起初为何单纯补充孕激素，更年期症状也可以得到改善呢？

患者刚进入围绝经期时雌激素水平并不持续降低，而是存在较大波动，潮热、出汗、情绪及睡眠障碍等症状的出现往往出现在一过性雌激素水平下降的阶段，但通过自身调理或中药等辅助治疗，往往可以自行缓解，因为雌激素还有波动升高的余力。另外，通过孕激素试验的反应也可以推测内源性雌激素有无缺乏。当有孕激素撤退性出血的时候，患者的内源性雌激素通常是够用的，也就没有症状；而没有撤退性出血，则提示内源性雌激素接近耗竭，出现症状也就可以理解了，而且再自行改善的空间也不大了，是开始 MHT 的合理时机。

　　本患者的病程充分体现了这种规律性变化，目前既然临床症状和激素水平均提示符合绝经改变，而仍有来月经的需要，给予人工周期用药方案是合理的。

◇复诊接续

　　用药情况见表 55-1。

表 55-1　用药复诊情况

时间	用药 1 个月	用药 3 个月	用药 6 个月	用药 12 个月
复诊情况及处理	①潮热、失眠、关节疼痛等症状缓解 ②规律行经，无异常阴道出血 ③有轻微乳房胀痛 ④解释沟通，继续目前治疗	①更年期症状基本消失 ②乳房胀痛消失 ③继续目前用药方案	①患者自我反馈良好 ②复查乳腺超声、盆腔超声，未见异常 ③鼓励患者继续坚持用药，定期随诊	①重新启动所有检查 ②根据结果评估有无禁忌和慎用情况，权衡 MHT 治疗利弊风险 ③无异常，续前治疗

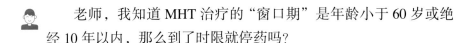

　　老师，我知道 MHT 治疗的"窗口期"是年龄小于 60 岁或绝经 10 年以内，那么到了时限就停药吗？

　　根据现有的循证医学证据，没有必要对 MHT 治疗持续时间进行限制，只要有用药指征，受益大于危险，即可继续给予 MHT。而且能否停药，还有一个重要的前提就是患者停药后能否保持良好的生活状态。通常我们鼓励长期用药的患者随着年龄的增长尝试更小的有效剂量，但如果减量或停药后症状反复，就提示不能人为刻意停用。与用用停停相比，持续小剂量用药实际上更安全，甚至过渡到 60 岁或绝经 10 年以后也并不是陡然增加风险，其中的道理跟服用短效口服避孕药与血栓的风险关系是相似的。我们强调的是在窗口期外慎重"启动"MHT，但不是禁止在非窗口期使用 MHT，很多获益于窗口期 MHT 的患者在 60 岁后仍在持续使用药物。就长期和延长用药而言，定期的随诊和评估实际上更加重要。一方面，复诊的目的在于了解治疗效果，解释可能发生的乳房胀痛和非预期出血等不良反应，根据情况个体化调整治疗方案，鼓励适宜对象坚持治疗。另一方面，也要定期进行个体化获益和危险评估，通常每年一次，内容包括绝经症状评分、全面体检、了解最新的病史和家族史、相关的实验室和影像学检查，讨论生活方式以及预防和减轻慢性病的策略，根据评估情况决定疗程长短，并决定是否继续应用 [5]。

（赵　鑫）

[5]

谢梅青，陈蓉，郁琦，等，中国绝经管理和绝经激素治疗指南 (2018)[J]. 协和医学杂志，2018,9(6): 19-29.

病例56　骨质疏松症

✧ 初诊再现

张女士，56 岁，G2P2。

主诉：绝经 4 年，双下肢关节疼痛 5 个月。

现病史：患者 52 岁绝经，否认绝经后异常阴道流血及阴道流液。绝经初期有潮热、出汗、易怒等症状，诉未用药，症状自行好转。近 1 年觉周身酸痛，口服钙片。近 5 个月下肢关节疼痛明显，于外科就诊，已除外类风湿关节炎等器质性疾病。1 周前于我科就诊，完善相关检查，现带检查结果复诊。

既往史：

1. 高血压病史 3 年，口服降压药物治疗，血压控制满意。

2. 两次剖宫产史。

否认血栓病史及其他病史，否认药物过敏史。

查体：身高 158 cm，体重 65 kg。

妇科检查：外阴（－），阴道黏膜萎缩，宫颈光滑，子宫中位，稍小，活动度好，无压痛。双侧附件区未及明显异常。

辅助检查：盆腔超声示子宫内膜厚 0.3 cm，回声均匀。子宫及双侧附件未见明显异常。

乳腺超声：乳腺小结节。

性激素：FSH 129 IU/L，LH 98.7 IU/L，E_2 ＜ 15 pg/ml。

骨密度 [1]：骨量减少（图 56-1）。

肝肾功能及血脂正常。

TCT 及 HPV 正常。

[1]

读 DXA 报告，看 L1—4 或 L2—4、股骨颈和全髋，50 岁以下看 Z 值，50 岁以上看 T 值。

✧ 抽丝剥茧

本例特点：

1. 绝经后女性，无激素补充治疗史。

2. 双下肢关节疼痛，已除外其他引起关节疼痛的疾病，骨密度测定提示骨量减少。

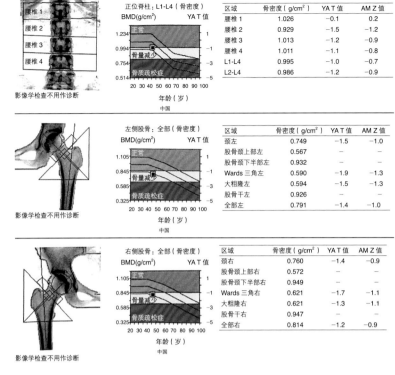

图 56-1　骨密度检查

◇ 按迹寻踪

诊断：

1. 绝经后。

2. 骨量减少。

3. 剖宫产史。

4. 原发性高血压。

处理：继续完善肝、胆、胰、脾超声及甲状腺功能检查，如无 MHT 禁忌，给予口服替勃龙激素补充治疗，同时补钙 + 骨化三醇（盖三淳）。

◇ 醍醐灌顶

　　骨质疏松症是一种全身性骨病，表现为骨量低下、骨微结构破坏、骨脆性增加、易发生骨折。分为原发性和继发性骨质疏松症，其中原发性骨质疏松症中以绝经后骨质疏松症和老年性骨质疏松症多见。其发病机制主要是雌激素缺乏及骨代谢异常。治疗上常用的抗骨质疏松症药物包括钙和维生素 D、双膦酸盐类和绝经激素治疗（MHT）。

　　骨质疏松症的诊断依据：

1. 脆性骨折（据病史及影像检查）。

2. 骨密度测定：DXA（T）。

　　骨量正常：T>-1；

　　低骨量：-2.5<T<-1；

骨质疏松症：T<−2.5；

严重骨质疏松症：T<−2.5 + 骨折。

该患者 56 岁，绝经 4 年，因关节疼痛检查骨密度发现 L2—4 T 分为 −1.2，股骨颈 T 分为 −1.4/−1.5，诊断骨量减少。这两个部位的骨密度测定较为可靠、稳定。一方面给予抗骨质疏松症药物，另一方面建议 MHT 治疗。

2018 年"健康中国"专项行动[2]（中国骨质疏松症流行病学调查）显示绝经后女性是骨质疏松症发生的高危人群，所以在围绝经期即开始关注和预防骨质疏松症是很有必要的。那你能总结一下抗骨质疏松治疗的药物选择原则吗？也就是说，什么时候单纯补钙就够，什么人需要加维生素 D3，又什么人需要加磷酸盐？什么样的患者建议 MHT？

《围绝经期和绝经后妇女骨质疏松防治专家共识 2020》中指出女性在围绝经期开始就要采取措施维持骨健康，包括采用健康的生活方式、摄入充足的钙和维生素 D 以及采取 MHT，其他抗骨质疏松症药物治疗包括双膦酸盐类、破骨细胞分化因子抑制剂（地诺单抗）或特立帕肽，还可采用中医治疗。

单纯补钙可以增加骨密度，降低骨折风险。50 岁以上和绝经后女性钙的推荐摄入量为 1000 mg/d，可耐受最高摄入量为 2000 mg/d。建议首先通过膳食补充，如果不能从膳食中获得足够的钙，如乳糖不耐受或缺乏高钙食物，则建议通过钙补充剂达到推荐的每日摄入量。

维生素 D 在钙的吸收和骨骼健康中起着重要的作用，可以改善肌肉性能、增加平衡、降低跌倒的风险、增加骨密度以及预防骨质疏松症性骨折。中国成人维生素 D 推荐摄入量为 400 IU(10 μg)/d，≥65 岁老年人推荐摄入量为 600 IU (15 μg)/d。维生素 D 用于骨质疏松症防治时，剂量可为 800 ~ 1200 IU/d。体内的维生素 D 状况是通过测定血清 25- 羟维生素 D[25(OH)D] 水平来评估的。《原发性骨质疏松症诊疗指南 (2017)》[3] 建议绝经后女性血清 25(OH)D 水平应≥75 nmol/L。补充的维生素 D 分为普通维生素 D 和活性维生素 D 两种。普通维生素 D 为骨健康基本补充剂，活性维生素 D 是一种药物，能有效地治疗骨质疏松症。目前国内用于治疗骨质疏松症的活性维生素 D 及其类似物有 1α 羟维生素 D3（骨化醇α）和 1, 25 双羟维生素 D3（骨化三醇）两种[4]。对于明显缺乏维生素 D 的老年骨质疏松症患者，必要时可给予普通维生素 D 以纠正维生素 D 的营养缺乏，同时给予活性维生素 D，以发挥其对骨质疏松症的治疗作用。使用时应注意个体差异和安全性，定期监测血钙和尿钙浓度。

[2]

中华医学会骨质疏松和骨矿盐疾病分会 . 中国骨质疏松症流行病学调查及"健康骨骼"专项行动结果分布 . 中华骨质疏松和骨矿盐疾病杂志 , 2019, 12(4): 317-318.

[3]

中华医学会骨质疏松和骨矿盐疾病分会 . 原发性骨质疏松症诊疗指南 [J]. 中华内分泌代谢杂志 , 2017, 33(10): 890-913.

[4]

Kasukawa Y, Miyakoshi N, Shimada Y. Osteoporosis in orthopedics[M]. Tokyo: Springer, 2016: 179-200.

MHT 是围绝经期和绝经后骨质疏松症的一级预防措施，MHT 有利于预防围绝经期和绝经早期女性骨丢失，增加或维持女性的骨密度，提高整体抗骨质疏松症药物治疗的疗效。MHT 可降低所有骨折（椎骨和髋骨骨折）的发病率，是围绝经期和绝经后骨质疏松症 [5] 女性降低骨折发生率的有效方式。

美国内分泌学会 2019 年发布的《ENDO 绝经后女性骨质疏松症的药物治疗临床实践指南》[6] 指出骨折风险高的女性，包括已经诊断骨质疏松症者和骨量低下（−2.5＜T＜−1.0）且 FRAX[7] 工具计算出未来 10 年髋部骨折概率≥3% 或任何主要骨质疏松症性骨折发生概率≥20% 者，初始治疗可选用双膦酸盐类、破骨细胞分化因子抑制剂（地诺单抗）或特立帕肽。若以上药品不能耐受或者不能获得，也可应用选择性雌激素受体调节剂及降钙素等。

另外，中药治疗对于防治骨质疏松症已有独到的作用和机制。中药通过补肝益肾、活血化瘀、益气健脾、强筋壮骨等可对增加骨量、降低骨折风险起到一定的辅助作用。药物有效成分较明确的中成药主要包括骨碎补总黄酮、淫羊藿苷和人工虎骨粉等。

那口服补佳乐或经皮 17β- 雌二醇凝胶和利维爱对防治骨质疏松症有何区别吗？

雌激素治疗既能预防骨质疏松症，也能有效治疗。雌激素有多种剂型：口服、经皮、局部用凝胶和洗剂，以及阴道环。

口服补佳乐或经皮 17β- 雌二醇凝胶不同雌激素类型都可预防骨丢失，特别是当提供足量的维生素 D 和钙摄入时。

替勃龙是一种合成类固醇，其代谢产物具有雌激素、雄激素和孕激素的特性，在一些国家用于治疗骨质疏松症。对于确诊为骨质疏松的年龄较大的绝经后女性患者，替勃龙可以改善骨密度；对于不伴骨质疏松症的绝经后早期女性患者，替勃龙可以预防骨丢失。替勃龙可降低椎体和非椎体骨折的风险 [8]。

此次开了药，你打算让患者何时复诊，预期要复查什么？

3 个月后复诊，重点是了解关节疼痛的症状是否减轻，同时有无非预期阴道出血、腹痛和乳房胀痛等副作用。

在接受治疗期间，除监测临床疗效外，对生化指标如血钙、25(OH)D 水平、尿钙、尿磷等水平的监测，药物的不良反应，对治疗的依从性的随访及新出现的可能改变治疗预期效果的共患病也需要综合监测与评估 [9]。

目前常用的监测疗效方法有 DXA 骨密度检测、骨转换生化标志物（bone turnover biochemical marker，BTM）及脊椎影像学

[5]
中国老年学和老年医学学会骨质疏松分会妇产科专家委员会与围绝经期骨质疏松防控培训部 . 围绝经期和绝经后妇女骨质疏松防治专家共识 [J]. 中国临床医生杂志，2020, 48(8): 903-908.

[6]
Eastell R, Rosen CJ, Black DM, et al. Pharmacological management of osteoporosis in postmenopausal women: An endocrine society clinical practice guideline[J]. J Clin Endocrinol Metab, 2019, 104(5): 1595-1622.

[7]
世界卫生组织推荐的骨折风险预测工具（fracture risk assessment tool, FRAX）（https://sheffied.ac.uk/FRAX/）可以用来预测骨质疏松性骨折风险。FRAX 工具是根据临床危险因素和股骨颈骨密度建立模型，用于评估患者未来 10 年髋部骨折及主要骨质疏松性骨折（椎体、前臂、髋部或肩部）的概率，其中临床危险因素包括年龄、性别、体重、身高、既往骨折史、父母髋部骨折史、吸烟、既往使用糖皮质激素情况、是否有类风湿关节炎、是否有继发性骨质疏松症、是否过量饮酒等。

[8]
Cummings SR, Ettinger B, Delmas PD, et al. The effects of tibolone in older postmenopausal women. N Engl J Med, 2008, 359(7): 359-697.

[9]
马远征，王以朋，刘强，等 . 中国老年骨质疏松症诊疗指南 (2018)[J]. 中国骨质疏松杂志，2018, 24(12): 1541-1567.

检查等。在配备有 DXA 或定量 CT 检查（quantitative computed tomography，QCT）的医疗机构，建议结合有无新发骨折、每年使用 DXA 或 QCT、每 3～6 个月检查骨转换生化标志物[10] 以监测抗骨质疏松症疗效；对于无 DXA 的医疗机构，建议结合有无新发骨折、用药 3 个月后使用骨转换生化标志物、椎体影像学检查以监测抗骨质疏松症的疗效。

（韩晓洁）

病例57　生殖道萎缩

◇ 初诊再现

郑女士，55 岁，G4P1。

主诉：绝经 4 年，潮热、阴道干涩 1 年余。

现病史：51 岁时自然绝经，1 年前（54 岁）开始出现潮热、出汗，5～10 次 / 天，伴阴道干涩、性生活疼痛、胸闷、心慌，情绪波动大，手指关节僵硬。今年开始睡眠差，潮热、出汗稍缓解。现主要的不适是阴道干涩、性生活疼痛及睡眠困难。半年前开始口服思诺思治疗（隔日服用），用药后睡眠可改善。

既往史和其他病史：有结缔组织病治疗史，停药 1 年，现病情平稳。否认手术及药物过敏史，否认吸烟。

查体：外阴萎缩，尿道口间肉阜（图 57-1）。阴道萎缩，壁薄，潮红。宫颈萎缩，光滑，触之无出血[1]。

辅助检查：

2021 年 3 月外院体检：空腹血糖 6.5 mmol/L，肝和肾功能、血脂正常。乳腺超声检查示增生。肺 CT 检查示肺结节。上腹部超声检查正常。盆腔超声检查未见异常[2]。

2021 年 10 月 28 日高危型 HPV 基因分型检测阴性，TCT 未见异常。

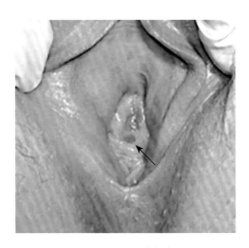

图 57-1　尿道肉阜

[10]
骨形成的特异性标志物包括骨特异性碱性磷酸酶 (BSAP)、骨钙素和 I 型前胶原 N 端前肽 (PINP)，而骨质吸收的特异性标志物包括 I 型胶原 N 端肽 (NTX)、I 型胶原 C 端肽 (CTX) 和吡啶诺啉交联。

[1]
女性绝经后可因雌激素缺乏出现生殖道萎缩，表现为阴道干、黏膜萎缩、上皮脱失易感染，进而出现阴道分泌物增多、瘙痒、血带、异味及性交痛等。

[2]
一般体检提示空腹血糖调节受损，余无异常，无雌孕激素治疗禁忌。

◇ 抽丝剥茧

本例特点：

绝经 3 年出现更年期症状，处于 MHT 窗口期。

现潮热、出汗症状较前缓解，睡眠障碍、性生活痛、阴道干涩症状明显。

◇ 按迹循踪

诊断：

1. 绝经生殖泌尿综合征（genitourinary syndrome of menopause, GSM）。
2. 老年性阴道炎。
3. 尿道肉阜。

处理：

1. 完善检查：性激素 6 项检查 [3]。
2. 替勃龙片（利维爱）2.5 mg 7 片 / 盒 ×5 盒。
   用法：每次 2.5 mg[4] 每日 1 次口服。
3. 普罗雌烯阴道胶丸 10 mg 10 粒 / 盒 ×2 盒。
   用法：每次 10 mg 每日 1 次阴道内用 [5]。
4. 嘱 1 个月后复诊。

[3]

绝经 3 年了，没有阴道出血，性激素检查不是必做项目。在全身用药前，乳腺、盆腔超声及肝、肾功能和血脂是必需的基本检查。

[4]

全身症状不重，可从每天半片开始。

[5]

对生殖道萎缩症状，局部用小剂量雌激素即足以使阴道上皮增殖而暂时治愈。局部使用普罗雌烯阴道局部吸收良好，全身吸收少，即使有对雌激素使用相对禁忌的患者也可短时间应用。临床上已证实局部使用雌激素后阴道乳杆菌值可恢复至正常水平。若有明显的细菌性炎症，可加用抗生素消除。

据我所知，GSM 包括三大方面症状：生殖道症状（干涩、烧灼感和阴道炎）、性行为障碍（疼痛、干涩、性欲下降）与泌尿道症状（尿急、排尿困难和复发性泌尿道感染）。老师，尿道肉阜与 GSM 有关系吗？

绝经后低雌激素使阴道表层上皮细胞变薄，重度萎缩的女性可能完全缺乏表层细胞，下面的结缔组织直接暴露，进而容易感染或受到创伤，遭受摩擦后可导致出血、瘀点和溃疡。同时，变薄的阴道上皮糖原含量低，导致乳杆菌产生的乳酸减少，从而引起阴道 pH 升高，更容易发生菌群失调或感染外源性病原体。泌尿道结构与生殖道的胚胎起源相同，也同样含有雌激素受体，因此，膀胱及尿道同样会受到低雌激素状态的影响。尿道肉阜是位于女性尿道口的良性红色草莓样、富含血管的组织，又名血管性息肉，真正病因尚不十分明确，可能与慢性炎症、雌激素严重低落有关。雌激素水平低落时，一方面，难以维持尿道黏膜的完整；另一方面，由于阴道萎缩并向内回缩，可将尿道口向外后牵拉，使尿道黏膜暴露，故而容易受刺激而发生肉阜。

 患者仅有阴道萎缩症状及睡眠障碍，可否仅局部使用雌激素加用一些帮助睡眠的药物？

也是可以的，看患者的需求吧。如果对全身使用激素有顾虑，可以考虑局部问题局部解决。但应该告知患者，阴道萎缩症状和睡眠障碍的根源均在于绝经后雌激素缺乏。阴道局部雌激素虽然足以使阴道上皮增殖而暂时治愈，但停药后还会反复，需要长期、反复使用，也是不太方便的。而且由于局部用雌激素无法入血，所以对改善睡眠没有帮助。而全身用药会兼顾睡眠和泌尿生殖道的症状改善，而且在窗口期长期使用会获得更大益处，因此全身用药是值得推荐给患者的。随着全身用药的效果显现，阴道局部的用药通常是可以停止的。

尿道肉阜无关痛痒，是不是可以不用处理呢？

大部分女性的尿道肉阜无症状，可以不干预。但部分患者出现出血、刺激、排尿困难甚至伴有感染时则是需要治疗的。目前尚无大型研究或随机试验评价尿道肉阜的治疗策略。通常采用温水坐浴、局部雌激素软膏和局部抗炎作为一线治疗[6]，雌激素乳膏［常用的包括雌三醇软膏（欧维婷），苯甲酸雌二醇软膏和结合雌激素乳膏等］以及普罗雌烯软膏或栓剂通常每日 1 次，持续 1 ~ 2 周，然后一周 2 ~ 3 次，持续 3 ~ 6 个月。目前尚缺乏使用超过 1 年的长期安全性数据[7]，长期使用者应监测子宫内膜及乳腺。极少数病例肉阜较大并有症状或经外用雌激素治疗后症状未缓解，则建议活检或手术。也可行冷冻、激光或电灼等[8]治疗。

（邱秀青）

[6]
Vandna V, Pradhan A. Management of urethral caruncle——A systematic review of the current literature[J]. Eur J Obstet Gynecol Reprod Biol, 2020, 248: 5-8.

[7]
中华医学会妇产科学分会绝经学组 . 绝经管理与绝经激素治疗中国指南 (2018)[J]. 中华妇产科杂志 , 2018, 53(11): 729-739.

[8]
Dolan MS, Hill C, Valea FA. Benign gynecologic lesions[A]. //Lobo RA, Gershenson DM, Lentz GM, et al (Eds). Comprehensive Gynecology, 7th[M]. Philadelphia: Elsevier, 2016: 370-371.

病例58　围绝经期睡眠障碍

◇ 初诊再现

患者，尹女士，48 岁，G2P0，LMP 2021 年 12 月 1 日，就诊时间 2022 年 2 月 17 日。

主诉：月经紊乱 4 年，情绪低落伴失眠 3 年。

现病史：14 岁初潮，平素月经规则，5 ~ 6/28 ~ 30 天，量中，痛经（－）。4 年前无明显诱因出现月经紊乱，5 ~ 10 天 /21 ~ 45 天，量时多时少，未重视，未诊治。3 年前因工作安排不满意后出现情绪低落，易落泪，偶有自残倾向，感焦虑。睡眠差，入睡困难，夜间易醒，醒后难以继续入睡。近 3 个月自觉潮热、出汗，夜间为甚，4 ~ 5 次 / 天，自觉睡眠时间缩短，夜间入睡更难，夜醒频次增加，体重增加近 5 kg，尚无阴道干涩及骨关节疼痛等不适，曾尝试口服地西泮（安定）等可有改善。改良 Kupperman 评分[1] 29 分，PSQI[2] 16 分，MENQOL[3]（血管舒缩症状、心理及社会症

[1]
围绝经期综合征的严重程度根据此量表进行量化评估，≤6 分为正常，7 ~ 15 分为轻度，16 ~ 30 分为中度，>30 分为重度。

[2]
匹兹堡睡眠质量指数问卷是一种睡眠自评量表，内容包括睡眠质量、入睡时间、睡眠时间、睡眠效率、睡眠障碍、催眠药物及日间功能 7 项，总分范围为 0 ~ 21 分，8 分作为评价睡眠好差的分水岭。总分越高，睡眠质量越差。

[3]
指围绝经期生存质量量表，包括 4 个维度评估（0 表示根本不影响，6 表示极度影响）。

状、生理状态、性生活）：6.67、7.43、7.36、3.33[4]。

体格检查：身高 162 cm，体重 73 kg，BMI 27.81 kg/m^2。

辅助检查：2022 年 2 月 14 日外院性激素（停经 2 个月余）：FSH 59.5 IU/L，LH 39 IU/L，E$_2$ 19 ng/ml，P 0.3 ng/ml。盆腔超声：子宫内膜 0.3 cm，子宫及双侧附件未见明显异常。乳腺彩超及肝、胆、胰、脾彩超均未见明显异常。肝、肾功能（－）。

◇ 抽丝剥茧

本例特点：

1. 患者系 48 岁中年女性，月经紊乱 4 年，现停经 2 个月余，性激素 FSH>40 IU/L，子宫内膜薄，考虑围绝经期改变。

2. 患者出现潮热、出汗等血管舒缩症状，同时伴有情绪改变及睡眠障碍，改良 K 评分 29 分，更年期症状相对严重，既往无 MHT 治疗史。

[4]
提示更年期症状较明显。

◇ 按迹循踪

诊断：

1. 绝经过渡期。

2. 睡眠障碍。

3. 焦虑、抑郁状态。

4. 超重。

处理：

1. 解释 MHT 的利弊，目前无禁忌，患者有 MHT 意愿，希望能有月经来潮，予芬吗通 (2/10) 1 个周期。

2. 用药前予基本化验检查，除外禁忌证。

3. 适当减重。

4. 建议心理科评估，1 个月后返诊。

◇ 复诊随访

病史补充：LMP 2022 年 3 月 17 日，服用芬吗通期间自觉潮热、出汗症状完全缓解，睡眠有改善，总入睡时间增加，夜醒次数减少，但仍有情绪低落、焦虑感，体重较前减轻 1.5 kg。改良 Kupperman 评分 20 分，PSQI 12 分，MENQOL 1.12、5.33、4.98、3.15。

◇ 醍醐灌顶

该患者的睡眠障碍是否单纯系更年期改变？为何 MHT 后仍不能完全缓解？

睡眠受多种因素影响，如精神障碍（抑郁、焦虑、恐惧、精神分裂等）、心理和社会因素（家庭婚姻不睦、升学就业压力、重大事件的心理创伤等）、反生理时钟（通宵、倒时差、夜班）、食物（饮酒、咖啡、浓茶）、环境变化或一些躯体及脑部疾病（如癫痫、阿尔茨海默症）、肥胖等。

睡眠障碍的表现形式多样，围绝经期睡眠障碍主要的表现形式为入睡困难、夜间频发觉醒、晨间早醒、醒后难以入睡等。

目前的观点[5]认为围绝经期因雌激素水平下降可导致体温调节过程、昼夜节律、应激反应等改变，出现潮热、出汗、心悸等血管舒缩症状，引起焦虑、抑郁等情志改变，影响睡眠质量；而睡眠障碍又在一定程度上加重了抑郁和焦虑状态，常常使围绝经期患者陷入一种恶性循环。而围绝经期激素补充治疗可通过缓解血管舒缩症状及抑郁、焦虑状态，在一定程度上改善睡眠状态。该患者为在围绝经过渡期出现睡眠改变，同时伴有抑郁、焦虑、血管舒缩症状，初诊时考虑与雌激素水平波动下降有一定关系，予芬吗通补充后，潮热症状完全缓解，睡眠仅稍有改善，情绪改变不明显，考虑其睡眠障碍系多因素所致，应多学科评估。

[5]
孙冬梅，金凤，李长滨，等.（围）绝经期门诊患者睡眠质量及影响因素调查 [J].生殖医学杂志 , 2014, 23(2): 105-109.

针对其睡眠障碍，还可尝试哪些方式治疗？

首先，在尝试 MHT 后仍不能完全改善睡眠的情况下，可在专科指导下短期、适量地应用镇静催眠药物辅助，尽量选择半衰期短、不良反应轻、依赖性小的药物。其次，该患者围绝经过渡期因工作状态改变后出现睡眠障碍、情绪焦虑、抑郁等改变，考虑为心因性失眠，应该进行心理科评估，尝试用药物控制抑郁及焦虑状态，并进行心理疏导。另外，应鼓励患者正视失眠现状，循序减重，可尝试睡前音乐、放松疗法，睡前要有仪式感，包括灯光色调调整等，营造氛围助眠。

此外，该患者系围绝经期，短期补充雌激素后心血管舒缩症状完全缓解。这在一定程度上减轻了此类因素对睡眠的不利影响，可鼓励患者坚持服药。同时，多项研究也显示 MHT 对改善焦虑、抑郁状态有一定疗效，对该患者的综合治疗有益。

常用的 MHT 方案多样化，根据症状特点、是否希望月经来潮以及患者依从性等进行个性化选择，包括单雌激素、单孕激素、雌孕激素周期序贯、雌孕激素连续联合方案等。其中，替勃龙是一种组织选择性雌激素调节剂，同时有雌激素、孕激素、雄激素活性，其雄激素活性对情绪有正面积极作用，可尝试小剂量联合使用。

（夏　萍）

病例59 绝经后子宫内膜息肉

◇ 初诊再现

李女士，52 岁，G2P1。

主诉：绝经 2 年，发现宫腔占位 3 个月。

现病史：50 岁自然绝经，无 IUD，无阴道流血，体检时发现子宫内膜息肉。

既往史：否认慢性疾病史。

查体：身高 160 cm，体重 60 kg，BMI 23.4 kg/m^2。

妇科检查：未见异常。

辅助检查：

2021 年 6 月 TVS：子宫内膜 0.4 cm，宫腔内可见 0.5 cm × 0.8 cm 高回声，CDFI 未见明显血流信号。

2021 年 6 月 TCT、HPV 均阴性。

◇ 抽丝剥茧

本例特点：

1. 绝经 2 年，无阴道流血。

2. 超声提示子宫内膜息肉 0.5 cm × 0.8 cm，无血流。

◇ 按迹循踪

诊断：

1. 绝经后。

2. 子宫内膜息肉。

处理：完善宫腔镜前检查，择日行宫腔镜手术。

◇ 醍醐灌顶

老师，患者没有阴道出血的症状，息肉也比较小，也需要手术吗？是不是绝经后子宫内膜息肉都要选择宫腔镜手术呢？

根据美国妇科内镜协会（AAGL）子宫内膜息肉的诊断及管理指南 [1]，对于绝经前无症状的小息肉，可选择期待治疗（A 级），绝经前小于 1 cm 的子宫内膜息肉自然消退率可达 25%[2]。对于绝经后子宫内膜息肉，则应及时手术做病理诊断（B 级）。一系列研究表明 [3]，恶性或增生性息肉在绝经后发病率显著高于绝经前。因此绝经后发现的子宫内膜息肉，无论大小或有无症状，都建议行病理诊断，首选宫腔镜检查和治疗。

[1]

1. 引自 AAGL 子宫内膜息肉治疗选择：
   （1）小息肉，无症状，可期待治疗（A 级）。
   （2）药物治疗子宫内膜息肉不推荐（B 级）。
   （3）TRCP 是治疗子宫内膜息肉的金标准（B 级）。
   （4）宫腔镜切除息肉的各类手术，无证据证明有差异。
   （5）绝经后子宫内膜息肉应及时手术做病理诊断（B 级）。
   （6）不孕合并息肉患者，建议手术治疗，术后自然妊娠和 ART 成功率均明显增加（A 级）。
2. 引自：American Association of Gynecologic Laparoscopists. AAGL practice report: Practice guidelines for the diagnosis and management of endometrial polyps [J]. J Minim Invasive Gynecol, 2012, 19(1): 3-10.

[2]

Tanos V, Berry KE, Seikkula J, et al. The management of polyps in female reproductive organs. Int J Surg, 2017, 43: 7-16.

[3]

Lee SV, Kaunitz AM, Sanchez-Ramos L, et al. The oncogenic potential of endometrial polyps: A systematic review and meta-analysis. Obstet Gynecol, 2010, 116(5): 1197-1205.

◇ 复诊接续

患者病理回报：子宫内膜单纯增生，部分呈内膜息肉样改变。

老师，患者的子宫内膜呈增殖期改变，提示患者体内仍有雌激素作用。不过患者已绝经 2 年，是否还需要给孕激素撤退性出血呢？后续是否需要长期管理呢？

的确，根据病理结果，患者体内应有雌激素作用，应进一步查性激素水平，并监测术后子宫内膜的厚度，必要时可以用孕激素撤退法治疗。相对于后期的长期管理，我们更应该先关注的是患者雌激素的来源。绝经后患者雌激素的来源有哪些？

绝经后内源性雌激素来源主要包括肥胖、卵巢肿瘤及残存卵泡所致激素波动；外源性来源则主要指使用含雌激素药物或保健品等。

不错，一过性残存卵泡引起的激素波动是不需要特殊处理的，外源性雌激素则需要详细询问病史，停止可能的外源摄入即可。如果有持续的雌激素水平与年龄不匹配的升高或子宫内膜增厚，则需要警惕有无分泌雌激素的卵巢肿瘤。所以寻找雌激素升高的原因很重要。

此患者病理有子宫内膜增生，可否放置曼月乐管理子宫内膜？

绝经后的子宫内膜息肉通常不像绝经前那么容易复发[4]，除非是乳腺癌患者长期服用他莫昔芬类药物。绝经后子宫内膜息肉通常以萎缩型息肉为多[5]，而如果为增生型息肉，如前所述，寻找雌激素来源更重要，而不是盲目地放曼月乐以对抗。绝经后患者的息肉手术，可以不像绝经前甚至有生育需要的患者那样精细小心，可能切除得更彻底一些，比如用电环切除蒂部或是部分肌层都不为过，配合一定的子宫内膜电凝处理也是可以的，这样可最大程度地减少复发。另外，如果没有持续的雌激素来源，通常绝经后息肉不容易复发。所以对于此患者，我觉得最重要的是随访，而不是急于处理。

（申明霞）

[4]

Yang JH, Chen CD, Chen SU, et al. Factors influencing recurrece potential of benign endometrial polyps after hysteroscopic polypectomy. PLoS One, 2015, 10(2): e0144857.

[5]

宫腔镜下子宫内膜息肉分类，引自：纳皮 . 宫腔镜下的世界 . 冯力民译 . 北京：中国协和医科大学出版社，2018.
功能性息肉：与正常子宫内膜组织学相似，具有增殖期和分泌期。
增生型息肉：组织学改变近似于子宫内膜增生。
萎缩型息肉：伴有退化萎缩，多见于绝经女性。
恶性息肉：息肉内可见癌细胞。
假性息肉：子宫内膜局部增厚，< 1 cm，无血管，可随月经脱落。

第 5 章

其　他

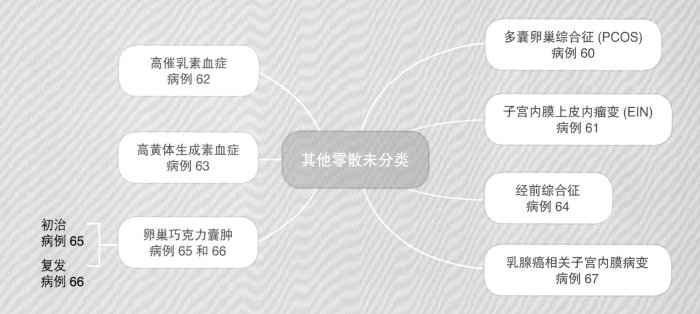

高催乳素血症
病例 62

高黄体生成素血症
病例 63

初治
病例 65

复发
病例 66

卵巢巧克力囊肿
病例 65 和 66

其他零散未分类

多囊卵巢综合征 (PCOS)
病例 60

子宫内膜上皮内瘤变 (EIN)
病例 61

经前综合征
病例 64

乳腺癌相关子宫内膜病变
病例 67

第5章目录导图

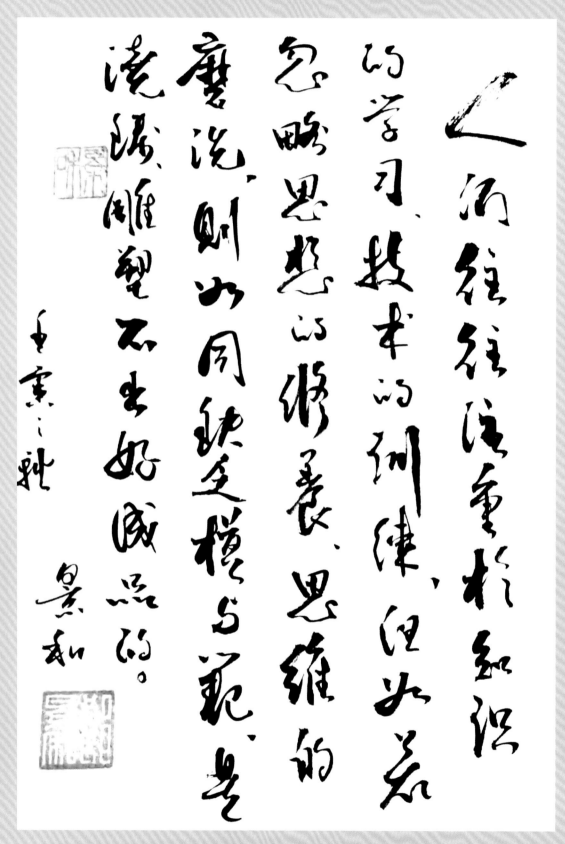

人们往往注重知识的学习、技术的训练，但如若忽略思想的修养、思维的磨洗，则如同缺乏模与范，是浇铸、雕塑不出好成品的。

病例60 多囊卵巢综合征

◇ 初诊再现

郑女士，25 岁，G0P0，初潮起月经稀发 13 年。

现病史：LMP 2021 年 9 月 9 日 ×4 天，就诊时间 2021 年 12 月 11 日。PMP 2021 年 6 月 20 日 ×3 天。

月经初潮 12 岁，至今月经稀发，近 1 年常熬夜至凌晨 2 — 3 点，月经周期 1～3 个月，经量少，无痛经。

查体：身高 158 cm，体重 65 kg。BMI 24.8 kg/m²，面部痤疮，头发油腻，双侧乳晕及肚脐下浓密长毛。

辅助检查：妇科超声示子宫内膜 0.6 cm，子宫及双侧附件未见明显异常肿物。

2021 年 9 月 10 日（D2）：FSH 4.7 mIU/ml，LH 5.5 mIU/ml，E_2 25.3 pg/ml，P 0.4 ng/ml，T 120 ng/dl[1]，PRL 15 ng/ml[2]。

◇ 抽丝剥茧

本例特点：

1. 月经初潮后月经稀发。

2. 不良生活作息。

3. BMI 24.8 kg/m²，痤疮及多毛征。

4. 性激素 6 项 卵泡期雄激素明显升高，高于正常参考值 2 倍以上。

◇ 按迹循踪

诊断：PCOS。

处理：

1. 建议调整作息，保持充足睡眠。

2. 建议到营养科就诊，坚持锻炼，增肌减脂。

3. 建议行肝功能、血脂、血糖、糖化血红蛋白、甲状腺功能、25- 羟维生素 D_3 检查，经肾上腺彩超检查后再确定药物治疗方案。

◇ 复诊接续

1. 肝功能[3]：AST 升高，ALT 升高，提示肝功能受损，建议到消化内科就诊，待肝功能正常后，再到我科就诊。

2. 血糖、血脂[4]、糖化血红蛋白、甲状腺功能、25- 羟维生素 D3 正常。

[1]

高于正常参考值 2 倍以上，建议行肾上腺 B 超，检测硫酸脱氢表雄酮，排除肾上腺来源的高雄激素血症。

[2]

1. 10%～30% 的 PCOS 患者有轻度高催乳素血症，可能是由于血清雌激素长时间无波动的偏高，引起中枢多巴胺（DA）分泌下降，或 PCOS 患者垂体促性腺激素细胞过度分泌 LH 的旁分泌作用，引起相邻的催乳素细胞分泌 PRL 过多所致。
如 PRL 测定结果在正常值上限 3 倍以下，需要复测。
2. 邓成艳，孙爱军，杨欣，等. 女性性激素临床应用与病例解读. 北京：中国医药科技出版社，2021: 50-59.

[3]

PCOS 患者常伴有长期作息不规律，易影响肝功能，导致转氨酶升高。肝功能异常是妇科治疗 PCOS 用药禁忌证，所以建议在启动 PCOS 治疗前，对长期有不规律作息的 PCOS 患者，需检查肝功能。

[4]

1. PCOS 作为一种慢性内分泌代谢紊乱疾病，常伴发糖、脂肪代谢紊乱，远期易并发糖尿病、妊娠糖尿病及心血管疾病。因此，一经诊断 PCOS，应及时进行糖、脂肪代谢异常的筛查，并根据不同表型的 PCOS 进行代谢紊乱的管理。
2. 陈丽娜，官文征，王秀霞，等. 多囊卵巢综合征糖脂代谢异常筛查及管理. 中国实用妇科与产科杂志，2019, 3: 283-287.

◇ 醍醐灌顶

国内外指南均推荐：一经诊断 PCOS，应完善口服葡萄糖耐量试验（oral glucose tolerance test，OGTT），进而明确是否存在糖耐量受损（impaired glucose tolerance，IGT）或合并 2 型糖尿病（T2DM），不推荐只检查空腹血糖（fast blood glucose，FPG）或空腹胰岛素（FINS）。另外，与 OGTT 相比，国内外指南均不推荐糖化血红蛋白（HbA1c）作为 PCOS 糖代谢异常的筛查指标[5]。您为何只给她开了糖化血红蛋白？

糖化血红蛋白虽然不作为筛查指标，但可以比较准确地反映患者 2~3 个月内的平均血糖水平。如果升高，说明身体暴露于高糖的环境已经有一段时日了，更建议好好评估和治疗；而如果正常，我们就给她进行单纯的生活方式调整是没有太大风险的。做 OGTT 和测血糖谱其实都挺麻烦和痛苦的，对于这个患者我觉得并不高危，所以先粗略了解一下。

PCOS 患者为什么建议调整作息，保持充足睡眠？

睡眠不足是胰岛素抵抗的独立危险因素[6]，睡眠时间长期 < 6 h 或 >9 h 与糖尿病和糖耐量受损有关。睡眠时间短期内的急剧减少也将导致胰岛素敏感性及葡萄糖耐量降低。从儿童期至育龄期，睡眠时长不足带来的肥胖、胰岛素抵抗及血脂异常相互作用，共同构成了 PCOS 发病的危险因素。在生活方式的调整中要保证充足的夜间睡眠时长在 7~8 h，提倡夜间 22:00—23:00 入睡，有利于肥胖的防治。

营养科的生酮饮食配方近期似乎很火，真的是可以放开吃肉，不吃主食就行吗？

生酮饮食（ketogenic diet，KD）[7] 是一种高脂肪、低碳水化合物和低蛋白的饮食结构，限制机体热量和液体的摄入。1921 年起源于美国，经典生酮饮食构成为长链三酰甘油（long chain triglycerides，LCTs），通常脂肪：非脂肪（蛋白质和碳水化合物）的供能比值为 4:1 或 3:1，90% 的热量由脂肪提供。

生酮饮食配合抗阻锻炼，可以达到在减少体脂的同时不减少肌肉，甚至增加肌肉的效果。生酮减脂干预 PCOS 的推荐适应证是[8]：符合 PCOS 的诊断，同时 BMI≥24 kg/m²，或体脂率≥28%。

PCOS 的患者通常"心宽体胖"，减肥对她们来说真的不容

[5]
中国医师协会内分泌代谢科医师分会 . 多囊卵巢综合征诊治内分泌专家共识 . 中华内分泌代谢杂志, 2018, 34(1): 1-7.

[6]
中国超重 / 肥胖不孕不育患者体质量管理路径与流程专家共识编写组 . 中国超重 / 肥胖不孕不育患者体质量管理路径与流程专家共识 . 中华生殖与避孕杂志, 2020, 40(12): 965-971.

[7]
张梦潇, 韦晓, 张少红, 等 . 生酮饮食不良反应的研究进展 [J]. 中华内分泌代谢杂志, 2020, 36(02): 156-160.

[8]
江波, 白文佩, 郁琦, 等 . 生酮饮食干预多囊卵巢综合征中国专家共识 . 实用临床医药杂志, 2019, 23(1): 1-4.

易，增肌减脂强调"有氧训练与抗阻训练相结合"，什么"平板支持""俯卧登山跑"[9]"箱式深蹲"[10]，实在是太枯燥了，我觉得难以坚持。而且不少体重很大的肥胖患者已有关节、脊柱及腰椎等部位损伤，该如何锻炼减重呢？

有氧运动建议优先选择游泳、椭圆机、室内单车等形式，不推荐跑步或跳绳。另外，建议她们把全天的有氧运动拆分成几次，每次短时间（10～20分钟）的有氧运动，这样才可以保护关节不容易受伤或者使旧伤恶化。

减重确实是需要毅力的事情，我常鼓励患者，选择你自己最能接受的方法，不管用什么方法，见到成效后才有信心坚持。节食也好，针灸拔罐也好，按摩仪器也好，买代餐也好，请私教也好，花钱是必然的，很多事情都不是那么简单，同时也并非高不可攀，要接纳人性中的惰性，借助别人的方法和监督，做更好的自己，难道不是值得的吗？管住嘴、迈开腿固然很简单，但细节中蕴含了很多科学。

除了饮食结构和生活方式管理，何时需要服用降脂药呢？

针对 PCOS 的血脂代谢紊乱，首先推荐生活方式的干预，出现以下情况应给予调脂药物[11]：① LDL-C ＞160 mg/dl 且非 HDL-C ＞190 mg/dl（1 mg/dl=0.026 mmol/L）。②同时存在 2 个及以上心血管危险因素。③生活方式干预 3 个月，LDL-C 仍然 ＞130 mg/dl。目前国内外指南均推荐他汀类药物作为 PCOS 血脂紊乱的首选治疗用药，但是对于生活方式改变和他汀类药物无法纠正的血脂异常，建议加用贝特类降脂药物进行双重治疗。如果 TG 水平高于 500 mg/dl，国外专家委员会还建议每天服用 4 mg ω-3 脂肪酸，以减少伴随高胆固醇血症的氧化应激。

（关丽波）

[9]
在平板支撑的基础上，利用腹部核心的力量，把膝盖向腹部收紧。双脚快速交替的同时，也要保证平板支撑的姿势，所以在有氧运动的同时也锻炼到了腹部核心的肌肉。

[10]
利用哑铃负重来增加同一个动作对肌肉的刺激强度，能够更好地锻炼到大腿前侧、后侧和臀部的肌肉群。

[11]
陈丽娜，官文征，王秀霞．多囊卵巢综合征糖脂代谢异常筛查及管理．中国实用妇科与产科杂志，2019, 35(3): 283-287.

病例61　子宫内膜不典型增生保留生育功能

◇初诊再现

管女士，31 岁，G0，有生育要求　LMP 2021 年 7 月 15 日，就诊时间 2021 年 7 月 17 日。

主诉：发现 EIN 3 年，孕激素保守治疗逆转后拟行冷冻胚胎移植。

现病史：平素月经规则，6～7/30 天，量中，无痛经，已婚，G0，未避孕。

2019 年开始 10⁺ 天 /2 ~ 3 个月，量多，淋漓不尽。2019 年 10 月因"月经紊乱、子宫内膜增厚"于外院行宫腔镜检查 + 诊刮，病理提示子宫内膜复杂性增生伴不典型增生，CA125 及盆腔 MRI 检查无异常。因有生育要求，遂予"甲羟孕酮 500 mg qd"治疗 6 个月，2020 年 5 月宫腔镜复查提示子宫内膜复杂性增生伴不典型增生，部分腺体萎缩，间质蜕膜样变，符合治疗后改变，遂予宫内置入曼月乐，联合"甲羟孕酮 500 mg qd"治疗 6 个月 [1]，2020 年 11 月复查宫腔镜，示子宫内膜逆转，停用甲羟孕酮，继续曼月乐巩固治疗。2021 年 6 月取卵 20 枚，配成 16 枚，目前有冻胚 10 枚。

既往史：3 年前同期确诊"2 型糖尿病"，长期口服"二甲双胍"控制血糖。

查体：身高 168 cm，体重 90 kg，BMI 31.88 kg/m²。

辅助检查：2021 年 9 月 AMH 3.67 ng/ml。盆腔超声示卵巢多囊样改变，子宫内膜 0.6 cm。

✧ 抽丝剥茧

本例特点：

1. 患者为年轻育龄女性，因月经紊乱、子宫内膜增厚诊断 EIN，MPA 治疗 1 年 + 曼月乐巩固。
2. 基础病为 PCOS 合并 2 型糖尿病、肥胖。
3. IVF 已取卵冻胚 10 个，待移植，宫内仍放置曼月乐。

✧ 按迹循踪

诊断：

1. 子宫内膜不典型增生（孕激素逆转后）。
2. 宫内节育器状态（曼月乐）。
3. PCOS。
4. 肥胖症。
5. 2 型糖尿病。

处理：减重，目标为 3 ~ 6 个月内减重 9 ~ 14 kg，体重低于 80 kg 后，BMI 低于 30 kg/m² [2]，可再考虑取环移植。

✧ 醍醐灌顶

 甲羟孕酮（500 mg/d）+ 曼月乐是不是剂量有点儿大，单用一种方式是不是也够？

EIN 和早期高分化子宫内膜样癌均可尝试保留生育功能的药物逆转治疗，其经典用药是高效孕激素，常用药包括甲羟孕酮和甲地孕酮。根据指南的推荐 [3]，单日的用药剂量分别是 250 ~ 500 mg 和

---

[1]

推荐 3 个月的一次活检，如不满意，调整治疗方案，通常不鼓励如此联合用药！可换药或单用曼月乐。

[2]

有研究表明，超重（BMI 25 ~ 29.9 kg/m²）或肥胖（BMI≥30 kg/m²）的女性，IVF 的宫内妊娠率及活产率比正常体重女性低，自然流产率、低出生体重率及早产率也较正常体重对照组高。该患者 BMI 为 31.88 kg/m²，建议减重，根据其身高换算，体重需控制在 84.6 kg 以下，BMI 可低于 30 kg/m²。若体重低于 70 kg，可达到标准体重范围。

[3]

1. 全国卫生产业企业管理协会妇幼健康产业分会生殖内分泌学组. 中国子宫内膜增生诊疗共识 [J]. 生殖医学杂志 , 2017, 26(10): 957-959.
2. Guideline No. 390-classification and management of endometrial hyperplasia[J]. J Obstetr Gynaecol Canada, 2019: 1789-1800.

160～320 mg，并无绝对的剂量标准。通常已经诊断子宫内膜癌的患者，用药的剂量会相对更大一些。另外，具体的用药剂量也跟我们实际可获得的药品剂型有关，以前有每片 250 mg 的甲羟孕酮，而现在多是每片 500 mg，通常也没有必要特意分片半量使用。至于曼月乐，根据欧洲的指南，也可作为一线用药，但佩戴曼月乐期间，每 3~6 个月的子宫内膜活检和病理评估还不是很方便，所以更多的是用于病理评估子宫内膜逆转后的维持治疗。本例患者初始病变为复杂性增生伴不典型增生，口服 500 mg/d 的甲羟孕酮 6 个月 [4] 后病理仍可见 EIN，提示效果欠佳，所以加用曼月乐是合理的。而曼月乐还有一个突出的优点，就是不妨碍同期控制性超促排卵，而且还能提供子宫内膜保护作用，这一点在此患者身上已经体现得很清楚。

[4]
EIN 经高效孕激素治疗后，逆转的平均时间为 7~9 个月（Guideline No. 390-classification and management of endometrial hyperplasia[J]. J Obstetr Gynaecol Canada, 2019: 1789-1800.）。

这个患者急于怀孕，直接取环行不行？

女性肥胖可能通过抑制排卵、降低子宫内膜容受性等影响自然受孕及辅助生殖成功率，也增加了自然流产及孕期并发症及新生儿出生缺陷的风险，而孕前减重可以增加可移植胚胎数，提高妊娠率，降低流产率。肥胖患者在辅助生殖助孕前短期内减重≥3 kg 可使成熟卵子的比例增加，并提高活产率 [5]。并且孕前肥胖是妊娠糖尿病及子痫前期的高危因素，也增加了剖宫产率及阴道难产、引产失败的发生率。该患者 BMI 为 31.88 kg/m^2，建议助孕前可尝试通过运动、饮食调整或辅助药物，短期内（6 个月）使体重减少 5%～10% 或 BMI<30 kg/m^2，腰围≤85 cm，同时建议监测血糖、血脂和血压，积极纠正代谢指标，推荐胚胎移植前糖化血红蛋白水平 <6.5%（48 mmol/mol），血压不高于 160/110 mmHg，三酰甘油 <1.69 mmol/L，HDL-C≥1.0 mmol/L。

[5]
中国超重 / 肥胖不孕不育患者体质量管理路径与流程专家共识编写组 . 中国超重 / 肥胖不孕不育患者体质量管理路径与流程专家共识 . 中华生殖与避孕杂志 , 2020, 40(12): 965-971.

对生育力下降的患者，为提高妊娠率，可以考虑辅助生殖，包括 IVF-ET，可以在曼月乐留存的情况下取卵冷冻，取环的同时取子宫内膜活检，正常后可择期移植。

（夏　萍）

病例62　药物性高催乳素血症

◇ 初诊再现

冯女士，32 岁，已婚，G0，2021 年 9 月 15 日就诊，LMP 2021 年 7 月 5 日，PMP 2021 年 5 月 17 日。

主诉：月经紊乱半年。

现病史：13 岁初潮，平素月经周期 5/30 天，量中，无痛经。

半年前开始月经紊乱，周期为 3 ~ 5/30 ~ 60 天，经量是之前的一半，无痛经，无视野缺损及视力改变。

既往史： 半年前诊断"抑郁症"，目前口服利培酮（2 mg，bid）治疗，用药后病情控制可。否认其他特殊病史及服药史。否认高血压史。目前工具避孕，暂无生育计划。

查体： 身高 163 cm，体重 46 kg，BMI 17.3 kg/m^2，面部无痤疮，体毛不重，双乳挤压无泌乳。

辅助检查： 2021 年 9 月 16 日 盆腔超声：子宫大小正常，子宫内膜厚 0.6 cm，双侧附件未见异常。性激素检查：FSH 4.54 IU/L，LH 2.28 IU/L，E$_2$ 39.3 pg/ml，P 0.8 ng/ml，T 0.39 ng/ml，PRL 65.6 ng/ml。β-hCG 阴性，甲状腺功能正常，肝和肾功能、血糖及血脂正常。

◇ 抽丝剥茧

本例特点

1. 因月经紊乱伴经量减少，发现 PRL 轻度升高 65.6 ng/ml，无溢乳等其他症状。
2. 诊断"抑郁症"，并给予抗精神病药物治疗半年。

◇ 按迹循踪

诊断： 高催乳素血症[1]（药物性）。

处理： 1. 口服芬吗通 2/10 人工周期治疗（👩？）。
　　　　2. 3 个月后复查性激素。
　　　　3. 精神科协助诊治。

◇ 醍醐灌顶

影响血 PRL 水平的常用药物见表 62-1。

表 62-1　影响血 PRL 水平的常用药物

种类	药物名称
多巴胺受体拮抗剂	酚噻嗪类、丁酰苯类（氟哌啶醇）、甲氧氯普胺（胃复安）、多潘立酮、舒必利等
多巴胺耗竭剂	甲基多巴、利血平
多巴胺转化抑制剂	阿片肽、吗啡、可卡因等麻醉药
多巴胺重吸收阻断剂	诺米芬辛
二苯氮类衍生物	苯妥英钠、地西泮等
组胺和组胺 H$_2$ 受体拮抗剂	西咪替丁
单胺氧化酶抑制剂	苯乙肼等
激素	雌激素、口服避孕药、抗雄激素药物、TRH
其他	异烟肼等

[1]
高催乳素血症的常见病因：
（1）生理性
（2）药物性
（3）病理性
➤ 下丘脑或邻近部位疾病
➤ 垂体疾病：垂体腺瘤，空泡蝶鞍；
➤ 原发性甲状腺功能减退；
➤ 慢性肾功能不全；
➤ 肝硬化、肝性脑病；
➤ 异位 PRL 分泌；
➤ 胸壁疾病或乳腺慢性刺激；
➤ 多发性内分泌腺瘤 I 型；
➤ 其他；
（4）特发性

利培酮属于第二代抗精神病药，有研究表明其发生高催乳素血症的概率为 60%～90%。患者催乳素 65.6 ng/ml，如复查还是明显升高，是否也可以使用溴隐亭治疗呢？

以溴隐亭为代表的多巴胺激动剂可能抵消抗精神病药的多巴胺拮抗作用，导致精神症状加重，因此，结合患者的精神症状控制情况，最好与专科医生协同诊治，商讨是否可减少现有药物剂量，或改用对催乳素水平影响较小的抗精神病药物，或联合其他药物如阿立哌唑或二甲双胍等[2]。有报道联合小剂量多巴胺激动剂通常是安全的，其中卡麦角林与溴隐亭相比不良反应相似，但发生率低且半衰期长，治疗依从性更好。如果病情需要，以精神科治疗为主。临床要分清主要矛盾与次要矛盾，不能单从本科出发，应以整体身心健康为核心。

患者表现为月经紊乱，处理上为什么不用孕激素撤退，选择人工周期呢[3]？雌激素、口服避孕药不也会影响催乳素的水平吗？

高催乳素血症可抑制垂体促性腺激素的释放，进而抑制卵巢雌激素和孕激素的产生，导致月经稀发或闭经、不孕等。此外，因 E_2 水平降低，可出现不同程度的症状，并间接影响女性的骨骼健康或代谢异常。对月经紊乱的患者选择孕激素与人工周期哪种方式治疗，可结合激素状态、子宫内膜厚度，以及患者是否存在低雌激素症状予以选择。结合本病例性激素的特点及超声示子宫内膜不厚的情况，门诊医生选择人工周期的治疗，当然也可考虑先孕激素治疗。如无撤退，再行人工周期。另外，雌激素是可以增加催乳素水平的，并不鼓励常规人工周期。

[2]
中国精神科学学会精神病学基础与临床分会精神分裂症临床研究联盟．抗精神病药所致高泌乳素血症干预对策的专家共识 [J]．中华精神科杂志．2021, 54(3): 163-169.

[3]
人工周期方案确实不是首选的最佳处理，本例患者没有明显的低雌激素症状，并不推荐人工周期。

（黄　睿）

病例63　高黄体生成素血症

◇ 初诊再现

王女士，33 岁，未婚，G0，无生育要求。

主诉：月经稀发 5 年，发现左侧卵巢肿物 2 年多。

现病史：患者平素月经规律，3～5/30 天，量中，痛经（－）。2011 年 11 月起无诱因出现月经稀发，3～4 天 /40 天 ～2 个月，间断中药调理无效。2013 年 8 月因停经 5 个月余至外院就诊。查：LH 30.12 IU/L，FSH 7.49 IU/L，E_2 66.78 pmol/L，T 1.94 nmol/L。妇科超声提示：子宫 3.4 cm×3.5 cm×2.3 cm，子宫内膜 0.3 cm。左侧卵巢内可见一偏实性结构，大小约 2.3 cm×2.0 cm，边界尚清，内回声欠均，周边及内部可见较丰富的血流信号，甲状腺功能及相关肿瘤标志物未见明显异常。考虑 PCOS，给予"达英 -35 1 片 qd"周期口服，撤退性出血（＋）。用药期间患者自觉易出汗，无其他不适。

2013 年 10 月停用"达英 -35"，监测 BBT 均为单相，分别于 2013 年 12 月 15 日及 2014 年 2 月 28 日自然行经，经量较少。2014 年 3 月始定期予"达芙通 10 mg qd"，撤退性出血（＋），监测 BBT 为单相，间断复查 LH，均在较高水平（30 ~ 50 IU/L），余未见明显异常，超声监测示左侧卵巢肿物无明显改变。

2014 年 11 月至 2015 年 8 月给予"克龄蒙"周期性治疗。于 2015 年 9 月复查性激素：LH 42.82 IU/L，FSH 3.14 IU/L，E_2 28.00 pg/ml，T 0.56 ng/ml。超声提示：子宫 4.0 cm × 3.2 cm × 2.1 cm，子宫内膜 0.2 cm，左侧附件区可见低回声，大小约 2.7 cm × 1.8 cm，形态规则，边界清，周边及内部见较丰富的血流信号。患者停用克龄蒙 2 个月，于 2015 年 11 月入我院，准备手术治疗卵巢肿物。入院后行 MRI 检查，提示垂体左翼低强化，考虑垂体微腺瘤不除外。暂停手术。

出院后自 2016 年 1 月 28 日开始达英 -35 治疗 2 个周期，末次月经 2016 年 4 月 4 日。2016 年 4 月 11 日超声提示左侧附件区实性结节（3.2 cm × 2.0 cm），周边及内部见条状血流信号。

既往史：体健，无特殊。

查体：乳房 5 级，乳周及脐下无长毛。

妇科检查：外阴已婚型，阴毛女性分布。阴道畅。宫颈光滑，可见纳囊。子宫后位，正常大小，质中、活动可，无压痛。右侧附件区未及明显异常，左侧附件区增厚，未及明确包块，无压痛。三合诊同前。

辅助检查：

2015 年 11 月 18 日垂体 MRI：垂体左翼低强化（5.9 mm × 5.6 mm），考虑微腺瘤不除外。

2013 年 8 月（停经 5 个月余）性激素：LH 30.12 IU/L，FSH 7.49 IU/L，E_2 66.78 pmol/L，T 1.94 nmol/L。

2016 年 4 月 5 日性激素 6 项（使用达英 -35 2 个周期后月经 D2）：LH 7.51 IU/L，FSH 0.87 IU/L，$E_2 <$ 5 pg/ml，T 0.21 ng/ml，PRL 9.02 ng/ml，P 0.64 ng/ml。

2016 年 4 月 11 日子宫及双侧附件超声：子宫 3.8 cm × 3.7 cm × 2.6 cm，子宫内膜 0.3 cm。左侧附件区可见低回声，大小约 3.2 cm × 2.0 cm，形态规则，边界尚清，周边及内部见条状血流信号。右侧卵巢 2.1 cm × 1.6 cm，最大切面卵泡数 7 ~ 8 个。

◇ 抽丝剥茧

本例特点：

1. 育龄女性，33 岁，未婚，G0，月经稀发或闭经 3 年，无自主排卵，发现左侧卵巢肿物 2 年余。
2. 多次性激素检查示 LH 异常升高。
3. 针对高 LH 血症，治疗过程中曾使用达英 -35、克龄蒙及达芙通等，达英 -35 可有效降低 LH。
4. 同时发现垂体微腺瘤 5.9 mm×5.6 mm。

◇ 按迹循踪

诊断：

1. 左侧卵巢肿物。
2. 高 LH 血症。
3. 继发性闭经。
4. 垂体微腺瘤。

◇ 醍醐灌顶

本患者月经稀发甚至有闭经，曾查 BBT 单相，确实存在稀发排卵或不排卵，且 LH 升高，LH/FSH＞3。按照日本的 PCOS 诊断标准[1]，非常重视 LH 升高的诊断价值，但至今各国指南均未把 LH 作为诊断指标。PCOS 除了月经异常外，高雄激素也是重要的表现。国际最通用的是 2003 年鹿特丹诊断标准，即：①稀发排卵或无排卵；②高雄激素的临床表现和（或）高雄激素血症；③卵巢多囊性改变。上述 3 条中符合 2 条，并排除其他可能导致高雄激素或排卵障碍的疾病，允许无高雄激素 PCOS 的存在。2010 年我国也出台了卫生部的行业诊断标准。该标准更重视排卵障碍的意义，将其作为必备标准，但也要伴有高雄激素或 PCO 一种。2018 年 PCOS 国际指南的诊断标准中指出雄激素过多症包括临床征象（痤疮、脱发和多毛症）和（或）高雄激素血症。本患者只有月经稀发，无高雄激素或卵巢多囊样改变，因此诊断不能成立。

既然无明显高雄激素，其卵巢实性占位则不好解释，通常伴有月经稀发、闭经的卵巢肿物，常考虑有无性索间质肿瘤。但性索间质肿瘤通常是有内分泌功能的，以过度分泌雄激素为主，可本患者没有高雄激素的证据。

患者同期发现垂体占位，其中最常见的是催乳素瘤，但此患者既无泌乳症状，也没有高催乳素血症指标异常，难道是大分子 PRL 测不出来？

既然你想到了如何解释垂体占位，你考虑过 LH 升高与垂体占位有无关系吗？有没有可能是垂体 LH 瘤？

[1]

The Japanese Society of Obstetrics and Gynecology (JSOG). Constitute of Reproductive endocrinology. Reports of a new diagnostic criteria of PCOS in Japan. Acta Obstet Gynecol Jpn, 2007, 59: 868-886.

如果是垂体 LH 肿瘤，通常应该表现为类似卵巢过度刺激的症状，患者可以有月经稀发或闭经，但卵巢通常为反复、持续的大囊肿才对，而非实性占位。另外，如果是垂体肿瘤性的 LH 升高，是不受性腺轴正常反馈抑制的，即便 GnRH-a 都不能降低其水平才对。而此患者服用达英 -35 两个周期，就可检测到 LH 下降，大致可以排除垂体肿瘤的可能。

你分析得很好，但要注意 GnRH-a 可以抑制的激素分泌也未见得一定不是肿瘤性的。无论如何，她的卵巢实性占位还是优先需要探查的。

◇复诊接续

手术探查：左侧卵巢饱满增大，直径 4 cm，与左侧盆壁之间可见少量膜状粘连。剪开卵巢皮质，暴露卵巢实质内肿瘤，可见黄色脂质样肿物，质硬，与周围卵巢组织尚有界限，但血流丰富。将肉眼可辨的全部切除，未行附件切除。冰冻病理提示性索间质肿瘤。石蜡病理：左侧卵巢颗粒细胞瘤。

卵巢颗粒细胞瘤（granulosa cell tumor，GCT）是最常见的卵巢性索间质肿瘤，占卵巢肿瘤的 1%～2%，占卵巢恶性肿瘤的 3%～5%。GCT 呈低度恶性，以较长的自然病程及晚期复发为特点。GCT 主要分泌雌激素，也可伴有雄激素增加，甚至出现男性化征象。

GCT 可分泌多种激素，主要有雌激素、抑制素（inhibin）、孕酮、雄激素及抗苗勒管激素等。大多数 GCT 患者就诊时期别早，预后良好。一旦确诊，首选全面分期手术。对于 I 期有生育要求的年轻女性，可行保守性手术治疗，如患侧附件切除术；但对临床期别较晚和具有高危因素（术前肿瘤破裂、高核分裂象或分化差）的 I 期患者，应慎重选择术式并加强随访，或者可使用辅助性化、放疗，但辅助放、化疗的价值尚未得到证实。对其长期随访是非常必要的。鉴于 GCT 有内分泌功能，因此在随访监测中，其 AMH、抑制素的分泌可作为监测复发的有效指标，而雌激素因为缺乏敏感性，不作为监测随访的指标。

本患者尚未生育，病理诊断为卵巢颗粒细胞瘤，但仅行了患侧卵巢肿物剔除，至少还应该补充行患侧附件切除术才更安全，咱们尽快把她转诊给妇科肿瘤中心为宜。高 LH 血症、月经异常问题还需持续观察、随诊。

◇随诊接续

患者于妇科肿瘤中心行腹腔镜左侧附件切除术＋腹壁结节活检。术后病理回报：卵巢黄体囊肿，一侧可见少量性索间质肿瘤残留，符合颗粒细胞瘤，输卵管组织未见特殊，（腹壁结节）纤维结缔组织。术后复查 LH 6.87 IU/L。由于初次手术时卵巢包膜破裂，二次手术中可见肿瘤残留，考虑颗粒细胞瘤 I c 期，合并肿瘤包膜破裂高危因素，术后予 PEB（顺铂 +VP-16+ 博来霉素）方案化疗 2 个周期。

此患者既无高雄激素，也没有高雌激素，只有 LH 高，而卵巢手术后 LH 降低如何解释呢？

LH 升高可见于：① PCOS 患者，其下丘脑 GnRH 脉冲频率存在过快的现象。②单纯无排卵：可能与 GnRH 的脉冲分泌紊乱以及不平衡的雌、孕激素的负反馈相关。③分泌 LH 垂体瘤等。此患者颗粒细胞瘤术后 LH 下降至正常，显然也不是垂体瘤的问题，看似还是卵巢来源激素反馈的结果。可奇怪的是此人为何没有卵巢激素的异常呢？

你说的问题确实不太好解释。LH 升高的原因尚不清楚。除了继续读书、看文献寻找答案外，继续关注患者的后续情况更重要，回头我们要随访她从化疗恢复后月经及排卵的情况如何。

（徐万东）

病例64　经前综合征

◇初诊再现

王女士，34 岁，离异，G0P0，2021 年 10 月 23 日就诊，LMP 2021 年 9 月 28 日。

主诉：经前期头痛 6 年，加重 3 个月。

现病史：初潮 14 岁，5/30 天，量中，痛经（＋），VAS 5 分，可耐受，6 年前无明显诱因出现月经来潮前 7 天头痛，前 3 天较明显，伴情绪易激动，需服止痛药物，月经来潮后头痛逐渐缓解。近 3 个月经前头痛较前加重，VAS 9 分，伴恶心、呕吐，口服止痛药物不能完全缓解，影响正常生活。

既往史：2016 年诊断 PCOS，间断口服优思悦，服药后经前期头痛及痛经有好转。

查体：身高 165 cm，体重 52 kg，BMI 19.1 kg/m²。面部、后背散在痤疮。乳晕周围及脐下可见长毛。双侧乳房触痛（＋）。

[1]

早卵泡期 LH > FSH，T 稍高于正常上限，AMH 较高，有 PCOS 的特点。

辅助检查：

2021 年 5 月性激素 +AMH（D2）[1]：FSH 7.56 mIU/ml，LH 12.36 mIU/ml，E₂ 37.84 pg/ml，T 0.82 ng/ml，P 0.31 ng/ml，PRL 15.96 ng/ml，AMH 8.47 ng/ml。

2021 年 5 月盆腔超声：子宫及双侧附件未见明显异常。

2021 年 5 月 CA-125、CA-199、CEA 及 AFP 均正常，甲状腺功能、肝、肾功能均正常。

2021 年 7 月头颅 CT：未见明显异常。

◇ 抽丝剥茧

本例特点：

1. 育龄期女性，月经来潮前头痛，月经来潮后头痛逐渐消退。
2. 头痛，VAS 为 9 分，乳房触痛，伴情绪易激动，影响正常生活。
3. 头颅 CT 检查未见明显器质性病变。
4. PCOS 间断 COC 治疗，经前期头痛可好转。

◇ 按迹循踪

诊断：

1. 经前综合征。
2. 多囊卵巢综合征。

处理：

1. 调整健康生活方式。
2. 口服优思悦。

◇ 醍醐灌顶

经前期综合征（premenstrual syndrome，PMS）指周期性地在月经周期后半期出现情感、行为和躯体障碍等的综合表现，在月经开始即刻或之后很快消退。临床特征多种多样，严重者影响女性的正常生活，严重者为经前焦虑状态（premenstrual dysphoric disorder，PMDD）。根据月经周期的激素变化规律来看，是跟孕激素有关吗？

目前，PMS 和经前焦虑状态的发病机制尚不清楚，但存在一些假说，如可能与脑神经递质如 5- 羟色胺、阿片肽、单胺类等在月经周期中对性激素变化的敏感性、排卵后中晚黄体期孕酮水平的下降或雌 / 孕激素比例的改变、精神及社会因素、前列腺作用及维生素 B₆ 缺陷等相关，其中卵巢激素的变化是发病的必要因素[2]。另有报道，PMS 女性血浆中游离睾酮水平升高，因此认为雄激素可能是月经前易激惹、烦躁等相关症状的诱因，推测抗雄激素治

[2]

丰有吉，沈铿. 妇产科学 [M]. 北京：人民卫生出版社，2006: 236-237.

病例67 乳腺癌相关子宫内膜病变

◇病例再现:

叶女士,50 岁,离异,G2P1,就诊时间 2021 年 3 月 17 日。

主诉:乳癌术后 1 年,发现子宫内膜增厚 1 个月余。

现病史:患者平素月经不规律,3/30 ~ 60 天,量中,无痛经。LMP 2020 年 3 月初?

2020 年初外院确诊乳腺癌(左乳),2020 年 3 月在我院行乳腺癌保乳手术,术前评估未见远处转移,术后病理(左乳肿物)乳腺浸润性癌(非特殊型,中分化)。免疫组化:PR(中 - 强阳,70%),ER(中 - 强阳,60%)。术后放疗 16 次 +4 次加强,口服枢瑞(枸橼酸托瑞米芬)60 mg/d 至今。无潮热、出汗等更年期症状。诉 2020 年 11 月超声提示子宫内膜偏厚,具体不详。2021 年 2 月 18 日复查盆腔超声提示子宫内膜厚 2.5 cm,回声不均,见多发小无回声区。2021 年 3 月 1 日同房后出现少量流血。

既往史:① 1998 年行剖宫产;② 2007 年因房颤于安贞医院行射频消融术,术后无不适,近期心电图正常;③ 2011 年行青光眼手术史;④ 2020 年 3 月行乳腺癌保乳手术。

查体:一般情况可,身高 160 cm,体重 70 kg,前胸及下腹部可见陈旧手术瘢痕。

专科情况:外阴、阴道(-),宫颈光滑,子宫前位,稍大,余未及明显异常。双侧附件(-)。

辅助检查:2021 年 2 月 18 日盆腔超声:子宫内膜厚 2.5 cm,回声不均,见多发小无回声区。

性激素 6 项符合绝经后水平。

TCT 及 HPV(-)。

乳腺及腋窝淋巴结超声:左乳小结节,RI-RADS 2 级。颈部淋巴结、锁骨上窝超声检查:双侧颈部及锁骨上窝未见明确肿大淋巴结。

◇抽丝剥茧

本例特点:

1. 围绝经期女性,乳腺癌前月经稀发,乳腺癌治疗后无明显月经。

2. 中分化乳腺浸润癌,托瑞米芬治疗中。

3. 子宫内膜增厚 2.4 cm,内见多发小无回声区。

◇ 按迹寻踪

诊断：

1. 绝经后子宫内膜增厚。
2. 子宫内膜息肉？
3. 子宫内膜病变？
4. 乳腺癌术史。
5. 剖宫产术史。
6. 青光眼术史。

处理： 建议行宫腔镜检查 + 治疗。

◇ 醍醐灌顶

此患者子宫内膜这么厚，能否先用孕激素撤退试验一下？

当然是可以的。尽管乳腺癌患者绝大多数很抗拒"激素治疗"，但单次的药物性试验实际上没有风险，而且能给诊断提供很多可贵的信息，比如内源性雌激素的水平，以及子宫内膜对药物的反应等。但鉴于此患者的激素水平已经达到绝经后水平，具有子宫内膜癌的高危因素，因而直接行手术检查和治疗也是合理的。我们对前期乳癌患者行宫腔镜检查的 291 病例回顾性分析 [1] 的结果表明，约 60% 为子宫内膜息肉，恶性率约 10%，无论良性、恶性病变，都值得早期诊断和治疗。

您能否讲一下乳腺癌患者他莫昔芬相关子宫内膜病变的特点，以及托瑞米芬与他莫昔芬的区别？

他莫西芬（TAM）是乳腺癌术后内分泌治疗的标准用药，属于选择性雌激素受体调节剂（selective estrogen receptor modulator，SERM），在乳腺癌组织中发挥拮抗雌激素的效应，而在子宫内膜组织中存在弱的雌激素效应，促进子宫内膜细胞增生，长期应用有增加子宫内膜息肉、子宫内膜增生甚至癌变的风险，建议用药期间每 3~6 个月监测子宫内膜厚度。对于存在子宫内膜增厚、可疑宫内占位或内膜病变、尤其是合并异常子宫出血的乳腺癌患者，需要行宫腔镜检查以诊断和治疗。

托瑞米芬（TOR）是 20 世纪 90 年代末才被 FDA 批准用于 ER 阳性的绝经后转移性乳腺癌患者相对新的抗雌激素药，也是一种雌激素受体调节剂（SERMs），治疗绝经后激素受体阳性乳腺癌的疗效和安全性与 TAM 相似。2012 年 Cochrane 数据库 [2] 发表了 TOR 与 TAM 治疗晚期乳腺癌的比较性综述，涉及 2026 例患者的 7 项 RCT 纳入分析，其中 TOR 组 1226 例，TAM 组 835 例。两组的客观反应率（objective response rate，ORR）、进展时间（time to

[1]
卜祥静，韦旖旎，袁志英，邓姗 . 乳腺癌患者术后因可疑内膜病变行宫腔镜诊治 291 例回顾性分析 [J]. 生殖医学杂志，2022，31(01)：81-87.

[2]
Mao C, Yang ZY, He BF, et al. Toremifene versus tamoxifen for advanced breast cancer[J]. Cochrane Database Syst Rev, 2012, (7): CD008926.

progression，TTP）和总体生存率（overall survival，OS）均无统计学差异。常见的不良反应包括潮热、出汗、恶心、阴道分泌物、头晕、水肿、呕吐等无显著差异，两种药物长期使用均有低胆固醇血症（显著降低患者的总胆固醇和低密度脂蛋白胆固醇，还能显著增加高密度脂蛋白胆固醇水平）的效应，但 TOR 组的头痛发生率比 TAM 组少（RR = 0.14），故总体结论是 TOR 可以作为 TAM 的一种合理替代药品。由于 TOR 与 TAM 具有交叉耐药性，因此并不能作为 TAM 治疗失败的二线药物[3]。

TOR 与 TAM 的药代动力学特征和代谢途径不同，可能对绝经前、激素受体阳性、早期浸润性乳腺癌女性具有治疗优势，TOR 组的无复发生存率显著高于 TAM 组，但 TOR 组的潮热不良反应更大。此外，与芳香化酶抑制剂（AIs）相比，由于 SERMs 在骨和脂质水平上的选择性雌激素效应以及不同的不良反应，TOR 有时也可替代 AIs。2014 年有一篇关于 20 年使用经验的综述[4]，文中指出：① TOR 治疗绝经后激素受体阳性乳腺癌的疗效和安全性与 TAM 相似；② TOR 对于绝经后激素受体阳性转移性乳腺癌患者的疗效与来曲唑相似；③高于标准剂量的 TOR 可能对芳香化酶抑制剂治疗失败的患者有效，甚至对 TAM 治疗期间肿瘤进展的患者也有效。

在动物实验中 TOR 导致子宫肥大、子宫内膜增厚的药物剂量是 TAM 的 40 倍以上，也就是说 TOR 在子宫内膜的雌激素效应上明显弱于 TAM，前瞻性研究也显示卵巢切除后动物使用 TOR，子宫内膜癌的风险没有增加。基础研究提示，TOR 可能是通过降低细胞原癌基因 c-fos、雌激素受体 -α、白细胞介素 -1α 促使核糖核苷酸的雌二醇 -17β 诱导蛋白表达，进而降低 ER-β、ER-α 表达，减少了雌激素对子宫内膜刺激。在我们前期 291 例相关病例回顾性分析中，TOR 确实显示了优于 TAM 的子宫内膜保护效应，但也不绝对安全，乳腺癌患者本身似乎就是发生子宫内膜病变的高危人群。无论如何，TAM 的应用历史更长，对其可基本保持骨密度、减少心脏事件以及轻度增加子宫内膜癌风险的特点，临床医生都已有所了解并掌握监测和处理的原则，而 TOR 在这些方面的表现需要看后期更多的临床证据。另外，TOR 无引发肝癌的风险，可能与其自身氧化机制有关[5]。

（刘洪慧）

[3]
Harveya HA, Kimurab M, Hajbac A. Toremifene: An evaluation of its safety profifile. Breast, 2006, 15(2): 142-157.

[4]
Vogel CL, Johnston MA, Capers C, et al. Toremifene for breast cancer: A review of 20 years of data. Clinical Breast Cancer, 2014, 14(1): 1-9.

[5]
聂惠龙，郭天棋. 乳腺癌术后应用托瑞米芬对子宫内膜影响及相关因素分析. 当代医学, 2012, 18(3): 19-20.